全膝关节翻修术：诊断、评估与治疗

Fundamentals of Revision Knee Arthroplasty：

Diagnosis，Evaluation，and Treatment

全膝关节翻修术：诊断、评估与治疗

Fundamentals of Revision Knee Arthroplasty：
Diagnosis，Evaluation，and Treatment

原　　著　David J. Jacofsky

　　　　　Anthony K. Hedley

主　　译　赵建宁　包倪荣

北京大学医学出版社

QUANXIGUANJIE FANXIUSHU：ZHENDUAN、PINGGU YU ZHILIAO

图书在版编目（CIP）数据

全膝关节翻修术：诊断、评估与治疗 /（美）大卫
·J.杰可夫斯基（David J. Jacofsky），（美）安东尼·
K.赫德利（Anthony K. Hedley）原著；赵建宁，包倪荣
主译. —北京：北京大学医学出版社，2017.6
书名原文：Fundamentals of Revision Knee
Arthroplasty：Diagnosis，Evaluation，and Treatment
ISBN 978-7-5659-1589-5

Ⅰ. ①全… Ⅱ. ①大… ②安… ③赵…④包…
Ⅲ. ①人工关节 – 膝关节 – 移植术（医学） Ⅳ. ① R687.4

中国版本图书馆 CIP 数据核字（2017）第 058209 号

北京市版权局著作权合同登记号：图字：01-2017-2202

Fundamentals of Revision Knee Arthroplasty：Diagnosis，Evaluation，and Treatment
David J. Jacofsky，MD；Anthony K. Hedley，MD，FRCS
ISBN：978-1-55642-974-3

全膝关节翻修术：诊断、评估与治疗

主　　译：赵建宁　包倪荣
出版发行：北京大学医学出版社
地　　址：（100191）北京市海淀区学院路38号　北京大学医学部院内
电　　话：发行部 010-82802230；图书邮购 010-82802495
网　　址：http：//www.pumpress.com.cn
E - m a i l：booksale@bjmu.edu.cn
印　　刷：北京圣彩虹制版印刷技术有限公司
经　　销：新华书店
责任编辑：陈　奋　责任校对：金彤文　责任印制：李　啸
开　　本：787mm×1092mm　1/16　印张：14.75　字数：314千字
版　　次：2017年6月第1版　2017年6月第1次印刷
书　　号：ISBN 978-7-5659-1589-5
定　　价：180.00元
版权所有，违者必究
（凡属质量问题请与本社发行部联系退换）

译校者名单

主　译　赵建宁　南京军区南京总医院骨科
　　　　包倪荣　南京军区南京总医院骨科
副主译　周利武　南京军区南京总医院骨科
　　　　郭　亭　南京军区南京总医院骨科
主　审　张先龙　上海交通大学附属第六人民医院骨科
秘　书　钱　洪　南京军区南京总医院骨科
　　　　康文博　南京军区南京总医院骨科
译　者　（按姓名汉语拼音排序）：
　　　　南京军区南京总医院骨科

　　　　陈　烁　陈文祥　丛　宇　丁　浩　杜　瑾　胡伟全
　　　　江　辉　康文博　李　莹　李林涛　刘　康　刘乃澄
　　　　流小舟　孟　嘉　钱　洪　茹江英　孙文爽　邉云帆
　　　　童　健　王　强　王北岳　王冬生　王振恒　谢　煜
　　　　徐　敬　徐海栋　徐建达　杨　超　叶　维　俞　磊
　　　　袁　涛　张　雷　张志强　章　磊　赵云龙　周　娟
　　　　周　幸　朱　晨
统　筹　王云亭
策　划　黄大海

主译简介

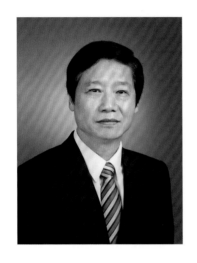

赵建宁 南京军区南京总医院骨科主任，主任医师，教授。南京大学博士生导师，专业技术三级，文职一级，享受国务院政府特殊津贴和军队优秀人才特殊津贴，中国医师奖获得者，江苏省有突出贡献中青年专家，荣立三等功二次。

全军骨科专业委员会副主任委员，关节外科主任委员，江苏省骨科专业委员会副主任委员，南京骨科专业委员会主任委员，全国关节外科委员。《医学研究生学报》副主编，*The Journal of Arthroplasty*（中文版）、*The Journal of Bone and Toint Surgery*（中文版）等 10 种杂志编委。

承担国家自然科学基金及全军重大科技攻关课题等 8 项；获省部级科技进步奖 14 项，其中二等奖 8 项；拥有国家专利 6 项。主编和编写专著 6 部，发表学术论文 300 余篇，其中 SCI 论文 61 篇，总计影响因子 166.318 分，大于 5 分的 8 篇，最高影响因子 11.375 分。培养研究生 114 名，其中博士 31 名。

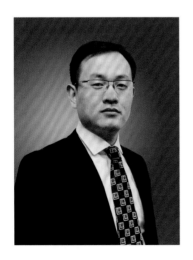

包倪荣 南京军区南京总医院骨科代理副主任，临床医学博士，副主任医师。2012 年作为访问学者赴美国梅奥医学中心学习一年。主持并完成国家自然科学基金 1 项，以第一作者或通讯作者发表 SCI 论著 10 余篇，影响因子共 30 余分。获得军队医疗成果二等奖 2 项，主编、主译专著 3 部。

兼任全军第十届关节镜及运动医学学组副组长，全军第十届骨科委员会关节学组委员，江苏省医学会运动医疗分会委员，南京市关节镜及运动医学学组组长，南京市骨科青年委员会副主任委员，南京市关节学组委员。

序 言

　　随着人民生活质量的不断提升，初次人工膝关节置换术的绝对数量不断快速增长，人工膝关节翻修这一难题已经逐渐摆到关节外科医生面前。人工膝关节翻修术对于关节外科医生是一种极具挑战性的手术。众所周知，多种原因均会造成人工膝关节置换术失败，但在我国感染和松动是其主要原因，预后往往不尽如人意。

　　目前医生案头关于膝关节翻修方面的专著还不多见，南京军区南京总医院关节外科赵建宁教授及其团队将这本翻修专著介绍到国内。该书内容精炼，围绕膝关节翻修术的一般原则进行阐述，包括病因分析和处理、切口暴露、假体取出、骨缺损重建、关节线重建、屈伸间隙再平衡、感染防治等多方面的内容。此书的面世必将对年轻的关节外科医生具有很好的指导作用，并为我国关节外科事业的发展添砖加瓦。

王坤正

2017 年 3 月

前　言

　　伴随着人口老龄化的进程，近年来人工膝关节成形术在我国得到快速发展，手术量有直追髋关节置换的趋势。参照欧美发达国家的历程，膝关节置换术会在不久的将来超越髋关节置换的数量。虽然目前膝关节翻修在国内还没有广泛开展，但膝关节翻修技术正被越来越多的专家所重视。

　　本书简明而系统地阐述了膝关节翻修相关的知识和技巧，介绍了从诊断到治疗的基本原则，为临床实践梳理出清晰的诊疗路径，对于即将或初步接触膝关节翻修术的关节外科医生、进修医生和研究生颇有裨益。

赵建宁

2017 年 4 月于南京

原著者简介

David J. Jacofsky，医学博士，出生于纽约长岛，是成人髋关节和膝关节重建的国际权威专家。他在世界知名的美国梅奥诊所接受住院医师培训，随后进入约翰·霍普金斯大学完成专科培训，在此期间他获得梅奥学者奖及乔·琼斯人道主义奖。Jacofsky博士在梅奥诊所开始他的职业生涯，随后他乔迁凤凰城并创立了骨科教育研究中心（简称CORE）。他发表了40多篇论文，参与了20余本专业书籍的编写，并前往世界各地巡回演讲。他对卫生事业改革、成本控制、预后改善以及关节置换流行病学研究充满兴趣。

Anthony K. Hedley，医学博士，英国皇家外科医师学会会员，受训于英国皇家爱丁堡外科学院，是骨外科医师、作家、研究员以及关节重建的专业教师。从南非的医学院毕业后，Hedley博士在约翰内斯堡Natalspruit医院骨科完成其住院医师培训，并通过考试成为爱丁堡皇家外科学院的研究员。随后，Hedley博士回到南非，在约翰内斯堡综合医院骨外科接受培训。在南非注册成为专业骨外科医生后，他前往伦敦托马斯医院拜访举世闻名的学者Alan Apley教授。1977年，Hedley博士来到了加州大学洛杉矶分校（UCLA）骨生物工程实验室任研究员，并与UCLA骨外科Harlan Amstutz博士共事。1982年底，他离开了UCLA迁到亚利桑那州的凤凰城，加入一个私人诊所。1987年到2005年，他担任圣卢克医院骨科学系的主席。1982年他成为美国Howmedica公司的一名研发人员。如今他在美国Stryker骨科研究所担任研发顾问并参与多个临床研究项目。Hedley博士在关节成形术领域的贡献是全球公认的。1983年至今，他组织并主持了一个关节置换研究基金会。迄今为止，已有45名成员通过此组织的学习，成为髋膝关节置换术外科医生。

原著者名单

Harpal S. Khanuja, MD (Chapter 11)
Rubin Institute for Advanced Orthopedics
Center for Joint Preservation and
    Reconstruction
Sinai Hospital of Baltimore
Baltimore, Maryland

Raymond H. Kim, MD (Chapter 1)
Colorado Joint Replacement
Adjunct Associate Professor of Bioengineering
Department of Mechanical and Materials
    Engineering
University of Denver
Denver, Colorado

Viktor E. Krebs, MD (Chapter 2)
Director, Center for Adult Reconstructive
    Surgery & General Orthopaedics
Cleveland Clinic
Cleveland, Ohio

Steven M. Kurtz, PhD (Chapter 13)
Exponent Inc
Philadelphia, Pennsylvania

Michael T. Manley, FRSA, PhD (Chapter 13)
Homer Stryker Center for Orthopaedic
    Education and Research
Mahwah, New Jersey
Visiting Professor
Department of Biomechanics
University of Bath
Bath, United Kingdom

David A. McQueen, MD (Chapter 12)
Clinical Professor of Surgery (Orthopedics)
University of Kansas School of Medicine–
    Wichita
Medical Director
Orthopedic Research Institute
Wichita, Kansas

R. Michael Meneghini, MD (Chapter 6)
Director of Joint Replacement, IU Health
    Saxony Hospital
Director, IU Lower Extremity Adult
    Reconstruction Fellowship
Assistant Professor of Clinical Orthopaedic
    Surgery
Indiana University School of Medicine
Indianapolis, Indiana

Michael A. Mont, MD (Chapter 11)
Rubin Institute for Advanced Orthopedics
Center for Joint Preservation and
    Reconstruction
Sinai Hospital of Baltimore
Baltimore, Maryland

Trevor G. Murray, MD (Chapter 7)
Department of Orthopaedic Surgery
Cleveland Clinic
Cleveland, Ohio

Qais Naziri, MD (Chapter 11)
Rubin Institute for Advanced Orthopedics
Center for Joint Preservation and
    Reconstruction
Sinai Hospital of Baltimore
Baltimore, Maryland

Kevin L. Ong, PhD (Chapter 13)
Senior Managing Engineer
Exponent Inc
Philadelphia, Pennsylvania

Adam J. Schwartz, MD (Chapter 14)
Assistant Professor of Orthopedic Surgery
Mayo Clinic College of Medicine
Phoenix, Arizona

Scott M. Sporer, MD, MS (Chapter 3)
Associate Professor Orthopaedic Surgery

RUSH University Medical Center
Chicago, Illinois

Bryan D. Springer, MD (Chapter 1)
Fellowship Director
OrthoCarolina Hip and Knee Center
Charlotte, North Carolina

Joseph F. Styron, MD, PhD (Chapter 7)
Department of Orthopaedic Surgery
Cleveland Clinic
Cleveland, Ohio

Creighton C. Tubb, MD (Chapter 2)
Adjunct Assistant Professor of Surgery
Uniformed Services University of
    the Health Sciences
Bethesda, Maryland
Orthopaedic Surgery Service
Madigan Healthcare System
Tacoma, Washington

Christopher L. Anderson, MD (Chapter 12)
Fellow
Adult Joint Reconstruction
Department of Orthopedics
RUSH University Medical Center
Chicago, Illinois

Wael K. Barsoum, MD (Chapter 7)
Department of Orthopaedic Surgery
Department of Surgical Operations
Cleveland Clinic
Cleveland, Ohio

Michael R. Bloomfield, MD (Chapter 7)
Department of Orthopaedic Surgery
Cleveland Clinic
Cleveland, Ohio

John J. Bottros, MD (Chapter 7)
Department of Orthopaedic Surgery
Cleveland Clinic
Cleveland, Ohio

Mark D. Campbell, MD (Chapter 10)
The Center for Orthopedic Research and
    Education
Phoenix, Arizona

Robert M. Cercek, MD (Chapter 4)
The Center for Orthopedic Research and
    Education
Sun City West, Arizona

Henry D. Clarke, MD (Chapter 14)
Associate Professor of Orthopedic Surgery
Mayo Clinic College of Medicine
Phoenix, Arizona

Dermot Collopy, MBBS, FRACS (Chapter 9)
Department of Orthopaedic Surgery
Royal Perth Hospital
Chairman, Western Orthopaedic Clinic
Perth, Western Australia

Craig J. Della Valle, MD (Chapter 5)
Associate Professor of Orthopedic Surgery
Director, Adult Reconstructive Fellowship
RUSH University Medical Center
Chicago, Illinois

Douglas A. Dennis, MD (Chapter 1)
Colorado Joint Replacement
Adjunct Professor of Biomedical Engineering
University of Tennessee
Knoxville, Tennessee
Adjunct Professor of Bioengineering
University of Denver
Director, Rocky Mountain Musculoskeletal
    Research Laboratory
Denver, Colorado

Ian M. Gradisar, MD (Chapter 2)
Clinical Instructor Orthopedic Surgery
Northeast Ohio Medical University
Summa Health System
Crystal Clinic Orthopaedic Center
Akron, Ohio

Curtis W. Hartman, MD (Chapter 5)
Assistant Professor
University of Nebraska Medical Center
Department of Orthopaedic Surgery and
    Rehabilitation
Omaha, Nebraska

Kirby D. Hitt, MD (Chapter 8)
Head of Adult Reconstruction & Joint

Replacement Surgery
Scott & White Memorial Hospital
Assistant Professor
Texas A&M University
College Station, Texas

Aaron J. Johnson, MD (Chapter 11)
Rubin Institute for Advanced Orthopedics
Center for Joint Preservation and

Reconstruction
Sinai Hospital of Baltimore
Baltimore, Maryland

Vamsi K. Kancherla, MD (Chapter 3)
St. Luke's University Health Network
Department of Orthopedics
Bethlehem, Pennsylvania

目　录

1

全膝关节置换术后疼痛评估

Raymond H. Kim，MD；Bryan D. Springer，MD；Douglas A. Dennis，MD

全膝关节置换术（total knee arthroplasty，TKA）因其良好的生存率和临床疗效被誉为关节外科最成功的手术之一[1-3]。然而，这种手术也存在一些并发症，其中最常见的是术后疼痛。在鉴别诊断的时候，我们需要考虑引起 TKA 术后疼痛的膝关节内外各种因素。TKA 术后疼痛的评估包括详细的病史分析、完整的体格检查、实验室检查、影像学检查，必要时行关节穿刺。这一章将主要讨论如何评估 TKA 术后疼痛。

鉴别诊断

TKA 术后疼痛的病因可分为关节内和关节外因素。关节内因素除了较为常见的感染、假体松动、不稳、假体磨损、髌股关节紊乱和假体周围骨溶解外，还包括了假体断裂、磨损颗粒引起的滑膜炎、髌骨弹响综合征（图 1-1）、髌骨缺血、未置换髌骨、软组织撞击综合征、腓肠豆撞击、腘肌腱功能不良、假体外悬、异位骨化（图 1-2）、复发性关节血肿和髓内柄引起的疼痛等这些少见因素。关节外因素则主要包括髋关节疾病（关节炎、股骨头缺血性坏死或骨折）、腰椎病变（椎间盘退变、腰椎神经根受压）、血管疾病（血管功能不良、动脉瘤、血栓形成）、肌腱炎、滑囊炎、皮肤神经瘤、交感神经反射性营养不良（reflex sympathetic dystrophy，RSD）和心理疾病等。病史采集、查体、实验室检查和影像学检查相结合分析将有助于明确诊断。

病史采集

详细的病史采集是评估 TKA 术后疼痛的第一步。采集病史时应首先询问行初次关

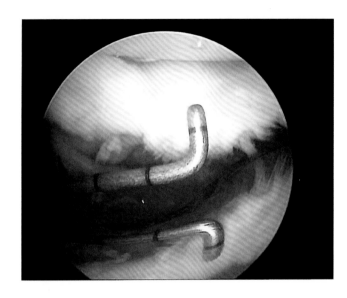

图 1-1 关节镜下观察到的增厚的滑膜，其导致了膝关节捻发音

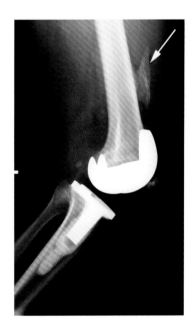

图 1-2 侧位片观察到的异位骨化

节置换术的病因。若有术前影像学资料，应仔细检查确认术前膝关节内是否存在终末期关节炎病变。若术前影像学检查提示膝关节内存在轻度的退行性病变，则当仔细检查髋关节和脊柱情况，以判断是否是因牵涉痛引起的症状。

还应当注意的是要明确疼痛的部位和特点，是局部疼痛还是放射痛，疼痛的发作及持续时间，疼痛的性质（刺痛、持续痛、烧灼痛），疼痛的强度以及加剧或减轻疼痛的因素。负重性疼痛与静息性疼痛不同，负重性疼痛通常是由于假体松动或不稳，而静息性疼痛则可能是因为感染。

疼痛出现的时间早晚也同样具有重要的诊断意义。如果患者术后恢复良好，而数月后才出现疼痛，则可能是血源性感染、假体松动或不稳。若初次关节置换术后疼痛一直不缓解，则可考虑为感染、不稳、假体移位或关节外因素。此外，还要考虑是否存在术前误诊的情况。

感染是 TKA 术后疼痛首先要怀疑和排除的因素。应注意感染相关的危险因素包括：TKA 术前感染史[4]、导致免疫力下降的疾病（类风湿关节炎[5]、使用类固醇[6]、糖尿病[7]、营养不良[8]、肥胖[9]、银屑病关节炎[10]）、术后伤口愈合不良或流脓、发热、寒战和静息痛等。近期行牙科、胃肠道或泌尿系统相关的有创性操作而未预防性使用抗生素时需特别注意，同时也需要注意合并活动性感染如肺部感染、尿路感染、口腔脓肿、下肢皮肤溃疡、心脏瓣膜赘生物或其他能够引起菌血症的情况。

最后，回顾初次术后的手术记录，明确假体类型、限制程度以及术中操作可能引发的潜在并发症同样很重要。

体格检查

体格检查可以辅助评估关节外因素导致的 TKA 术后疼痛，因此查体时先从关节外查起，最后再检查膝关节。通过一般体格检查，我们可以初步评估患者疼痛的严重程度与强度。急性疼痛可能是关节内的急性感染或假体周围骨折所致。同时，查体也应当行步态分析，以评估腰椎侧弯、脊柱体位、臀部挛缩、摇摆步态和下肢力线等情况。可以通过对腰椎和患侧髋关节详尽的体格检查，排查神经根性痛和放射性髋部疼痛。在检查脊柱时要对神经系统进行评估，尤其要注意有无任何躯体运动或感觉障碍。血管检查同样至关重要，不仅有利于分析跛行引起的疼痛，且能够作为基准曲线与术后进行对比。

膝关节检查时从膝部皮肤开始，观察是否存在陈旧性手术瘢痕，明确患者的既往手术史（图 1-3）。关节镜手术、开放性半月板切除术、韧带重建术、胫骨结节牵引术或骨折内固定术等留下的陈旧性瘢痕能够提供很多在病史采集时患者遗漏的信息，这些有可能是因为当初的手术太复杂而没有很好地解释给患者，或时间太久远而被遗忘了。如果患者的皮肤发红和皮温升高，提示有急性炎症或潜在感染的可能。膝关节积液可以通过浮髌试验来检查，阳性提示膝关节存在滑膜炎或关节积血。当膝关节周围有压痛时需要判断疼痛是否与患者的症状相一致。膝关节的活动度通过主动和被动活动来确定。髌骨弹响综合征表现为患者主动伸膝时发出弹响，而被动外伸时无弹响。检查膝关节活动度时需要同时检查膝关节的主动与被动屈伸程度。当伸肌的主动活动与被动活动存在差异时，提示伸膝装置异常。当膝关节过伸时，考虑可能是膝关节伸直肌减弱并触发代偿机制的结果。做膝关节的稳定度检查时，应保持完全伸膝位，分别施以内翻和外翻应力，以检查副韧带功能是否完整。检查膝关节的前后稳定度时应当让患者屈膝 90°并保持腘绳肌和股四头肌放松。评估膝关节屈曲不稳时，患者应坐

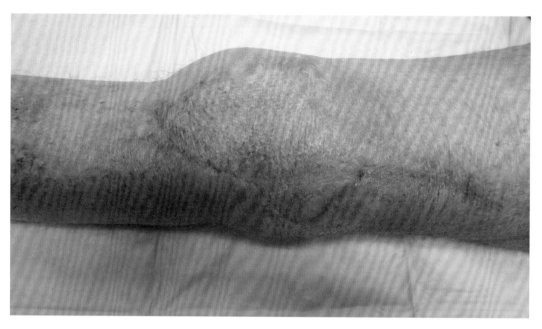

图 1-3　手术瘢痕的评估

在检查台上并使膝盖悬在检查台的边缘，以消除靠大腿重量造成屈曲稳定的假象。患者大腿固定，检查者握住踝关节快速上下推拉小腿，在胫骨假体的上表面与股骨后髁部之间有可能会形成一个间隙。可观察到一个大的屈曲间隙。关节不稳造成的积液通常比较多，但不同于感染或炎症的是，其关节囊和皮肤通常比较松弛。在测量膝关节活动度时也要同时测量髌骨轨迹，以排除髌骨轨迹不良或髌骨倾斜等因素。

最后，在完善影像学检查后，应重复一次体格检查，以确保影像学与体格检查的结果相吻合。

实验室检查

实验室检查有利于区别感染性和无菌性膝关节疼痛。血液学检查应当包括全血细胞计数和分类、红细胞沉降率（ESR）和 C 反应蛋白（CRP）。尽管白细胞升高提示可能存在活动性感染，但白细胞正常时也不能排除感染。即便在无并发症的膝关节置换术后，红细胞沉降率通常也会持续升高 3 ～ 6 个月[11]。Barrack 等人通过对比术前、术后的红细胞沉降率变化认为，当红细胞沉降率超过 30 mm/h 时可诊断为 TKA 术后感染的灵敏度为 80%[12]，特异度为 62.5%，阳性预测值为 47.1%，阴性预测值为 88.2%。TKA 术后感染的另一项指标是 CRP，一般在术后 2 ～ 3 天达到峰值。ESR 升高伴有 CRP 升高时诊断感染的灵敏度为 96%，特异度为 95%[13]。

关节穿刺术

关节穿刺对诊断 TKA 术后疼痛是否存在关节感染很有帮助。Barrack 等人分析了 69 例 TKA 翻修病例发现，通过膝关节穿刺术来诊断感染的灵敏度为 65.4%，特异度为 96.1%，精准度为 85.7%，阳性预测值为 89.5%，阴性预测值为 84.5%[12]。Mason 等人发现当穿刺液中白细胞计数（WBC）超过 2500/mm^3 以及多形核细胞（PMN）比例超过 60% 时，诊断感染的灵敏度为 98%，特异度为 95%[14]。Trampuz 和 Hanssen 等人的研究也得到类似的结论，他们发现当白细胞计数（WBC）超过 1700/mm^3 或多形核细胞（PMN）比例超过 65% 时，诊断膝关节假体感染的灵敏度为 97%，特异度为 98%[15]。

影像学检查

影像学检查应该包括标准的正侧位及 Merchant 位 X 线片[16]。侧位 X 线片能够用来检查股骨端假体的大小、矢状位对线以及假体安放位置、胫骨倾斜度、股骨后端是否存在骨质增生、异位骨化、假体松动、关节线水平和髌骨下沉。Merchant 位片能够用来判断是否存在髌骨关节表面撞击（图 1-4）以及评估髌骨轨迹。下肢全长 X 线检查可用来评估关节外病变，例如骨畸形愈合、骨肿瘤或应力性骨折，这些在常规膝关节 X 线检查中容易被忽略。若膝关节疼痛与髋部病变有关则还需要进行髋部和骨盆的影像学检查。综上所述，回顾性分析初次 TKA 术前 X 线片有利于确定膝关节的退行性改变，从而明确疼痛是否主要来源于膝关节。同时，与早期术后 X 线片对比分析，有助于评估假体固定界面透亮线的进展、假体移位以及骨溶解。内翻或外翻应力下行 X 线检查便于分析侧副韧带的稳定性。Fehring 和 McAvoy 发现利用透视引导下的 X 线检查能够诊断假体松动[17]，透视能够用来确保 X 线轴位与假体固定界面完美相切，从而评估假体的稳定状况。

其他检查

其他成像技术也有助于 TKA 术后疼痛的诊断。核素扫描在 TKA 术后评估中的作用尚不确定，常用的包括 ^{99m}锝 -HDT 骨扫描、枸橼酸镓（gallium citrate）骨扫描、

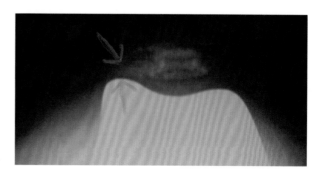

图 1-4 Merchant 位观察到的面撞击

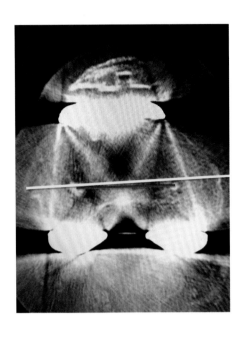

图 1-5　利用 CT 来评估假体的旋转不良

[111] 钢标记白细胞扫描和胶体硫（sulfur colloid）骨髓扫描。核素扫描的敏感性很高但是特异性较差，并且通常在 TKA 术后很长的一段时间内放射活性持续增高[18]。Rand 和 Brown[19] 回顾分析了 38 例 [111] 钢标记扫描 TKA 患者，其中 18 例感染，20 例非感染，研究结果显示灵敏度为 83%，特异度为 85%，而诊断准确性为 84%。在类风湿关节炎或者有大块骨溶解时，偶尔会出现假阳性。核素扫描结果为阴性而排除感染和松动的临床意义更大。

　　CT 扫描可用来评估假体旋转对线情况（图 1-5）[20-21]。薄层水平位图像可用于测量股骨假体相对于股骨上髁轴线的旋转角度，而胫骨假体旋转是相对于胫骨结节进行测量的。同时，CT 也可用来评估骨溶解的程度。

　　有报道指出 MRI 也有助于诊断 TKA 术后疼痛。Sofka 等人[22] 采用金属伪影抑制 MRI 技术对 46 例问题 TKA 患者进行分析，结果显示 MRI 检查在 20 例（43.5%）患者中具有诊断价值，提供了各种诊断信息，包括骨溶解、滑膜炎、黏液囊炎、韧带或肌腱损伤、脂肪垫瘢痕化、色素沉着绒毛结节性滑膜炎和肌内血肿。

TKA 术后疼痛的关节内因素

　　在完成详细的病史采集、全面的体格检查、适当的实验室检查后，需要重新评估鉴别诊断。首先应排除引起膝关节疼痛的关节外因素，其次再关注关节内的致痛原因。在排除了关节外因素后，需注意引起 TKA 失败的常见因素。Sharkey 等人认为造成 TKA 失败的最常见因素包括聚乙烯磨损、假体松动、假体不稳、感染、关节纤维化、对线不良[23]；若能排除了这些常见原因，则继续探查其他可能引起疼痛的原因。

　　磨损颗粒所引起的滑膜炎往往发生在 TKA 术后几个月到数年，并常伴有关节积液。当胫骨假体或髌骨假体的聚乙烯衬垫过度磨损并露出金属底托，膝关节活动时能闻及金属摩擦音。利用偏振光显微镜对关节穿刺液进行观察或关节镜下直接肉眼观察将有助于进一步确诊。

关节内刺激可能是引起 TKA 术后疼痛的原因之一。当股骨端或胫骨端假体外悬时会导致侧副韧带或关节囊的刺痛感，这最常见于胫骨平台内缘，因为内侧副韧带和胫骨内侧面比较靠近，而外侧副韧带因为止于腓骨小头而与胫骨外侧缘之间存在一定间距，所以胫骨平台假体向胫骨平台外侧轻微超出不会像内侧那样容易引起疼痛。髌骨脂肪垫的撞击[24]或者腓肠豆增大后的撞击[25]都能够引起关节内软组织疼痛。关节内软组织刺激还有很多原因，包括股骨远端骨赘残留，骨水泥突出假体边缘[26]或者关节内的纤维条带[27]。Barnes 和 Scott[28]描述了腘肌腱功能不良导致的术后膝关节外后方疼痛和弹响，腘肌腱常常与股骨外髁残留的骨赘或者股骨假体外缘相撞击。在术后的侧位 X 线片上偶尔能见到异位骨化，但是只有大块的异位骨化才会引起疼痛[29]。

大量的研究认为疼痛和关节内血肿的反复发作通常与滑膜撞击或嵌顿有关[30-33]，偶尔也见于色素沉着绒毛结节性滑膜炎。皮肤神经瘤是引起 TKA 术后疼痛的一种罕见因素。Dellon 等人[34]随访了 70 例皮肤神经瘤引起 TKA 术后疼痛的患者，发现疼痛通常发生在 TKA 手术切口的远端，沿着隐神经的髌下分支。86% 的患者在去神经化手术后疼痛能得到缓解。在使用骨干皮质接触型延长杆的 TKA 患者中，术后疼痛通常来源于股骨或胫骨的"假体末端"疼痛[35]。

髌骨因素也是 TKA 术后疼痛的重要原因之一。髌骨表面置换时，若髌骨假体安放靠内，使外侧相当一部分髌骨床无假体覆盖，则髌骨外侧方暴露而容易出现刺激痛。通常表现为髌骨外侧方疼痛，髌骨外侧边缘的空虚感，骨扫描时表现为同位素摄取增加。骨扫描证实髌骨缺血也能够导致膝前区疼痛[36]，当然，在未行髌骨表面置换的 TKA 患者中也会出现膝前区疼痛。尽管对初次 TKA 时是否应行髌骨表面置换尚存在争议，但越来越多的证据表明未行髌骨表面置换的患者疼痛会随着时间延长而恶化，最终导致膝前区疼痛的概率高达 29%[37]。并且，二期置换时出现疼痛的概率要远高于首次行髌骨表面置换患者的概率[38]。前瞻性随机对照试验的结果更倾向于初次 TKA 时行髌骨表面置换，研究表明因疼痛行髌骨二期置换的概率要高于髌骨初次置换带来的并发症发生率[39-40]。

引起 TKA 术后疼痛的另一因素是髌骨弹响（clunk）综合征，这通常是由于在髌骨上极和股四头肌腱末端交界处的髌周纤维滑膜增生所致的。当膝关节在深屈位时，纤维滑膜增生物卡在 PS 股骨假体的髁间部分，引起无痛或有痛性卡压或弹响。该综合征的发病率已高达 14%[41-45]。严重时，需要通过关节镜或切开清创术等外科手段来清除增生组织[41,44-45]。最近的一项研究将 60 例 TKA 术后出现髌骨 Clunk 综合征并需要外科治疗的患者与未出现髌骨摩擦或卡压的患者进行对照分析，结果显示髌骨 Clunk 综合征的平均发病时间为术后 10.9 个月[46]。髌骨 Clunk 综合征的发生通常与下列因素相关：大量膝关节手术史、髌骨假体过小、髌骨假体较薄、术前和术后髌韧带过短以及股骨假体屈曲位安置。

TKA 术后疼痛与金属过敏反应也有关系。最近一项报道显示一例 TKA 术后出现疼痛和关节僵硬的患者重新置换了陶瓷股骨假体和钛合金胫骨假体后，疼痛和僵硬都得到了缓解[47]。Granchi 等的一项研究通过 X 线片和骨扫描证实术前有迟发型金属过敏反应的患者发生假体松动的可能性比一般患者高 4 倍[48]。骨水泥中含有的过氧化苯甲酰同样也是一种罕见的过敏原，能够引起疼痛、肿胀、皮肤炎性反应和假体松动[49]。尽管在全关节置换失败的患者中出现皮肤过敏的概率比一般患者要高，但目前仍缺乏常规检测金属过敏反应的手段[50]。

小　结

引起 TKA 术后疼痛的关节内和关节外因素有很多。需要通过详细的病史采集和体检、实验室检查以及影像学评估来确定疼痛的原因所在。在未能确定 TKA 术后疼痛原因的情况下贸然行翻修手术，术后效果往往会较差。对于这些患者，需要反复进行评估检查，直到明确疼痛的原因。

参考文献

1. Colizza WA, Insall JN, Scuderi GR. The posterior stabilized total knee prosthesis: assessment of polyethylene damage and osteolysis after a ten-year-minimum follow-up. *J Bone Joint Surg Am.* 1995;77:1713.
2. Dennis DA, Clayton ML, O'Donnell S, Mack RP, Stringer EA. Posterior cruciate condylar total knee arthroplasty. Average 11-year follow-up evaluation. *Clin Orthop Relat Res.* 1992;281:168-176.
3. Ranawat CS, Luessenhop CP, Rodriguez JS. The press-fit condylar modular total knee system: four to six year results with a posterior-cruciate-substituting design. *J Bone Joint Surg Am.* 1997;79:342.
4. Jerry GJ, Rand JA, Ilstrup D. Old sepsis prior to total knee arthroplasty. *Clin Orthop Relat Res.* 1988;236:135-140.
5. Green JP. Steroid therapy and wound healing in surgical patients. *Br J Surg.* 1965;52:523-525.
6. England SP, Stern SH, Insall JN, Windsor RE. Total knee arthroplasty in diabetes mellitus. *Clin Orthop Relat Res.* 1990;260:130-134.
7. Dickaut SC, DeLee JC, Page CP. Nutritional status: importance in predicting wound-healing after amputation. *J Bone Joint Surg.* 1984;66A:71-75.
8. Wilson MG, Kelley K, Thornhill TS. Infection as a complication of total knee arthroplasty: risk factors and treatment in sixty-seven cases. *J Bone Joint Surg.* 1990;72A:878-883.
9. Stern SH, Insall JN, Windsor RE, Inglis AE, Dines DM. Total knee arthroplasty in patients with psoriasis. *Clin Orthop Relat Res.* 1989;248:108-110; discussion 111.
10. Della Valle CJ, Sporer SM, Jacobs JJ, Berger RA, Rosenberg AG, Paprosky WG. Preoperative testing for sepsis before revision total knee arthroplasty. *J Arthroplasty.* 2007;22(6 suppl 2):90-93.
11. Evans BG, Cuckler JM. Evaluation of the painful total hip arthroplasty. *Orthop Clin North Am.* 1992;23:303.
12. Barrack RL, Jennings RW, Wolfe MW, Bertot AJ. The Coventry Award. The value of preoperative aspiration before total knee revision. *Clin Orthop Relat Res.* 1997;345:8-16.
13. Sanzen L, Carlsson AS. The diagnostic value of C-reactive protein in infected total hip arthroplasties. *J Bone Joint Surg.* 1989;71B:638-641.
14. Mason JB, Fehring TK, Odum SM, Griffin WL, Nussman DS. The value of white blood cell counts before revision total knee arthroplasty. *J Arthroplasty.* 2003;18(8):1038-1043.
15. Trampuz A, Hanssen AD, Osmon DR, Mandrekar J, Steckelberg JM, Patel R. Synovial fluid leukocyte count and differential diagnosis of infection. *Am J Med.* 2004;117(8):556-562.
16. Merchant AC, Mercer RL, Jacobsen RH, Cool CR. Roentgenographic analysis of patellofemoral congru-

ence. *J Bone Joint Surg Am.* 1974;56(7):1391-1396.

17. Fehring TK, McAvoy G. Fluoroscopic evaluation of the painful total knee arthroplasty. *Clin Orthop Relat Res.* 1996;331:226-233.

18. Oswald SG, Van Nostrand D, Savory CG, Anderson JH, Callaghan JJ. The acetabulum: a prospective study of three-phase bone and indium white blood cell scintigraphy following porous coated hip arthroplasty. *J Nucl Med.* 1990;31:274-280.

19. Rand JA, Brown ML. The value of indium 111 leukocyte scanning in the evaluation of painful or infected total knee arthroplasties. *Clin Orthop Relat Res.* 1990;259:179-182.

20. Boldt JG, Stiehl JB, Hodler J, Zanetti M, Munzinger U. Femoral component rotation and arthrofibrosis following mobile-bearing total knee arthroplasty. *Int Orthop.* 2006;30(5):420-425.

21. Berger RA, Crossett LS, Jacobs JJ, Rubash HE. Malrotation causing patellofemoral complications after total knee arthroplasty. *Clin Orthop Relat Res.* 1998;356:144-153.

22. Sofka CM, Potter HG, Figgie M, Laskin R. Magnetic resonance imaging of total knee arthroplasty. *Clin Orthop Relat Res.* 2003;406:129-135.

23. Sharkey PF, Hozack WJ, Rothman RH, Shastri S, Jacoby SM. Insall Award paper. Why are total knee arthroplasties failing today? *Clin Orthop Relat Res.* 2002;404:7-13.

24. Dye SF, Vaupel GL, Dye CC. Conscious neurosensory mapping of the internal structures of the human knee without intra-articular anesthesia. *Am J Sports Med.* 1998;26(6):773-777.

25. Larson JE, Becker DA. Fabellar impingement in total knee arthroplasty. A case report. *J Arthroplasty.* 1993;8(1):95-97.

26. Dennis DA, Channer M. Retained distal femoral osteophyte: an infrequent cause of postoperative pain following total knee arthroplasty. *J Arthroplasty.* 1992;7:193-195.

27. Lintner DM, Bocell JR, Tullos HS. Arthroscopic treatment of intraarticular fibrous bands after total knee arthroplasty. A followup note. *Clin Orthop Relat Res.* 1993;309:230-233.

28. Barnes CL, Scott RD. Popliteus tendon dysfunction following total knee arthroplasty. *J Arthroplasty.* 1995;10(4):543-545.

29. Barrack RL, Brumfield CS, Rorabeck CH, Cleland D, Myers L. Heterotopic ossification after revision total knee arthroplasty. *Clin Orthop Relat Res.* 2002;404:208-213.

30. Ballard WT, Clark CR, Callaghan JJ. Recurrent spontaneous hemarthrosis nine years after a total knee arthroplasty. A presentation with pigmented villonodular synovitis. *J Bone Joint Surg Am.* 1993;75(5):764-767.

31. Kindsfater K, Scott R. Recurrent hemarthrosis after total knee arthroplasty. *J Arthroplasty.* 1995;10(suppl):S52-S55.

32. Worland RL, Jessup DE. Recurrent hemarthrosis after total knee arthroplasty. *J Arthroplasty.* 1996;11(8):977-978.

33. Cunningham RB, Mariani EM. Spontaneous hemarthrosis 6 years after total knee arthroplasty. *J Arthroplasty.* 2001;16(1):133-135.

34. Dellon AL, Mont MA, Mullick T, Hungerford DS. Partial denervation for persistent neuroma pain around the knee. *Clin Orthop Relat Res.* 1996;329:216-222.

35. Barrack RL, Stanley T, Burt M. Hopkins S. The effect of stem design on end-of-stem pain in revision total knee arthroplasty. *J Arthroplasty.* 2004;(7 suppl 2):119-124.

36. Gelfer Y, Pinkas L, Horne T, Halperin N, Alk D, Robinson D. Symptomatic transient patellar ischemia following total knee replacement as detected by scintigraphy. A prospective, randomized, double-blind study comparing the mid-vastus to the medial para-patellar approach. *Knee.* 2003;10(4):341-345.

37. Picetti GD 3rd, McGann WA, Welch RB. The patellofemoral joint after total knee arthroplasty without patellar resurfacing. *J Bone Joint Surg Am.* 1990;72(9):1379-1382.

38. Boyd AD Jr, Ewald FC, Thomas WH, Poss R, Sledge CB. Long-term complications after total knee arthroplasty with or without resurfacing of the patella. *J Bone Joint Surg Am.* 1993;75(5):674-681.

39. Barrack RL, Bertot AJ, Wolfe MW, Waldman DA, Milicic M, Myers L. Patellar resurfacing in total knee arthroplasty. A prospective, randomized, double-blind study with five to seven years of follow-up. *J Bone Joint Surg Am.* 2001;83-A(9):1376-1381.

40. Nizard RS, Biau D, Porcher R, et al. A meta-analysis of patellar replacement in total knee arthroplasty. *Clin Orthop Relat Res.* 2005;(432):196-203.

41. Beight JA, Yao B, Horzack WJ, Hearn SL, Booth RE. The patellar "clunk" syndrome after posterior stabilized total knee arthroplasty. *Clin Orthop Relat Res.* 1994;299:139-142.

42. Clarke HD, Fuchs R, Scuderi GR, Mills EL, Scott WN, Insall JN. The influence of femoral component

design in the elimination of patellar clunk in posterior-stabilized total knee arthroplasty. *J Arthroplasty.* 2006;21:167-171.

43. Fukunaga K, Kobayashi A, Minoda Y, Iwaki H, Hashimoto Y, Takaoka K. The incidence of the patellar clunk syndrome in a recently designed mobile-bearing posterior stabilized total knee replacement. *J Bone Joint Surg Br.* 2009;91-B:463-468.

44. Lonner JH, Jasko JG, Bezwada HP, Nazarian DG. Incidence of patellar clunk with a modern posterior-stabilized knee design. *Am J Orthop.* 2007;36:550-553.

45. Ranawat AS, Ranawat CS, Slamin JE, Dennis DA. Patellar crepitation in the P.F.C. Sigma total knee system. *Orthopedics.* 2006;29(suppl):S68-S70.

46. Dennis DA, Kim RH, Johnson DR, Springer BD, Fehring TK, Sharma A. The John Insall Award: control-matched evaluation of painful patellar crepitus after total knee arthroplasty. *Clin Orthop Relat Res.* 2011;469:10-17.

47. Bergschmidt P, Bader R, Mittelmeier W. Metal hypersensitivity in total knee arthroplasty: revision surgery using a ceramic femoral component—a case report. *Knee.* 2012;19(2):144-147.

48. Granchi D, Cenni E, Tigani D, Trisolino G, Baldini N, Giunti A. Sensitivity to implant materials in patients with total knee arthroplasties. *Biomaterials.* 2008;29:1494-1500.

49. Bircher A, Friederich NF, Seelig W, Scherer K. Allergic complications from orthopaedic joint implants: the role of delayed hypersensitivity to benzoyl peroxide in bone cement. *Contact Dermatitis.* 2012;66(1):20-26.

50. Hallab N, Merritt K, Jacobs JJ. Metal sensitivity in patients with orthopaedic implants. *J Bone Joint Surg Am.* 2001;83A:428-436.

51. Mont MA, Serna FK, Krackow KA, Hungerford DS. Exploration of radiographically normal total knee replacement for unexplained pain. *Clin Orthop Relat Res.* 1996;331:216-220.

2 全膝关节置换术失败的分型

Viktor E. Krebs，MD；Creighton C. Tubb，MD；Ian M. Gradisar，MD

　　要对一台失败的膝关节置换术或术后疗效未达到患者预期的情况进行解释和分析不是一件容易的事。诊断手术失败要因人而异，需要考虑所有可能引起手术失败或疗效欠佳的原因。膝关节置换术失败的原因有很多，医生需要全面考虑各种潜在因素，也要明确造成失败的最主要原因。诊断过程包括完整的病史采集、体格检查以及常规的影像学检查和实验室检查。系统评估的确很有帮助，但即使是经验丰富的医生有时也很难做出明确诊断。详细了解患者的内外科病史及社会信息对于诊断很重要，但同样重要的是要了解患者的预期疗效和生理需求。其次，了解患者主诉的问题所在也很重要；在很多情况下，这能够帮助你找到重点。例如，患者可能会感到膝关节僵硬、疼痛或不稳，尽管并不能锁定诊断，但是这些主观感受可为下一步的处理提供有用的线索。掌握患者出现膝关节障碍的时间也可以为发现问题提供线索，有些患者在刚做完手术时就出现问题，此时应当考虑无痛性感染或假体安放位置不佳；而有些患者刚做完手术时恢复良好，一段时间后才出现问题，此时应考虑可能为聚乙烯颗粒引起的无菌性松动。简单而深入的病史采集能够使医生对这种特定的膝关节障碍有全面的认识，而想要了解手术失败的原因则需要进一步的检查，包括肌肉骨骼和神经血管的检查。手术记录也能够提供重要的信息，包括使用的假体型号和技术参数。了解围手术期的并发症比如持续性伤口引流、非计划二次手术以及术后的康复疗程都能进一步提供有用的信息。通过对 4W（who，what，when，why）的回答，我们能够对造成膝关节置换失败的病因做出初步鉴别诊断。而最后一步就是要探究膝关节置换是如何失败的。这也是本章的重点内容。

　　膝关节置换失败的原因很多，有些机制在所有患者中普遍存在，而有的则会出现不同程度的重叠，这使得鉴别诊断非常困难。为了避免混淆并聚焦于单一因素，对

表 2-1　全膝关节置换的失败原因

- **手术因素**
  - □ 不稳
  - □ 僵硬
  - □ 伸肌装置异常
  - □ 假体松动
- **假体相关因素**
- **创伤并发症**
- **感染**
- **脊柱或者其他关节疾病导致的功能紊乱**

TKA 失败的不同类型进行分类并确定主次就显得尤为重要。Vince 等人[1] 列出了 9 种实用的分类用来评估失败的 TKA 手术。与这 9 种分类稍有不同的是，我们将 TKA 失败的类型简化为 5 类：技术因素、假体相关因素、创伤并发症、感染以及脊柱或其他关节功能紊乱（表 2-1）。技术因素又可分为：关节不稳、关节僵硬、伸肌装置异常和假体松动。若是由于其他肌肉骨骼系统的疾病影响到了膝关节置换术的疗效，并不能归为 TKA 手术的失败。若膝关节活动功能持续欠佳，则可能是初始对患者的选择失误；若之前活动良好而后出现问题，则通常是因为进展性的关节疾病。

部分学者对不同失败类型的发病率做了研究。Fehring 等人[2] 发现在他们的患者中，术后 5 年内出现失败的主要原因是感染和胫股关节不稳。但是，不同地区或不同的手术方式引起的失败类型也不相同，并会随时间而发生变化。Sharkey 等人[3] 回顾分析了近一段时间内他们医院开展的膝关节置换翻修术。这项研究包含了早期失败和晚期失败。他们发现，按发病率由高到低排列，聚乙烯磨损、无菌性松动、假体不稳和感染是造成 TKA 失败的最常见原因。美国最近的一项针对膝关节置换翻修的流行病学调查显示，由于感染而进行翻修的比例占到 25.2%，假体松动占 16.1%[4]。总之，医生在准备每一例膝关节置换翻修术时都需要全面考虑可能的失败类型。下面将详细介绍上面提到的每一种类型。

关节不稳

手术医生能够最直接控制的是造成手术失败的技术因素。Fehring 等人[2] 的研究指出，这其中胫股关节不稳是主要因素，在早期 TKA 失败需要翻修的患者中占 27%。膝关节不稳又可分为矢状面不稳、冠状面不稳、全局不稳以及膝关节过伸[5]。细致的膝关节检查能够确认诊断。当早期出现关节不稳时，很有可能是由于术中的技术因素。

但是关节不稳也可能在术后很长一段时间内才会出现。当出现晚期关节不稳时，则要考虑聚乙烯磨损、假体松动以及创伤性韧带损伤等因素。

矢状面关节不稳主要是屈曲间隙大于伸直间隙，或后交叉韧带保留型假体用于后交叉韧带功能不全的膝关节造成的。无论假体如何设计[6]，为防止出此类不稳，最基本的是要确保间隙平衡。患者出现矢状面关节不稳时会诉有膝关节内外的疼痛、复发性渗出和下楼困难。影响屈曲不稳的因素主要包括：胫骨平台后倾角度、股骨假体大小及其他维持膝关节稳定的结构和功能。Sierra 和 Berry[7] 回顾了保留和不保留后交叉韧带型全膝关节置换术在处理屈曲间隙时的技术差异。值得注意的是切除后交叉韧带会使屈曲间隙增加，并对其他膝关节软组织产生影响。患者在保留后交叉韧带型全膝关节置换术后出现前后不稳时，需要采用后稳定型假体或前后唇加高的垫片进行翻修，当然前提是细致的软组织平衡[8]。根据现有报道，对于这类患者，采用后稳定型假体进行翻修是最可靠的方法[9]。但是采用后稳定型假体仍然会出现屈曲不稳，因此手术时需仔细检查。当屈曲间隙过大时，膝关节假体可能会出现脱位，特别是当伴有侧副韧带松弛的时候，尤其是后外侧角。现代假体设计中脱位并不是一种常见并发症[10]。若出现假体脱位或脱位反复发生，则需要进行翻修手术，并且通常要使用内外翻限制型假体或铰链式假体（图 2-1）。即使患者使用了后稳定型假体并且没有出现脱位，当屈曲间隙过大时仍然会感到不适。此时行翻修手术针对屈曲间隙过大进行调整通常能取得满意的效果[11]。

冠状面关节不稳会导致内翻和外翻异常，并且通常在伸直位时出现。伸直位下单纯的对称性不稳定通常是由于股骨远端截骨过多所致。解决方案为增加股骨远端垫片以纠正抬高的膝关节线。非对称性不稳定通常是由韧带破坏或软组织不平衡引起的（图 2-2）。当患者出现内外翻异常松弛时即可诊断。X 线片常显示韧带松弛一侧的间隙增大，或术前畸形矫正不足引起的不对称（图 2-3）。保守治疗并不能修复损伤的侧副韧带，需使用限制性假体进行翻修手术，并且 McAuley 等人[9] 建议需同时行韧带重建术。当不稳非常严重或缺少足够的组织进行韧带重建时，利用旋转铰链式假体进行翻修能够获得良好的效果。引起伸直位非对称性不稳定的另一常见原因为软组织不平衡，即便韧带的完整性良好[10]。若情况不是很严重，只有当假体表面磨损至影响假体功能时才能发现。这类病人通常需要进行翻修手术，并需要对软组织进行松解以形成相等的矩形间隙。不同的医生有不同的软组织松解方法，但是在手术前都应当仔细准备。Bottros 等人[6] 回顾了针对膝关节内外翻畸形的各种软组织松解方法。若膝关节假体对线良好且稳定，在软组织松解后更换垫片能获得较好的效果，但是需要仔细挑选和审查。只有注意处理潜在问题，翻修手术才能获得良好的功能效果和病人满意度[12]。

全局不稳指矢状面和冠状面都存在问题，且通常情况都很复杂。若是单纯由于聚乙烯垫片尺寸过小引起的，而屈伸间隙平衡且对称，那么更换一块厚的垫片通常能获得满意的效果，但是需要慎重考虑其他因素并确保更换后膝关节仍保持平衡稳定。安德森骨科研究中心认为利用高限制型或铰链型假体对全局不稳的患者进行翻修手术能获得最理想的效果[9]。想要获得良好的远期生存率，则也要同时处理引起不稳的其他

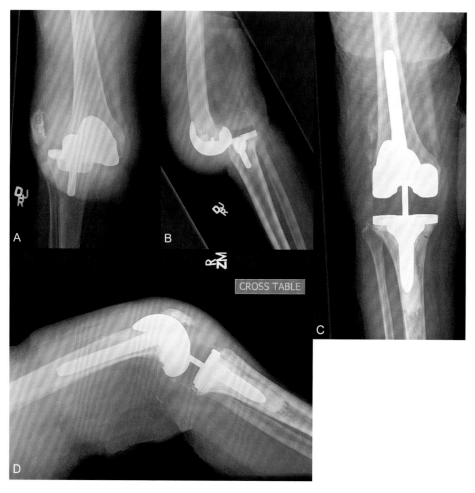

图 2-1 （A）一位 87 岁女性右膝关节行 PS 型假体置换术后发生膝关节前后脱位。（B）侧位片。（C）患者由于关节不稳行翻修手术之后的正位片。（D）翻修置换的侧位片

潜在因素 [5]。

　　膝关节过伸或反屈畸形是关节不稳当中特别难以矫正的类型，对患者的步态和功能造成很严重的后果。这种情况多见于患者术前有反屈畸形、神经肌肉疾病、类风湿关节炎、股四头肌肌力减退以及欠佳的手术技巧 [10]。这类患者的预后常较差，有些学者甚至建议行关节融合而不是翻修手术 [5,10]。治疗可选择使用防过伸的旋转铰链式假体，但是这种情况的假体使用寿命尚未见报道，Vince 等认为这种疗法的远期生存率较差。

僵硬

　　与关节不稳相反的情况就是膝关节僵硬。膝关节置换术后由于关节活动度差，使

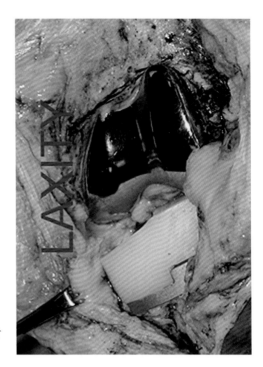

图 2-2 一例行翻修手术时的临床照片，表明该患者内侧结构松弛

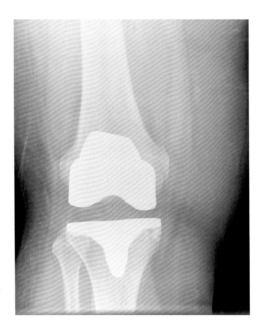

图 2-3 一位 53 岁主诉存在持续膝关节疼痛和无力症状的女性病人的 X 线片，表明患者存在伸膝间隙的不对称

得患者不能充分体验关节置换手术所能带来的好处。这种并发症的真实发生率还不清楚。由于膝关节僵硬的发生原因尚存在分歧。患者爬楼梯时大约需要膝关节能够屈曲 83°，从椅子上站立需要膝关节能够屈曲达到 93°，穿鞋要求能够超过 106°，从地上

捡东西则要求达到 117°。这些要求虽然达不到个别患者的要求，但却为我们讨论患者的日常活动所要达到的需求标准提供了基础。Ritter 等人[14] 发现膝关节 Society 评分在行 CR 型假体置换的关节活动达到 128°～ 132° 屈曲度的病人中最高，包括那些术前存在屈曲挛缩和反弓的病人。当膝关节处于伸直位时，屈曲挛缩病人会出现股四头肌的力臂变短，使得患者走路时不便且容易疲乏。患者膝关节疼痛及功能评分结果较差被认为与术后患者膝关节屈曲挛缩超过 5° 有关[15]。Kim 等人[16] 将膝关节置换术后僵硬定义为膝关节屈曲挛缩≥ 15° 或者屈曲 < 75°。其他人则拓宽了该定义并对术后关节活动度的期望值更高[17-18]。当然，不同病人对于手术的期望值以及可接受的手术效果的定义是不一样的。理解了这些之后，手术者对于术后膝关节僵硬构建一个工作定义很有价值的。通常标准为屈曲挛缩超过 5°，屈曲 < 90°。虽然定义不同，但全膝关节置换术后僵直发病率在 1% ～ 4% 之间[16-17]。是什么引起了全膝关节置换术后膝盖僵直，又是什么原因使得该并发症的发病率相对较高，值得进一步探索。术后膝盖僵直的原因涵盖多个方面，涉及技术、康复以及患者相关因素。间隙对称性差影响屈曲和伸直，这是一个常见的技术因素。

究其原因，可能是假体尺寸不当、软组织平衡不佳、假体位置不良、髌股关节过度填充、骨赘残留，或者是以上因素的共同影响。胫骨截骨不足或聚乙烯假体尺寸不匹配导致胫骨假体相对过厚，这是另一个技术因素。结果是膝关节的屈曲和伸直均受限。其他技术因素包括关闭切口时膝关节的位置[19] 及采用的手术入路[20-22]，虽然对这些问题还有争议。为恢复膝关节功能，膝关节置换术后初期的疼痛管理也是至关重要的。Lavernia 等人[23] 发现，使用小切口手术技术与病人教育和多模式疼痛管理相结合，可将需要进行术后麻醉下手法松解的比例降低 47%。

除了技术因素影响膝关节运动外，某些患者因素也值得注意。术后关节活动功能差，其中一个更加影响预后的患者因素就是术前关节活动受限[14-17]。除了那些术前屈曲挛缩受限的患者外，男性和老年患者似乎也容易出现术后屈曲挛缩影响功能的问题[15]。Gandhi 等人[17] 评估了 1216 例初次全膝关节置换术的案例，把术前活动度差、术前低位髌骨、并发症多、手术难度大、术中屈曲度不足及术中并发症等作为术后活动受限的危险因素。最后，在患者膝关节功能恢复到适当水平的过程中，术后理疗和康复训练发挥着重要作用。显然，病人对医嘱的依从性也相当重要。不同的康复训练相差很大，但在评估膝关节僵硬的时候应该明确特定的康复方案对膝关节活动度欠佳的影响。

僵硬病因的确定能为处理决策的制订提供参考。多个方案的使用获得了不同程度的成功。麻醉下手法松解可能是有效的，前提是假体的安装和尺寸选择没有问题。其他的选择还包括：关节镜下粘连松解术，更换或不更换聚乙烯假体的关节松解术，以及关节翻修术。大多数情况下，这些技术在治疗中有一定效用，在提高活动度上也有一定成效，但其最终的改善效果通常都一般[16,24-27]。明确术后膝关节僵硬的诱发因素，对成功处理该种类的失效有一定的积极作用。

伸膝装置异常

对于翻修医生来说，伸膝装置相关的并发症带来了一系列的挑战。伸膝装置的连续性中断是其失效最明显的根源。任何导致伸膝装置功能不全的并发症都会严重影响膝关节的功能。稍后将讨论到的髌骨骨折就很难处理。髌韧带断裂在术中和术后都可能出现，这往往令最终效果更加差强人意。该并发症的发生率很低。梅奥诊所一项回顾性研究显示，其发生率只有 0.17%[28]。据北美关节成形翻修研究小组报道，因伸膝装置断裂而需要进行翻修的比率为 0.48%[29]。发生这种并发症的危险因素包括：患者术前膝关节运动差、多次膝关节手术病史以及相关的合并症存在，如类风湿关节炎、慢性肾功能不全或糖尿病[30]。在膝关节置换术患者中，断裂髌腱的处理包括对自体半腱肌或异体组织进行增强修复，或者行重建手术[31-32]。尽管 Schoderbek 等人[29] 研究的案例数量较少，但是他们的研究结果显示，比起其他进行膝关节翻修的患者，伸膝装置受损患者的术后膝关节功能更差些。股四头肌肌腱断裂的发生概率较小，但可能也具有类似的危险因素[30]。股四头肌肌腱完全断裂而导致伸膝装置受损的情况下，如果需要，可用自体或异体组织进行增强修复，为局部组织提供支撑。

髌骨轨迹不良可能没有伸膝装置受损的负面影响大，但它也是一种常见的膝关节置换术后的失败原因（图 2-4）。虽然准确的发病率不好确定，但是若外科医生能更好地认识到准确的假体对线定位对髌骨轨迹的影响，该概率是可能降低的[33]。传统的髌旁内侧入路比某些股内侧肌下入路更容易出现髌骨轨迹不良[34-35]。此外，患者因素也会增加该并发症的发生风险，如膝关节严重外翻或术前有髌骨半脱位病史。矫形外科医生必须知道这些危险因素，但最重要的是要理解假体位置如何对髌骨轨迹产生影响。从本质上讲，任何增加股四头肌外侧牵引力或增加外侧支持带紧张度的做法都会对髌

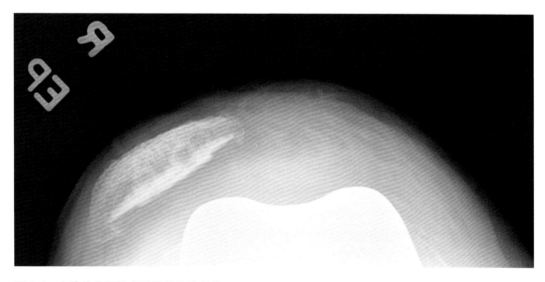

图 2-4 全膝关节置换术后髌骨轨迹异常

骨轨迹造成负面影响。影像学全长片为轴向力线的评估提供了一种方式。膝关节置换术的目标是机械轴解剖对线，外翻角度大于 10° 就会增加髌骨轨迹不良的风险[33]。Berger 等人[36] 描述了一种利用计算机断层扫描（CT）来测量股骨和胫骨假体旋转的技术。他们的研究表明，对于轴向力线正确的患者，胫骨与股骨复合内旋度数的增加会引起更严重的髌骨轨迹问题。同样，股骨或者胫骨假体的过度内置也易引发髌骨外侧半脱位[37]。髌骨置换时，假体的放置至关重要，因为居中或者偏外侧的放置都会增加外侧支持带的张力，引起更多的髌骨轨迹问题[38-39]。股骨假体尺寸不合适或髌骨截骨厚度不足都会引起髌股关节的"过度充填"，这不仅会导致髌骨轨迹异常，还会降低膝关节屈曲活动度[37]。解决髌骨轨迹异常问题的关键是找到病因。适时进行涵盖 CT扫描的全面术前影像学评估是很有帮助的。一般来说，假体替换有助于改善髌股轨迹状况。

髌股关节相关的其他症状也可能会引发患者的不适。不过，髌骨重建目前还存有争论[40-41]。对非炎症性关节炎患者不进行髌骨置换，这一做法显示出良好的效果[42-43]。未进行髌骨置换的膝关节置换术后若出现持续性膝前疼痛，可以考虑二期髌骨重建。应注意的是，要确保这些症状不是由其他原因引起的，因为该方法的结果往往不太理想[43-44]。其他影响髌股关节的因素还包括膝关节初次置换和翻修时关节线重建发生显著偏差[45-46]。低位或高位髌骨可能需要通过翻修来重建关节线的解剖位置，因为这些情况可能会影响整个间隙平衡，而不只是影响髌股关节[6]。髌骨撞击综合征可能是另外一个导致膝关节功能差的伸膝装置相关原因。这常见于后稳定型膝关节假体，很多这类设计都进行了改良，以减少该并发症的发病率。跟之前提到的髌股关节并发症不同，髌骨撞击综合征的保守治疗效果可能很好，若效果欠佳，可以尝试关节镜下清创术[47-48]。

假体松动

正如 Sharkey[3] 及 Bozic[4] 等人的研究结果显示，假体松动若非是初始固定的问题，就是后期松动（骨溶解）的典型结果，这一直以来都是置换术失败的常见原因。骨水泥型全膝关节假体能提供即时稳定的固定，配合运用适当的骨水泥技术，其临床效果已经获得证实。对于需要膝关节置换的年轻活跃群体来说，非骨水泥型 TKA 始终有一定的吸引力。非骨水泥追求的目标是创建一种更具生物型固定的植入物设计，以获得比当前骨水泥设计更好的效果。到目前为止，还没有证据表明非骨水泥型 TKA 要优于骨水泥型 TKA。最近的一篇基于随机性和观察性研究的 meta 分析，结论支持骨水泥型 TKA 作为目前的金标准。研究人员表示现有为数不多的随机对照研究未能发现两种技术之间在生存时间和膝关节功能方面的差异，但也对这些研究纳入的案例数量偏少、随访时间偏短给出了提醒[49]。抛开手术过程中用到的技术，翻修外科医生应仔细评估在术后早期拍摄的 X 线片，关注大范围的透亮线，对于伴有活动性疼痛或有不稳定感的患者，这些透亮线提示关节固定失败。

之前稳定且固定良好的全膝关节假体也可能变得松动。这涉及多方面的原因，而且有可能与假体放置和间隙平衡有关。早期的报道发现，假体植入失败与轴向肢体力线有很大的关联性[59]。随着植入物设计的变化和计算机技术的出现，与下肢力线重要性相关的问题与日俱增，因为它关系到植入物的生存能力。然而，Fang 等人[51] 最近研究评估了大量的初次膝关节置换案例，发现为期平均 6.6 年的回访数据显示，术后胫股外翻角度不在 2.4°～ 7.2° 之间时，其手术失败率较高。因磨损颗粒的生成而引起的骨溶解也有很大影响。大量的研究证实了骨吸收过程实际上是免疫系统对磨损微粒产生反应而引起的。全膝关节置换术和全髋关节置换术中的聚乙烯磨损是不同的[52]，不仅是假体对线会影响磨碎程度，置入物的特性也会影响聚乙烯的磨损，比如垫片与股骨髁间的限制程度、组配假体中胫骨托的锁定机制以及垫片是固定还是活动设计。此外，聚乙烯生产和消毒工艺可以改变磨损特性[52-53]。最后，大多数外科医生认为，磨损是因使用而出现的一种结果，剧烈活动会加速磨损[54]。

生产和灭菌过程是大多数外科医生都控制不了的。同样，医生也很难直接影响患者的活动程度。然而，医生应该认识到假体和肢体对线不良或间隙不平衡一类的因素，并考虑如何在因假体松动或进展性骨溶解行翻修手术时纠正这类因素。常规 X 线片是全膝关节置换术复查的主要方法。若假体固定良好但出现了骨溶解，那么影像学复查频率应增加到每 6 ～ 12 个月一次，前提是患者始终没有症状[53]。如果症状进一步发展或骨溶解出现恶化，就需要进行手术干预了（图 2-5）。不论是对检查假体力线还是评估翻修方案中的骨缺损程度，CT 扫描都有很高的指导意义。在组配式假体的条件下，力线良好并且稳定的植入物可以很容易进行聚乙烯更换[55]。对于假体或肢体力线不良而导致的假体松动或骨溶解，可采用单个组件或全膝关节翻修。

植入失败

前面提到的失败类型都与技术因素密切相关。但翻修医生还应该注意另一种失败类型，即在合适的外科技术下出现的植入物失败。在许多情况下，这都是相当明显的，不过也有些情况可能不那么明显，这给翻修手术带来了挑战（图 2-6）。关键是要了解使用的植入物，与生产厂商保持一种诚信和开放的关系。从历史上看，关节置换植入物及其技术都在以积极的方式不断发展，但其发展的道路也并非一帆风顺。早期的失败促使某些设计特点、制造技术或杀菌工艺更加复杂了。最明显的例子是聚乙烯灭菌技术的发展，聚乙烯在空气中受到 γ 射线照射会生成可氧化的自由基。当假体被放置在胫骨托上时，氧化过程会导致产品的机械性能下降，从而出现大面积的分层现象，导致早期与磨损相关的失效。认识到这一点后，人们改进了灭菌和包装技术，磨损相关的失败率有所下降[56]。还有个典型的例子，据 Bal[57] 等人报道，在一位外科医生用单一植入设计进行的 564 例后稳定型全膝关节置换术中，胫骨假体桩柱失败率为 12%。

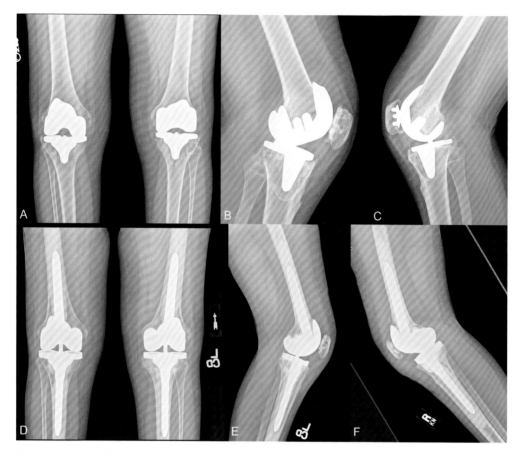

图 2-5　膝关节置换术 15 年后持续出现双侧疼痛的前后位片（A）和侧位片（B，C）。植入物相关的骨溶解记录（D）。为解决双膝的相关症状而对带柄植入物进行翻修手术之后的前后位和侧视图（E，F）

　　虽然这类回顾性分析并未对其他变量进行控制，但是其趋势还是值得注意的。针对这类失败的早期识别，大型关节登记系统和数据库可能会发挥最有效的作用，关节置换外科医生将得到即时的警示，工程师也能做出及时的调整。了解每一个特定病例中用到的假体具有实用价值，而且该价值应受到高度重视。有了这样的信息，外科医生就可以与植入物行业的同事一道对这些特殊病例进行识别，并开发出实用的解决方案。

假体周围骨折

　　一般来说，创伤一类的外部因素会产生较大影响。股骨远端、胫骨近端或髌骨的假体周围骨折都会危害到膝关节置换术的效果。这种并发症的发生率并不确切，但据梅奥诊所联合登记系统记录的大量病例数据来看，其发生率可能高达 2.3%，该系统记录涵盖了股骨、胫骨以及髌骨骨折。正如梅奥诊所研究的分类，这些骨折可根据发病时间分为术中或术后两个类别。考虑到本综述的目的，术中骨折不在本文讨论范围之

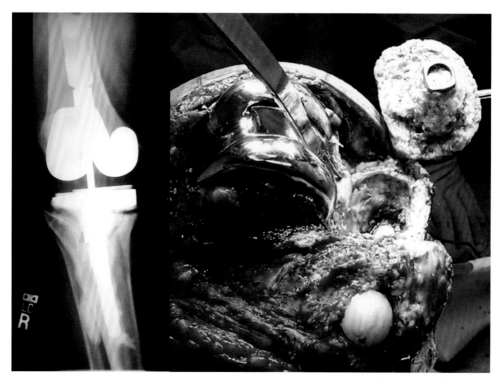

图 2-6　A．X 线片显示胫骨干断裂；B．术中图像显示的同一个胫骨假体因为断裂造成取出的难度增大。翻修手术前认识到这一点有助于在术前做出正确的规划

列，那是初次关节置换术时观察和记录的指标，并非主要的失败原因。Parvizi 等人[59]在一篇文章中提出，确实有股骨、胫骨和髌骨假体周围骨折这样的具体分类。从 X 线片来看，术后假体周围骨折通常都相当明显。麻烦的不是诊断，而是确定膝关节植入物的状态。询问患者在骨折之前膝关节的情况，有助于发现其他可能存在的与失败相关的原因。同样，复查以往的 X 线片，尤其是最近的，这对假体的评估很有帮助。据一份尸体研究显示，股骨前皮质切迹的出现会使抗扭强度降低 18%，使弯曲强度降低 39.2%[60]。这是假体周围股骨远端骨折病例经常讨论到的一个危险因素（图 2-7）。也有些研究不赞同这一理论上的风险[61]。最关键的是，X 线检查有助于确定是否有松动及过度磨损的迹象，观察有没有力线不良的表现。

　　如果膝关节假体稳定，病人膝关节活动良好，外科医生面对的就只是需要固定的骨折。固定的目标是骨折愈合，恢复患者功能。从非手术治疗到骨折内或外固定，不同的技术都已用于骨折的固定。内固定的具体方法各不相同，但它们却是处理这些骨折最流行的方式。这些方法包括使用固定角度装置的传统钢板技术，还有更具生物性的间接复位技术，并使用髓内钉或锁定钢板进行固定[59]。最近的一份系统文献综述发现，相比非手术治疗和常规钢板治疗在股骨远端假体周围骨折中的效果，髓内钉固定的愈合率明显要高很多，其再手术的概率也相对更低（图 2-8）。但是，研究者也注意

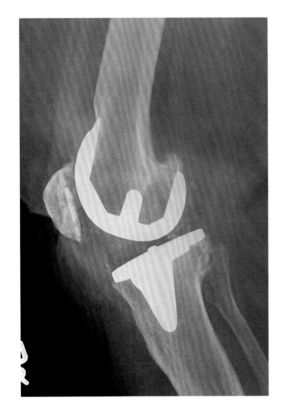

图 2-7　膝关节置换术后股骨前方的切迹

到，与该主题相关的现有文献中，这些观察性研究并没有对照组[62]。对于股骨远端假体周围骨折，新型钢板技术具有一定的理论优势，也可用于大多数植入物设计，不像髓内钉那样需要通过股骨远端中心找接入点。数据显示，相比非手术治疗或传统的钢板技术，锁定钢板也可提高愈合率，不过这种相关性还有待证实[62]。梅奥诊所的注册研究中，胫骨假体周围骨折的发生要少一些，发病率为 0.4%[58]。而且有了现代胫骨植入物的设计后，该问题的出现频率可能比之前报道的还要小[59]。最好的处理方式要取决于植入物的状态以及肢体的力线和骨折的稳定性。治疗方法包括非手术治疗、钢板装置骨折固定及翻修手术[59]。

对于假体松动或假体周围骨折之前膝关节功能不良的病例，其最终目标都是一样的，即让患者的膝关节功能恢复到可接受的程度。实现该目标可能需要翻修手术，并由骨折的类型来确定是否需要进行骨折固定。分期手术还是一期完成，要视具体情况而定。无论是使用带柄假体进行骨折固定或翻修替换植入物，还是在某些情况下更换远端股骨或胫骨近端的铰链型假体，肯定都会相当复杂，还需要用到大量的现有技术和植入物。

不管是在术中还是术后，髌骨骨折都可能发生。大量数据显示，初次髌骨置换术后，髌骨骨折发病率要小于 1%，不过其他一些报告显示的发病率要稍高一些[63]。该并发症的危险因素包括髌骨成形、髌骨截骨过多、单桩假体设计及髌骨轨迹不良一类

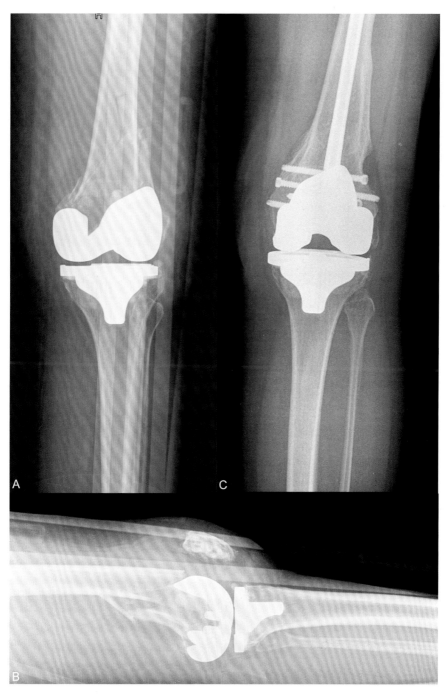

图 2-8　A、B．假体周围股骨远端骨折的前后位和侧位片；C．髓内钉固定治疗后的骨折愈合

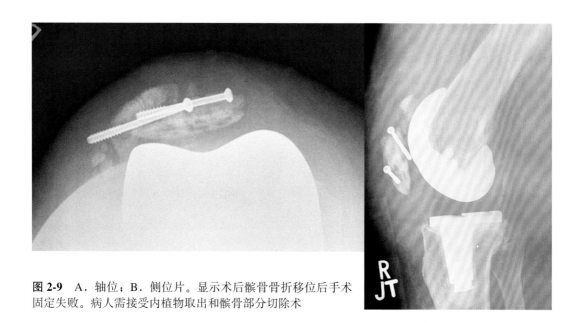

图 2-9 A．轴位；B．侧位片。显示术后髌骨骨折移位后手术固定失败。病人需接受内植物取出和髌骨部分切除术

的技术因素，也有可能是侧方松解和内侧髌旁入路的共同影响而减少了髌骨的血液供应。髌骨骨折在临床上的风险大幅度上升，有鉴于此，该并发症也备受争论[63]。虽然直接创伤后可能会出现髌骨假体骨折，但这类骨折通常都更具隐蔽性，一般要在常规X线检查或持续的膝前疼痛评估中才能发现[64]。制订治疗方案时，要先确定植入物是否松动以及伸膝装置是否完好。若髌骨假体稳定且伸膝装置完整，则表明可采用非手术治疗。如果假体松动，处理时要先确保伸膝装置的修复，然后再考虑翻修的髌骨成分，但只有骨量留存足够时才能这样做。该主题近期的一些文献综述表明不完整的伸膝装置需要进行修复，在这些情况下，手术治疗的结果往往不太理想（图 2-9）[63-64]。

感　染

膝关节假体周围感染是关节外科医生面对的更常见的失败类型。初次膝关节置换的感染发病率大约为 1%，但随着膝关节置换术总量的增加，这种复杂的并发症出现的数量也不少。此外，膝关节假体周围感染给医疗系统带来的负担也相当显著[65]。芬兰的注册系统数据显示，在最近的研究期间，芬兰 40 135 例初次膝关节置换术中，因感染而进行翻修的概率为 0.90%[66]。Kurtz 等人[67] 最近对美国医疗保险的数据进行了研究，发现初次全膝置换术后两年内，膝关节假体周围感染的诊断率为 1.55%，把这一观察时间延长到术后 10 年，该发病率就增加到了 2.01%。准确快速地诊断该问题一直都是骨外科医生面临的挑战，但是对外科医生来说，评估任何失败的全膝关节置换术都必须做到这一点。

　　关节假体周围感染的分类是众所周知的[68-70]。早期术后感染出现在术后的 4 周之内，但晚期慢性感染则出现在手术 4 周之后，而且通常毫无征兆。疑似菌血症后的急性发作症状称为急性血源性感染。最后，翻修手术术中发现阳性培养结果作为第四个类别。一般来说的标准为，在没有明显感染表现的情况下，至少有 2 个样本培养出相同的细菌。Segawa 等人[69] 发现该临床分类系统对指导治疗来说很有帮助。毫无疑问，它也是一种有效的交流和考量这类案例的方式。

　　若患者膝关节肿胀、皮温升高、出现红斑并伴有疼痛或发热一类的全身症状，感染的诊断就相当确定了。同理，膝关节置换术后持续性的伤口引流也是一个值得关注的因素，需要进行早期干预[71-72]。但在很多时候，临床表现更为隐匿。这时的确诊就比较困难。伴有疼痛或功能不佳的膝关节置换术后患者必须进行评估以排除关节假体周围感染。许多外科因素和患者相关的因素都会影响感染的风险。Kurtz[67] 等人发现，手术时间的增加会明显增加术后感染的风险。同样，双侧膝关节置换术在同期置换也可能会增加风险[73]。显然，消毒技术不规范或软组织处理不仔细都是外科医生可控的危险因素。若患者具有明显的并发症，其感染风险也会相应上升[67]。具体来说，风湿性关节炎、糖尿病、肥胖、肾衰竭、吸烟、免疫抑制治疗、男性以及既往有膝关节手术史等因素都与较高的膝关节假体周围感染风险相关[66,73-74]。许多患者都有这些危险因素，所以这类因素只是有助于了解膝关节假体周围感染的问题，却不一定能使诊断更加明确。膝关节 X 线片是膝关节置换术失败检查评估的一部分。虽然其对明确感染并不特异，但它在松动、对线不良或聚乙烯磨损等植入物相关问题上具有指导意义。当慢性感染波及骨与植入物或骨水泥之间的界面时，膝关节植入物可能会在 X 线平片上表现出广泛透亮线。若是病史、检查和 X 线片都没有定论，外科医生往往需要靠大量的实验室数据来确定膝关节是否感染。

　　多项研究都曾强调，血清红细胞沉降率（ESR）和 C 反应蛋白（CRP）的实验室评估在筛选感染方面具有重要价值。在术后初期二者均会有所升高，但 CRP 在几周内就恢复正常，而 ESR 则可能需要几个月的时间才能恢复到基线值[75-76]。两项检查都对感染这一并发症没有特异性，因为二者都只是炎症的标志，其他炎症情况也会导致这两项指标升高。但是，如果 ESR 和 CRP 都正常，感染的可能性就很低[77-78]。Austin 等人[78] 发现，这两个检测的组合是一种绝佳的感染诊断工具，其灵敏度达 96%，阴性预测率为 95%，而且二者都很廉价，也方便操作。对于异常的检查结果，则需要进行进一步的检查，因为二者的综合特异性较低，只有 56%[78]。在异常炎症性实验室指标或临床疑似感染的病例中，分析膝关节穿刺抽取的滑膜液是非常有价值的。文献显示，关于滑液的诊断价值还存有争议[79-81]。根据最近的数据，全膝关节置换术抽吸的滑液中，若白细胞（WBC）数量高于 1100/mm³，中性粒细胞百分比高于 64%，这就明确表明关节假体周围感染，特别是如果同时伴有血清炎性指标的上升。若滑液白细胞计数和中性粒细胞百分比都低于它们的临界值，那就几乎可以肯定不存在膝关节假体周围感染[81]。值得一提的是，这些研究不包括有其他炎症状态的患者，在此类情况下，这些值可能不适用。虽然革兰氏染色经常被采用，但它只有 27% 的灵敏度和 79% 的阴性预测值，因而对于感染的确诊并无多大帮助[82]。Bauer 等人[83] 的综述显示，放射性核素扫描对关节假体周围感染的诊断有一定帮助，但这种扫描的致命弱点是特异性差。总之，目前的材料表明，临床诊断时将血清炎症指标评估、滑液白细胞数值分析以及中性粒细胞百分比三者相结合，是膝关节假体周围感染的最佳诊断方法。

由于当前还没有成熟的检查能绝对排除感染，因而，膝关节翻修手术时进行术中评估是很有价值的。这种评估需要进行术中组织培养并制作冰冻切片以供病理医生分析。Morgan 等人[82] 指出，在感染还是未感染的诊断难题中，术中革兰氏染色几乎没什么作用。培养结果一般都被当做一种金标准，但该结果会被近期抗生素的使用影响，从而呈现假阴性，或因处理不慎而出现假阳性。大多数外科医生认为，两份独立样本中出现相同的细菌阳性培养结果具有较大的临床价值。不过，只要出现术中培养阳性，就最好咨询局部感控专家。问题是这些结果并不能有助于即时的术中决策，而这恰恰很关键。因此，术中冰冻切片为外科医生提供了最后一份即时有效的资料。虽然此话题还存在一些争议，但从术中获取的关节囊组织（非从假体周围界膜组织）中取 3 个或更多高倍镜（400×）视野，每个视野下可见 5 个以上的中性粒细胞，该结果提示感染的存在[83]。获取多处深层组织标本能提高本检测的灵敏度[83]。

关节置换术领域也越来越关注耐药性以及微生物毒力增强的问题。已有报道显示，关节置换后的多重耐药微生物感染呈上升趋势[84]。耐甲氧西林金黄色葡萄球菌（MRSA）是一种很常见的病原菌，该病原菌既可在医院也可在社区获得。几乎没有现成资料可在这方面指导外科医生。筛查方案和扩大预防措施的应用都是有益的，如初次关节置换术中抗生素骨水泥的应用或对易感人应用抗菌谱更广的抗生素[85]。然而，这些措施的益处还缺乏有力的数据支持。但可以确定的是，具耐药性的微生物感染会导致更坏的结果，其根除过程也更麻烦[85]。随着这些微生物的相关信息越来越多，外科医生可依靠不断改进的指南以及新的治疗模式来应对全膝关节感染。

膝关节假体周围感染的治疗路径要取决于每个病例的具体情况。术后早期感染诊断及时且处理迅速的情况下，彻底的清创及灌洗效果较好，必要时也可进行假体组件的更换。在这些情况下，只进行关节镜清理可能还不够[86]。急性血源性感染时，如果病史资料能证实该症状直接与菌血症因素相关，可采取类似于术后早期感染的治疗方式。对于晚期慢性感染的治疗，其金标准仍是分为两个阶段的翻修手术。第一阶段包括清创、移除植入物、灌洗引流以及抗生素占位器的置入。第二阶段再植术之前需要静脉注射抗生素，还需要感控专家的密切配合。即使是急性血源性或术后早期感染，对于毒性或耐药性特别强的菌种，较好的处理方式也是两阶段翻修。治疗策略也可受到患者因素的影响，如抗生素控制、一期翻修或者是截肢。在可预见的将来，膝关节假体周围感染的增多要求关节置换外科医生熟知其相应的诊断和处理。

其他的疼痛和功能障碍来源

前面提到的失败类型构成了一份完整的清单，显示出一些膝关节置换未能给病人合理地减轻疼痛，也没能给病人带来膝关节功能的恢复。然而有些膝关节看起来功能良好，置换术在技术层面上也属正常，但是患者还是对其结果不满意。在进行下一阶段手术之前，应考虑其他疼痛或功能受限的来源，因为这既可能是膝关节置换技术上的失败，也可能是病人选择上的问题。具体而言，进行彻底的疼痛来源评估是必要的。重塑患者的预期及其希望达到的活动水平，以确保他们的期望值切合当前膝关节假体的功能，这是很有必要的。如果在进行了彻底检查后还是没有确定失败的原因，最好不要轻易进行翻修手术。

小　结

随着患者的高龄化及膝关节置换术病例的增加，关节置换外科医生面临的膝关节翻修压力也与日俱增。每一名外科医生都必须利用一套系统的方法来分析膝关节置换术失败的前因后果，这有助于翻修手术获得最好的效果。通常来说，在各种特定的情况下，不同的失败模式相互交错，纠缠不清。例如，微小的力线变化可能导致髌骨轨迹异常及早期假体磨损，从而引发疼痛，最终导致骨溶解和假体松动，使疼痛加剧，还可能引起膝关节不稳感。然而，把失败的模式分解为技术因素（不稳定、僵硬、伸膝装置的并发症及假体松动）、植入物因素、创伤性并发症和感染几大类因素，有助于外科医生诊断每个病人的具体问题以指导处理决策的制订。这种解决问题的形式蕴含了批判性分析和创造性思维，但那正是翻修手术科学和艺术的体现。

参考文献

1. Vince KG, Droll K, Chivas D. New concepts in revision total knee arthroplasty. *J Surg Orthop Adv.* 2008;17(3):165-172.
2. Fehring TK, Odum S, Griffin WL, Mason JB, Nadaud M. Early failures in total knee arthroplasty. *Clin Orthop Relat Res.* 2001;(392):315-318.
3. Sharkey PF, Hozack WJ, Rothman RH, Shastri S, Jacoby SM. Insall Award paper. Why are total knee arthroplasties failing today? *Clin Orthop Relat Res.* 2002;(404):7-13.
4. Bozic KJ, Kurtz SM, Lau E, et al. The epidemiology of revision total knee arthroplasty in the United States. *Clin Orthop Relat Res.* 2010;468(1):45-51.
5. Vince KG, Abdeen A, Sugimori T. The unstable total knee arthroplasty: causes and cures. *J Arthroplasty.* 2006;21(4 suppl 1):44-49.
6. Bottros J, Gad B, Krebs V, Barsoum WK. Gap balancing in total knee arthroplasty. *J Arthroplasty.* 2006;21(4 suppl 1):11-15.
7. Sierra RJ, Berry DJ. Surgical technique differences between posterior-substituting and cruciate-retaining total knee arthroplasty. *J Arthroplasty.* 2008;23(7 suppl):20-23.
8. Mihalko WM, Miller C, Krackow KA. Total knee arthroplasty ligament balancing and gap kinematics with posterior cruciate ligament retention and sacrifice. *Am J Orthop (Belle Mead NJ).* 2000;29(8):610-616.
9. McAuley JP, Engh GA, Ammeen DJ. Treatment of the unstable total knee arthroplasty. *Instr Course Lect.* 2004;53:237-241.

10. Parratte S, Pagnano MW. Instability after total knee arthroplasty. *Instr Course Lect.* 2008;57:295-304.

11. Schwab JH, Haidukewych GJ, Hanssen AD, Jacofsky DJ, Pagnano MW. Flexion instability without dislocation after posterior stabilized total knees. *Clin Orthop Relat Res.* 2005;440:96-100.

12. Fehring TK, Valadie AL. Knee instability after total knee arthroplasty. *Clin Orthop Relat Res.* 1994;(299):157-162.

13. Laubenthal KN, Smidt GL, Kettelkamp DB. A quantitative analysis of knee motion during activities of daily living. *Phys Ther.* 1972;52(1):34-43.

14. Ritter MA, Lutgring JD, Davis KE, Berend ME. The effect of postoperative range of motion on functional activities after posterior cruciate-retaining total knee arthroplasty. *J Bone Joint Surg Am.* 2008;90(4):777-784.

15. Ritter MA, Lutgring JD, Davis KE, Berend ME, Pierson JL, Meneghini RM. The role of flexion contracture on outcomes in primary total knee arthroplasty. *J Arthroplasty.* 2007;22(8):1092-1096.

16. Kim J, Nelson CL, Lotke PA. Stiffness after total knee arthroplasty. Prevalence of the complication and outcomes of revision. *J Bone Joint Surg Am.* 2004;86-A(7):1479-1484.

17. Gandhi R, de Beer J, Leone J, Petruccelli D, Winemaker M, Adili A. Predictive risk factors for stiff knees in total knee arthroplasty. *J Arthroplasty.* 2006;21(1):46-52.

18. Schiavone Panni A, Cerciello S, Vasso M, Tartarone M. Stiffness in total knee arthroplasty. *J Orthop Traumatol.* 2009;10(3):111-118.

19. Emerson RH Jr, Ayers C, Higgins LL. Surgical closing in total knee arthroplasty. A series followup. *Clin Orthop Relat Res.* 1999;11(368):176-181.

20. Arnout N, Victor J, Cleppe H, Soenen M, Van Damme G, Bellemans J. Avoidance of patellar eversion improves range of motion after total knee replacement: a prospective randomized study. *Knee Surg Sports Traumatol Arthrosc.* 2009;17(10):1206-1210.

21. Kim YH, Kim JS, Kim DY. Clinical outcome and rate of complications after primary total knee replacement performed with quadriceps-sparing or standard arthrotomy. *J Bone Joint Surg Br.* 2007;89(4):467-470.

22. Lombardi AV Jr, Viacava AJ, Berend KR. Rapid recovery protocols and minimally invasive surgery help achieve high knee flexion. *Clin Orthop Relat Res.* 2006;452:117-122.

23. Lavernia C, Cardona D, Rossi MD, Lee D. Multimodal pain management and arthrofibrosis. *J Arthroplasty.* 2008;23(6 suppl 1):74-79.

24. Jerosch J, Aldawoudy AM. Arthroscopic treatment of patients with moderate arthrofibrosis after total knee replacement. *Knee Surg Sports Traumatol Arthrosc.* 2007;15(1):71-77.

25. Haidukewych GJ, Jacofsky DJ, Pagnano MW, Trousdale RT. Functional results after revision of well-fixed components for stiffness after primary total knee arthroplasty. *J Arthroplasty.* 2005;20(2):133-138.

26. Hutchinson JR, Parish EN, Cross MJ. Results of open arthrolysis for the treatment of stiffness after total knee replacement. *J Bone Joint Surg Br.* 2005;87(10):1357-1360.

27. Babis GC, Trousdale RT, Pagnano MW, Morrey BF. Poor outcomes of isolated tibial insert exchange and arthrolysis for the management of stiffness following total knee arthroplasty. *J Bone Joint Surg Am.* 2001;83-A(10):1534-1536.

28. Rand JA, Morrey BF, Bryan RS. Patellar tendon rupture after total knee arthroplasty. *Clin Orthop Relat Res.* 1989;7(244):233-238.

29. Schoderbek RJ Jr, Brown TE, Mulhall KJ, et al. Extensor mechanism disruption after total knee arthroplasty. *Clin Orthop Relat Res.* 2006;446:176-185.

30. Patel J, Ries MD, Bozic KJ. Extensor mechanism complications after total knee arthroplasty. *Instr Course Lect.* 2008;57:283-294.

31. Cadambi A, Engh GA. Use of a semitendinosus tendon autogenous graft for rupture of the patellar ligament after total knee arthroplasty. A report of seven cases. *J Bone Joint Surg Am.* 1992;74(7):974-979.

32. Emerson RH Jr, Head WC, Malinin TI. Reconstruction of patellar tendon rupture after total knee arthroplasty with an extensor mechanism allograft. *Clin Orthop Relat Res.* 1990;11(260):154-161.

33. Eisenhuth SA, Saleh KJ, Cui Q, Clark CR, Brown TE. Patellofemoral instability after total knee arthroplasty. *Clin Orthop Relat Res.* 2006;446:149-160.

34. Engh GA, Parks NL, Ammeen DJ. Influence of surgical approach on lateral retinacular releases in total knee arthroplasty. *Clin Orthop Relat Res.* 1996;(331):56-63.

35. Matsueda M, Gustilo RB. Subvastus and medial parapatellar approaches in total knee arthroplasty. *Clin Orthop Relat Res.* 2000;2(371):161-168.

36. Berger RA, Crossett LS, Jacobs JJ, Rubash HE. Malrotation causing patellofemoral complications after total knee arthroplasty. *Clin Orthop Relat Res.* 1998;11(356):144-153.

37. Malo M, Vince KG. The unstable patella after total knee arthroplasty: etiology, prevention, and management. *J Am Acad Orthop Surg*. 2003;11(5):364-371.

38. Yoshii I, Whiteside LA, Anouchi YS. The effect of patellar button placement and femoral component design on patellar tracking in total knee arthroplasty. *Clin Orthop Relat Res*. 1992;2(275):211-219.

39. Hofmann AA, Tkach TK, Evanich CJ, Camargo MP, Zhang Y. Patellar component medialization in total knee arthroplasty. *J Arthroplasty*. 1997;12(2):155-160.

40. Parvizi J, Rapuri VR, Saleh KJ, Kuskowski MA, Sharkey PF, Mont MA. Failure to resurface the patella during total knee arthroplasty may result in more knee pain and secondary surgery. *Clin Orthop Relat Res*. 2005;438:191-196.

41. Calvisi V, Camillieri G, Lupparelli S. Resurfacing versus nonresurfacing the patella in total knee arthroplasty: a critical appraisal of the available evidence. *Arch Orthop Trauma Surg*. 2009;129(9):1261-1270.

42. Burnett RS, Boone JL, McCarthy KP, Rosenzweig S, Barrack RL. A prospective randomized clinical trial of patellar resurfacing and nonresurfacing in bilateral TKA. *Clin Orthop Relat Res*. 2007;464:65-72.

43. Barrack RL, Bertot AJ, Wolfe MW, Waldman DA, Milicic M, Myers L. Patellar resurfacing in total knee arthroplasty. A prospective, randomized, double-blind study with five to seven years of follow-up. *J Bone Joint Surg Am*. 2001;83-A(9):1376-1381.

44. Mockford BJ, Beverland DE. Secondary resurfacing of the patella in mobile-bearing total knee arthroplasty. *J Arthroplasty*. 2005;20(7):898-902.

45. Partington PF, Sawhney J, Rorabeck CH, Barrack RL, Moore J. Joint line restoration after revision total knee arthroplasty. *Clin Orthop Relat Res*. 1999;10(367):165-171.

46. Figgie HE 3rd, Goldberg VM, Heiple KG, Moller HS 3rd, Gordon NH. The influence of tibial-patello-femoral location on function of the knee in patients with the posterior stabilized condylar knee prosthesis. *J Bone Joint Surg Am*. 1986;68(7):1035-1040.

47. Koh YG, Kim SJ, Chun YM, Kim YC, Park YS. Arthroscopic treatment of patellofemoral soft tissue impingement after posterior stabilized total knee arthroplasty. *Knee*. 2008;15(1):36-39.

48. Lonner JH, Lotke PA. Aseptic complications after total knee arthroplasty. *J Am Acad Orthop Surg*. 1999;7(5):311-324.

49. Gandhi R, Tsvetkov D, Davey JR, Mahomed NN. Survival and clinical function of cemented and uncemented prostheses in total knee replacement: a meta-analysis. *J Bone Joint Surg Br*. 2009;91(7):889-895.

50. Tew M, Waugh W. Tibiofemoral alignment and the results of knee replacement. *J Bone Joint Surg Br*. 1985;67(4):551-556.

51. Fang DM, Ritter MA, Davis KE. Coronal alignment in total knee arthroplasty: just how important is it? *J Arthroplasty*. 2009;24(6 suppl):39-43.

52. Naudie DD, Ammeen DJ, Engh GA, Rorabeck CH. Wear and osteolysis around total knee arthroplasty. *J Am Acad Orthop Surg*. 2007;15(1):53-64.

53. Gupta SK, Chu A, Ranawat AS, Slamin J, Ranawat CS. Osteolysis after total knee arthroplasty. *J Arthroplasty*. 2007;22(6):787-799.

54. Schmalzried TP, Shepherd EF, Dorey FJ, et al. The John Charnley Award. Wear is a function of use, not time. *Clin Orthop Relat Res*. 2000;12(381):36-46.

55. Griffin WL, Scott RD, Dalury DF, Mahoney OM, Chiavetta JB, Odum SM. Modular insert exchange in knee arthroplasty for treatment of wear and osteolysis. *Clin Orthop Relat Res*. 2007;464:132-137.

56. Griffin WL, Fehring TK, Pomeroy DL, Gruen TA, Murphy JA. Sterilization and wear-related failure in first- and second-generation press-fit condylar total knee arthroplasty. *Clin Orthop Relat Res*. 2007;464:16-20.

57. Bal BS, Greenberg D, Li S, R Mauerhan D, Schultz L, Cherry K. Tibial post failures in a condylar posterior cruciate substituting total knee arthroplasty. *J Arthroplasty*. 2008;23(5):650-655.

58. Berry DJ. Epidemiology: hip and knee. *Orthop Clin North Am*. 1999;30(2):183-190.

59. Parvizi J, Jain N, Schmidt AH. Periprosthetic knee fractures. *J Orthop Trauma*. 2008;22(9):663-671.

60. Lesh ML, Schneider DJ, Deol G, Davis B, Jacobs CR, Pellegrini VD Jr. The consequences of anterior femoral notching in total knee arthroplasty. A biomechanical study. *J Bone Joint Surg Am*. 2000;82-A(8):1096-1101.

61. Gujarathi N, Putti AB, Abboud RJ, MacLean JG, Espley AJ, Kellett CF. Risk of periprosthetic fracture after anterior femoral notching. *Acta Orthop*. 2009;80(5):553-556.

62. Herrera DA, Kregor PJ, Cole PA, Levy BA, Jonsson A, Zlowodzki M. Treatment of acute distal femur fractures above a total knee arthroplasty: systematic review of 415 cases (1981-2006). *Acta Orthop*. 2008;79(1):22-27.

63. Sheth NP, Pedowitz DI, Lonner JH. Periprosthetic patellar fractures. *J Bone Joint Surg Am*. 2007;89(10):2285-2296.

64. Chalidis BE, Tsiridis E, Tragas AA, Stavrou Z, Giannoudis PV. Management of periprosthetic patellar fractures. A systematic review of literature. *Injury.* 2007;38(6):714-724.

65. Kurtz SM, Lau E, Schmier J, Ong KL, Zhao K, Parvizi J. Infection burden for hip and knee arthroplasty in the United States. *J Arthroplasty.* 2008;23(7):984-991.

66. Jamsen E, Huhtala H, Puolakka T, Moilanen T. Risk factors for infection after knee arthroplasty. A register-based analysis of 43,149 cases. *J Bone Joint Surg Am.* 2009;91(1):38-47.

67. Kurtz SM, Ong KL, Lau E, Bozic KJ, Berry D, Parvizi J. Prosthetic joint infection risk after TKA in the Medicare population. *Clin Orthop Relat Res.* 2010;468(1):52-56.

68. Fitzgerald RH Jr, Nolan DR, Ilstrup DM, Van Scoy RE, Washington JA 2nd, Coventry MB. Deep wound sepsis following total hip arthroplasty. *J Bone Joint Surg Am.* 1977;59(7):847-855.

69. Segawa H, Tsukayama DT, Kyle RF, Becker DA, Gustilo RB. Infection after total knee arthroplasty. A retrospective study of the treatment of eighty-one infections. *J Bone Joint Surg Am.* 1999;81(10):1434-1445.

70. Tsukayama DT, Estrada R, Gustilo RB. Infection after total hip arthroplasty. A study of the treatment of one hundred and six infections. *J Bone Joint Surg Am.* 1996;78(4):512-523.

71. Weiss AP, Krackow KA. Persistent wound drainage after primary total knee arthroplasty. *J Arthroplasty.* 1993;8(3):285-289.

72. Vince K, Chivas D, Droll KP. Wound complications after total knee arthroplasty. *J Arthroplasty.* 2007;22(4 suppl 1):39-44.

73. Malinzak RA, Ritter MA, Berend ME, Meding JB, Olberding EM, Davis KE. Morbidly obese, diabetic, younger, and unilateral joint arthroplasty patients have elevated total joint arthroplasty infection rates. *J Arthroplasty.* 2009;24(6 suppl):84-88.

74. Peersman G, Laskin R, Davis J, Peterson M. Infection in total knee replacement: a retrospective review of 6489 total knee replacements. *Clin Orthop Relat Res.* 2001;11(392):15-23.

75. White J, Kelly M, Dunsmuir R. C-reactive protein level after total hip and total knee replacement. *J Bone Joint Surg Br.* 1998;80(5):909-911.

76. Bilgen O, Atici T, Durak K, Karaeminogullari, Bilgen MS. C-reactive protein values and erythrocyte sedimentation rates after total hip and total knee arthroplasty. *J Int Med Res.* 2001;29(1):7-12.

77. Della Valle CJ, Sporer SM, Jacobs JJ, Berger RA, Rosenberg AG, Paprosky WG. Preoperative testing for sepsis before revision total knee arthroplasty. *J Arthroplasty.* 2007;22(6 suppl 2):90-93.

78. Austin MS, Ghanem E, Joshi A, Lindsay A, Parvizi J. A simple, cost-effective screening protocol to rule out periprosthetic infection. *J Arthroplasty.* 2008;23(1):65-68.

79. Parvizi J, Ghanem E, Menashe S, Barrack RL, Bauer TW. Periprosthetic infection: what are the diagnostic challenges? *J Bone Joint Surg Am.* 2006;88(suppl 4):138-147.

80. Mason JB, Fehring TK, Odum SM, Griffin WL, Nussman DS. The value of white blood cell counts before revision total knee arthroplasty. *J Arthroplasty.* 2003;18(8):1038-1043.

81. Ghanem E, Parvizi J, Burnett RS, et al. Cell count and differential of aspirated fluid in the diagnosis of infection at the site of total knee arthroplasty. *J Bone Joint Surg Am.* 2008;90(8):1637-1643.

82. Morgan PM, Sharkey P, Ghanem E, et al. The value of intraoperative Gram stain in revision total knee arthroplasty. *J Bone Joint Surg Am.* 2009;91(9):2124-2129.

83. Bauer TW, Parvizi J, Kobayashi N, Krebs V. Diagnosis of periprosthetic infection. *J Bone Joint Surg Am.* 2006;88(4):869-882.

84. Ip D, Yam SK, Chen CK. Implications of the changing pattern of bacterial infections following total joint replacements. *J Orthop Surg (Hong Kong).* 2005;13(2):125-130.

85. Parvizi J, Bender B, Saleh KJ, Brown TE, Schmalzried TP, Mihalko WM. Resistant organisms in infected total knee arthroplasty: occurrence, prevention, and treatment regimens. *Instr Course Lect.* 2009;58:271-278.

86. Waldman BJ, Hostin E, Mont MA, Hungerford DS. Infected total knee arthroplasty treated by arthroscopic irrigation and debridement. *J Arthroplasty.* 2000;15(4):430-436.

本文所含观点和论断都是作者的个人看法，不代表官方意见，也不反映美国陆军部或国防部的意见。

3

全膝关节翻修术：文献总结

Vamsi K.Kancherla，MD；Scott M.Sporer，MD，MS

背景及流行病学

　　尽管临床上全膝关节置换术（TKA）15 年的远期生存率高达 95%[1-2]，并且假体的设计也日益完善，但是仍有少部分病例因疼痛及功能受损而失败。在初次膝关节置换术后两年内，翻修率低于 3%[3]。据推测，到 2030 年，初次全膝关节置换术数量将增长 673%，达 348 万台次；而 TKA 翻修术数量在 2015 年将会翻倍，并在 2030 年增长 601%[4]。全膝关节置换翻修术数量上升的原因包括：全膝关节置换手术基数的上涨、手术技术的改进、长寿命植入材料的应用、手术适应证的扩大以及人口平均寿命的延长。因此，外科医生将面临越来越多的复杂膝关节翻修病例。在手术过程中将更加频繁地遇到各种挑战，如大量的骨缺损、关节不稳、伸肌功能障碍、关节周围纤维化等。因而，对需要行全膝关节置换翻修的患者制订系统的治疗方案才可能争取到更好的手术效果。

差异化的诊断：病因是什么？

　　全膝关节置换术后发生疼痛及功能障碍的病因多种多样[5-7]，因此在系统治疗中，弄清诊断是很重要的。当我们有意识地注意到 TKA 术后疼痛可能有不同的诊断后，就可以采用包括完整病史采集、物理检查及仪器诊断在内的方法甄别病因。病因可分为两大类：外在的（关节外的）和内在的（关节内的）（表 3-1 和 3-2）。此外，TKA 感染病例的处理方法与无菌性松动病例完全不同。每一个失败的病例或不明原因的 TKA 术后疼痛患者都应进行深部假体周围感染的评估。

表 3-1 外在（关节外）病因

1. 髋部病理学	6. 软组织炎症
2. 腰椎	a. 鹅足滑囊炎
a. 狭窄	b. 髌骨肌腱炎
b. 神经根病变	c. 股四头肌肌腱炎
3. 神经瘤	7. 假体骨折
4. 复杂局部疼痛综合征	a. 胫骨应力性骨折
5. 血管性跛行	b. 髌骨应力性骨折
	c. 外伤性骨折

表 3-2 内在（关节内）病因

1. 感染	9. 软组织撞击
2. 不稳	10. 髌骨撞击
a. 轴向	11. 腘肌腱撞击
b. 屈曲位	12. 假体外悬 / 骨水泥过多
c. 全局的	13. 伸膝装置功能障碍
3. 排列不整	a. 髌骨不稳
a. 轴向	b. 髌骨骨折
b. 屈曲位	c. 髌骨疼痛
c. 全局的	（1）髌骨面未修整
4. 无菌性松动	（2）侧面撞击
5. 聚乙烯磨损	（3）低位髌骨
6. 骨溶解	（4）过度复合厚度
7. 假体断裂	d. 四头肌 / 髌腱断裂
8. 关节纤维化	

即使假体失败的原因看似明显，伴随感染仍可能存在，并且带来治疗方案的完全更改。要尽可能在术前病人咨询治疗方案时明确诊断。

病史和体格检查

在评估病人时病史很关键。无论是患者以前的诊疗记录还是关节置换术后的病史记录，都会对外科医生判断感染性的（表 3-3）或无菌性的病因提供思路。

表 3-3　病人发生感染的危险因素

1．糖尿病	5．有同侧膝关节手术史
2．原有膝关节感染性关节炎病史	6．营养不良
3．炎症性关节炎	7．肾功能不全
4．皮肤病（如银屑病）	8．其他原因的免疫功能不全

患者病史：

1．在关节置换术后围术期，有无明显的伤口愈合问题？
  - 是否使用抗生素？
  - 住院时间是否延长？
  - 患者是否早期接受计划外二次手术？
  - 关节置换术后是否存在慢性窦道？
2．关节置换术后存在疼痛吗（有异于术前的疼痛）？
  - 术后早期疼痛
    - 可疑感染（存在伤口愈合或引流问题吗？）
    - 适应证选择不当（与术前相比疼痛是否没有变化？）
    - 软组织撞击
  - 迟发性疼痛
    - 不稳：1～2 年后开始，可能会进展
    - 可疑松动
    - 磨损
    - 骨溶解
    - 血源性或慢性感染
  - 疼痛特点、位置及放射情况
    - 如果是放射痛，考虑为关节外原因
  - 患者的疼痛和负重（机械性因素）有关，还是在休息时出现？
3．近期有无系统性疾病或菌血症病史？
  - 提示血源性感染
  - 特别关注是否有牙科操作或牙科问题
4．是否属于 TKA 手术很顺利但发生了早期失败的情况（尤其在术后 2 年内）？

体格检查

  - 视诊（尤其关注原手术切口状况）

- ■ 仔细触诊（是否存在肿胀及压痛点）
- ■ 渗出（渗出是不稳的典型特征，常常是血性的）
- ■ 胫股关节稳定性检查
  - □ 伸展位
  - □ 半屈曲位
  - □ 90°屈曲位（屈曲不稳[8]）
    - ● 后稳定设计——前抽屉试验阳性结果
    - ● 交叉韧带保留设计——前后抽屉试验阳性结果
- ■ 髌股关节稳定
  - □ 髌骨和支持带触诊
  - □ 通过完整的活动度检查，仔细评估髌骨轨迹
    - ● 当膝关节从屈曲位伸展到30°~45°时会出现典型的髌骨弹响综合征；较常见于后稳定设计假体
    - ● 在现代股骨设计中，髌骨弹响较为少见
  - □ 被动和主动活动的评估
- ■ 步态及活动度评估
  - □ 屈曲挛缩/伸膝滞缺
- ■ 完整的神经血管检查
  - □ 股四头肌及股内侧肌斜束力量
  - □ 下肢脉搏的强度及节律
- ■ 邻近关节
  - □ 必须行同侧的髋关节检查！
  - □ 腰椎
  - □ 脚和踝关节
    - ● 扁平外翻足畸形可能是导致保留交叉韧带 TKA 失败的一个因素[10]
- ■ 其他
  - □ 是否有现在或先前存在窦道的证据？
  - □ 行翻修术时关闭切口时是否有困难？
    - ● 结节区域致密粘连的皮肤
    - ● 尽早请整形外科/手外科医师参与进来！
    - ● 考虑内侧腓肠肌皮瓣

诊断

平片

- ■ 要求：负重下正位、侧位、Merchant 位片

- 理想情况：术前 X 线片、术后系列 X 线片、从髋关节到踝关节的全长 X 线片
- 正位片评估
  - 聚乙烯内衬、骨溶解、透亮线
  - 骨膜反应 / 早期的溶骨破坏高度提示感染
  - 胫骨组件下沉、外悬及位置的改变
- 侧位片评估
  - 股骨假体界面 / 股骨假体大小和位置
  - 髌骨和髌腱
  - 胫骨假体后倾 / 矢状面下沉
- Merchant 位评估
  - 髌骨倾斜 / 对线不良 / 松动 / 组合厚度
- 应力位 X 线片
  - 必要时评估冠状面不稳
- 透视检查
  - 有助于评估非骨水泥 TKA 界面

高级成像

核医学成像研究

- 放射性核素扫描有助于以下诊断：
  - 无菌性松动：左侧膝关节置换患者术后疼痛，[111] 铟标记白细胞成像显示股骨及胫骨组件周围摄取增多，提示感染（图 3-1A）。相对应的 ^{99m} 锝 - 硫胶体试验（图 3-1B）显示空间分布一致的硫胶体摄取，因此证实图 3-1A 中白细胞的摄取仅仅是源于有造血活性的骨髓而非感染。如果只做了白细胞研究，而没有做硫胶体研究，这一病例会被误认为感染 [3]
  - 感染：核素骨扫描有助于排除感染，但对发现感染存在局限性。铟扫描评估可能会由于骨髓填充导致高假阳性率 [11]。配合 ^{99m} 锝标记的硫胶体扫描的临床价值仍然有限。有研究提示，铟白细胞扫描阳性和沉降率结合是发现感染性假体最有效的指标 [12]
  - 复杂性局部疼痛综合征（CPRS）：CPRS I 阶段 II（图 3-2）。血池（图 3-2A）和延迟显像（图 3-2B）表明有症状的右下肢整体均存在摄取增加，尤其是膝关节、踝关节、脚的关节最为明显。但是三相骨扫描的敏感性和特异性是易变的，敏感性随着疾病的进展而提高。摄取量与预后有关，摄取增加可提高有效治疗的可能性 [13]
  - 假体周围应力性骨折：尽管大部分的骨折可通过平片检测确证，但 ^{99m} 锝

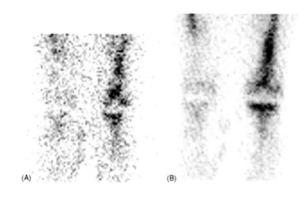

图 3-1 [111]铟白细胞扫描及[99m]锝-硫胶体扫描（Reprinted with permission of the European Journal of Radiology, 54[2]. Miller TT, Imaging of knee arthroplasty. Pages 164-177. Copyright 2005，with permission of Elsevier.）

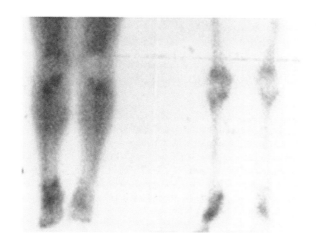

图 3-2 三相核素骨扫描

骨扫描可以用于判断骨折是陈旧性的还是新发的，以及用于隐形骨折的诊断。甚至长达两年的假体周围骨折，骨扫描仍可能显示阳性结果

- 三相[99m]锝骨扫描
  - 可能在膝关节置换术后非特异性的摄取增高
  - 膝关节置换术后超过 1 年，约 89% 的胫骨摄取，63% 股骨摄取
  - 由于无法辨别感染还是无菌性松动，单独使用这项检查的有效性受到限制
  - 对于排除感染和无菌性松动而言，正常骨扫描结果有 95% 的阴性预测值
- 铟标记的白细胞扫描
  - 针对感染单独使用准确率达 78%
  - 结合[99m]锝检查，硫胶体骨髓扫描准确率从 88% 提高到 95%[15]
  - 然而，由于有更为便宜和简单的方法诊断感染，本检查只能作为二线检测手段
- 计算机断层扫描（CT）
  - 较磁共振成像（MRI）更为便宜和快速

    □ 更准确的界定溶骨的范围

    □ 评估胫骨和股骨组件的旋转

- 股骨假体相对于髁上轴的旋转

- 胫骨假体相对于胫骨结节内中 1/3 的旋转

- 过度内旋与髌骨不稳[16]、外侧屈曲松弛以及较差的临床功能有关[17]

■ MRI

    □ 昂贵而费时

    □ 去金属伪影的 MRI

- 较平片更易发现感染[18-20]

- 与手术所见有很好的一致性，因此，如果有必要手术时，可对移植骨的要求及假体的选择提供更为精确和量化的预测[20]

实验室检查

■ 在评估疼痛的关节置换时，红细胞沉降率和 C 反应蛋白是必须检测的

    □ 检测感染最简单、最有效、最经济的筛选检验

    □ 在感染时极少正常

- 如果红细胞沉降率低于 30mm/h，C 反应蛋白低于 10mg/dl，感染几乎是不可能的[21-22]

- 如果一项或两项都不正常，应该行关节穿刺术以判断感染是否存在

膝关节穿刺术

■ 如有必要行关节穿刺检查：

    □ 临床上高度怀疑感染

    □ 高风险病人

    □ 红细胞沉降率和（或）C 反应蛋白升高者

■ 穿刺液送培养，关节液白细胞计数和分类

    □ 培养

- 为了使培养结果更为准确，患者应停用抗生素至少 2 周

- 送有氧及厌氧培养；如果之前穿刺液培养是阴性，还应考虑真菌 / 抗酸杆菌感染

- 如果临床上高度怀疑，可重复进行穿刺

    □ 关节液白细胞计数

- 可能是最好的单项检查！

- 经济、易普及、客观

- 可以在术前或术中进行（30 分钟可以出结果）

- 最佳的临界值尚有争议

文献报道的参考范围为 1100 ~ 3000 WBC/mm³

正常的膝关节，不可能达到 50 000 WBC/mm³

- ☐ 关节液白细胞计数分类（中性粒细胞比例）
  - ● 是一个非常好的检查
  - ● 最佳临界值为 60% ~ 80%
  - ● 超过 90% 非常可疑
- ■ 对于感染，关节穿刺术的标准
  - ☐ 关节液白细胞计数超过 1100/μl，并且中性粒细胞比例超过 64%，感染可能性很大（98.6%）[21]

利多卡因注射

- ■ 对于确定是关节内还是关节外病变非常有帮助，尤其在：
  - ☐ 无菌性松动
  - ☐ 软组织撞击
  - ☐ 鹅足滑囊炎

关节镜检查

- ■ 使用和适应证均非常有限
- ■ 有人报道在术后 3 个月的治疗窗口期外，在关节镜下成功进行关节纤维化的松解
- ■ 有人在临床上成功应用关节镜进行评估和切除撞击的软组织，比如髌骨弹响[23] 和腘肌腱撞击[24]
- ■ 关节镜前的诊断性利多卡因注射是有益的

术中检测：外观、革兰氏染色/培养、冰冻切片

- ■ 术中外观是不可靠的！
- ■ 术中革兰氏染色不可靠！
  - ☐ 对已经确诊为化脓性感染的病例有助于指导经验性治疗
  - ☐ 不能作为评估患者感染唯一的手段
  - ☐ 可能假阳性！革兰氏染色中结晶的形成可能被误认为是革兰氏阳性球菌。
- ■ 术中冰冻切片
  - ☐ 可以信赖
    - ● 病理医生需要感兴趣及专注（你的所有病例应该努力请同一个病理医生解释）
    - ● 和病理医生当面确定感染的标准，这样你们可使用同样的标准
  - ☐ 感染的标准是有争议的
    - ● 在 5 个细胞最多的区域，平均有 10 个多形核白细胞（PMNs）（Lonner

标准）[25]

   ● 纤维蛋白中的多形核白细胞不计数！

■ 由于诊断感染还没有金标准，诊断感染的精确标准仍模糊不清。多种检查方法联合应用才能最终确定感染。我们使用下面的诊断标准

   □ 两次培养出相同微生物，或者满足表 3-4 中 3 条标准中的 2 条

   □ Parvizi 推荐使用相似的联合检查方法，诊断感染满足表 3-5[26] 中 5 条标准中的 3 条即可

判断：有菌还是无菌

见图 3-3。

膝关节感染的分类

见表 3-6。

表 3-4　感染的标准（选择 1）

■ 至少一个阳性培养结果（固体培养基，而不是液体培养基）
■ 永久组织切片中与感染相符的阳性结果
■ 与感染相符的术中所见（如脓液）

表 3-5　感染的标准（选择 2）

■ CRP 升高	■ 与感染相符的术中所见（如脓液）
■ 关节穿刺培养阳性	■ 红细胞沉降率升高
■ 术中培养阳性	

表 3-6　感染的膝关节的分类

■ 术中培养阳性	■ 迟发的慢性感染
■ 术后急性感染	■ 急性血源性感染

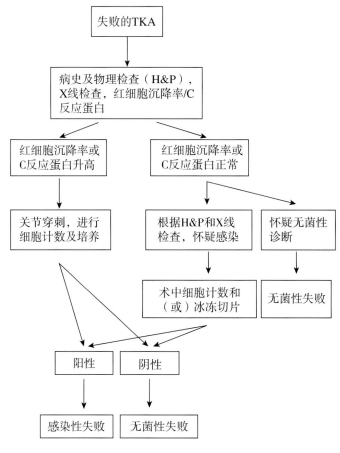

图 3-3 诊断路径图

治疗方案

术前计划

翻修手术的"10 条戒律"

1. 诊断是什么？我为什么要翻修此膝关节？
   - 手术之前必须做出诊断。对于疼痛的膝关节进行手术探查很少能改善症状。如果你不清楚为何对这例病人手术，立即停止！
2. 病人有哪些其他的合并症？
   - 相关的合并症如营养不良、糖尿病、淋巴水肿在手术之前应予以调整并达到最佳状态。可能还存在一些翻修手术禁忌，如夏科关节病、神经肌肉疾病以及伴随感染
3. 目前植入的是什么假体？

- 以前的手术记录有助于确定目前植入的是何种假体。这一步是至关重要的，因为很多公司的假体在 X 线下看起来差别不大。如果打算保留假体，知道是什么假体可以确定合适的聚乙烯内衬是否可用，还可知道假体选择的其他要求。有些假体会有其独特的失败特点

4．膝关节周围软组织情况如何？

- 膝关节翻修术后首要关心的是伤口愈合问题。过去的手术切口可以指示手术入路。如果担心的话，可以考虑请整形外科医生会诊

5．如何取出当前的假体？

- 不同的假体也许会有相应的工具将其取出。术前有必要确定需要什么工具。外科医生应该具备的最基本的工具有纵行往复锯、多角度骨刀，以及组件相对应的击打工具。如果胫骨部分存在大量的骨水泥，应该考虑使用长骨刀或者超声波骨水泥去除工具

6．如何重建胫骨和股骨缺损？

- 平片可能低估了胫骨和股骨周围骨缺损的程度[27]。骨缺损可能是腔隙性的（常常可以支撑），要么是节段性的（常常没有支撑）。骨缺损重建的选择包括骨水泥，同种异体松质骨移植，结构性大块同种异体骨移植、金属块填充及定制假体[28]。通常，应选择骨量丢失最少的手术方式。安德森骨科研究所骨缺损分类有助于界定术中骨缺损的严重程度[29]
  - □ Ⅰ型：较少的胫骨和股骨干骺端骨缺损，不影响翻修假体的稳定性
  - □ Ⅱ型：破坏的干骺端骨质需要股骨和胫骨重建（骨水泥、金属块、骨移植）
    - ● A：一侧股骨或胫骨结节缺损
    - ● B：两侧股骨或胫骨结节缺损
  - □ Ⅲ型：干骺端节段性缺损破坏了股骨髁或胫骨平台的大部分

7．伸膝装置的状况怎样？

- 在翻修手术中必须保护伸膝装置。术前了解伸膝装置的功能很重要。术前伸膝滞缺可能是由继发于组件松动和静息张力松弛的下肢缩短引起的。这种类型的伸膝滞缺可以通过翻修手术改善。慢性股四头肌及髌腱功能紊乱可能需要手术中同时行伸膝装置的同种异体移植

8．怎样获得稳定性？

- 获得膝关节冠状面和矢状面的稳定性是至关重要的。应该尽量减少限制性组件。关节翻修术中膝关节对线良好的情况下通常可以使用标准后稳定型聚乙烯衬垫。但是，如果存在单侧冠状不稳或者发生轻微屈 - 伸间隙不匹配，使用带加长中柱的垫片会有所帮助。在显著屈伸不匹配、反屈或者全局不稳的病人中可以使用限制性更高的铰链式假体

9．关节力线需要重建吗？

- 恢复正常关节线可以改善膝关节的运动力学。术中有可能发现低位髌骨，这可能是髌韧带自身挛缩造成的。通常，翻修手术中需要股骨远端垫块来避免关节线的抬高并造成人为的低位髌骨。我们可以通过半月板的残迹、腓骨小头的高度和髌骨的上极与滑车的上缘的关系来判断关节线

10. 手术后需要特别关注的有什么？
    - 翻修术后的护理很关键。如果术中皮肤受到损伤或者伸膝装置有缺陷，应该避免过度屈膝。虽然深度屈膝很重要，但是很多患者术前不能完全伸膝。因此，术后应该立即鼓励腘绳肌的拉伸

手术适应证

绝对适应证

- 有骨折风险的进行性骨溶解
- 伴有假体松动的股骨 / 胫骨假体周围骨折
    - 评估股骨假体组件
        - 如果股骨假体固定良好，可以尝试保留假体，并使用倒打髓内钉或关节周围锁定钢板获得坚强的内固定。可调角度的锁定钢板可最大限度固定远端骨折碎片
        - 如果股骨假体松动，需行股骨假体的翻修。骨缺损可以通过金属垫块或远端股骨大段同种异体骨移植 / 带延长杆的股骨假体置换来获得近端固定。如果使用大段异体骨和关节假体复合系统，可保留宿主侧副韧带止点并用带垫片的螺钉固定到移植骨上
    - 评价胫骨假体是否松动。大部分发生在尚未松动假体下的骨折可以非手术治疗。如果胫骨假体松动，胫骨延长杆可以用于跨过骨折部位
- 感染性关节关节成形术：依据感染的分期进行处理，包括一期置换、二期置换，或者冲洗和清创术后聚乙烯衬垫更换。在美国，慢性感染的治疗标准是行二期置换术

相对适应证

- 无菌性松动伴有疼痛
- 进行性骨溶解
- 假体位置不良

禁忌

- 慢性疼痛"探查手术"
- 慢性感染切开引流
- 合并关节纤维化，伸膝装置缺失和感染；考虑关节融合

表 3-7　手术暴露困难的原因	
■ 关节纤维化 ■ 存在骨质疏松和骨溶解	■ 存在低位髌骨 ■ 肥胖或下肢肌肉发达

手术暴露

皮肤切口

膝关节翻修术的切口原则上都选择依据之前手术的切口。大多数情况下都是单切口，通常这种切口可以满足翻修手术的需要。不管这些切口是前侧的直前正中切口还是弧形切口，之前手术的单一切口都可以充分、合理地暴露翻修手术所需的视野。

如果使用多切口

- 横行和斜行切口应尽可能以最大的钝角交叉，这样可以减少切口交叉部位潜在的伤口愈合并发症
- 如果存在多条纵行的切口，根据膝关节从内至外的血供和淋巴回流特点，建议选择偏外侧的切口
- 但是，如果所有的切口超过两年并且没有周围软组织的挛缩，可以根据原切口位置选择最有助于假体的移除和翻修手术的切口
- 术中必须保护好伸膝装置，因为纤维化，胫骨结节区域的骨溶解和之前多个手术切口都可以使伸膝装置有医源性撕裂的风险
- 暴露时必须考虑到以下几点
  - 假体的充分暴露
  - 骨溶解组织彻底的清创
  - 剩下的骨床和手术区域显露充分
  - 满足假体再植入的要求
- 鉴于翻修术后发生伤口愈合并发症的风险增加，宁可延长一端切口减缓切口皮缘紧张。暴露的手术技术应该从简单到复杂

在表 3-7 中列出了膝关节翻修手术暴露困难的具体因素。

髌骨内侧入路

髌骨内侧入路是 TKA 的主流入路。

- 在暴露过程中，之前手术的手术缝合线应尽可能去除
- 在行髌骨内侧入路时，内、外侧沟必须行纤维化组织的清除，这样有助于伸膝装置的松解

- 应该清除所有髌上囊的瘢痕组织
- 如果关节纤维化和关节僵硬，股四头肌成形术将有利于伸膝装置从股骨前方的松解，改善软组织的活动
- 当假体需要翻修时，应充分松解内侧组织
  - 为了移除聚乙烯衬垫，可以将胫骨向前半脱位
  - 这种方法常常被称为内侧副韧带滑移
  - 聚乙烯衬垫移除后，可以有效改善软组织的移动范围，这将有助于翻修术视野的暴露，在很多病例中这种完全暴露是必需的
- 如果原来切口在外侧，或原来手术是髌骨外侧入路，为避免髌骨坏死应考虑行外侧入路

股四头肌斜切

由于关节纤维化或病人体型等原因导致手术视野暴露难度加大，可行股四头肌离断（图 3-4）。

- 关节囊切口顶端向近侧和外侧的延伸，向外侧切开股四头肌腱并斜向部分切断股外侧肌纤维。
- 这有助于外翻髌骨，膝关节的弯曲，外置并松解伸膝装置
- 在股直肌肌肉肌腱移行部远侧切开股四头肌，这是股四头肌斜切的要点

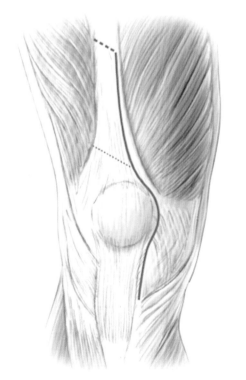

图 3-4　插图描绘了髌旁内侧关节切开入路（实线），股四头肌改良斜切入路（蓝色虚线）

在做斜切口（四头肌离断）之前保持纵向切口位于肌腱内，到达肌腱近端边缘时再进行斜行延伸，这一点是很重要的

靠近髌骨（黑色虚线）跨过四头肌腱的横向或者斜切口必须避免（Reprinted with permission of Nelson CL, Kim J, Lotke PA. Stiffness after total knee arthroplasty. J Bone Joint Surg Am. 005；87：264-270.）

- 斜切股四头肌之前行肌腱近端的延伸会导致股直肌纤维的横断，应该避免
- 大部分病例中，股四头肌斜切和内侧副韧带滑移都能够充分显露膝关节翻修所需的手术视野
- 因为股四头肌肌腱的缝合基本上与普通关节囊缝合相同，对术后康复和预后没有影响，股四头肌斜切用于改善手术视野显露应没有特殊的限制

V-Y 成形

很少有病例需要 V-Y 成形。应用很少并主要用于股四头肌腱严重挛缩的情况。

- 决不能用于以下情况：多次膝关节手术史，股四头肌纤维化病史，以及感染（如假体再植入时的感染）
- 纤维化的伸膝装置行 V-Y 缝合有可能失败，有股四头肌坏死的报道
- 此外，即使在最初有伸膝装置挛缩需要延长来增加活动度，在行 V-Y 缝合术后伸肌滞缺也经常见到

胫骨结节截骨术

比 V-Y 成形更常用，胫骨结节截骨术可以进一步改善手术视野。表 3-8 详细说明了这个方法最有效的应用时机。

通常，胫骨结节截骨术（图 3-5）截骨长度上超过 8cm。

- 截骨近端的骨最好能保留以避免所截骨块向近端移动
- 但是在实践中，明显的骨溶解或者需要向近端移动胫骨结节时，经常会使近端骨结构的保留变得困难
- 用骨刀沿着结节近端和内侧截骨并掀开胫骨结节，保留外侧边作为铰链
- 截骨块外侧缘的软组织最好完整保留，在关闭切口时，截骨块通常使用 3 或 4 根钢丝固定
- 这些钢丝可以在开书样截骨之前就钻孔预置好
- 有足够骨量的患者，胫骨结节截骨术不影响术后康复
- 尽管可能有额外的金属植入物，在无菌环境下胫骨结节截骨术后发生骨不连的极其少见

表 3-8 胫骨结节截骨术的病因

■ 取出胫骨骨水泥柄 ■ 存在髌韧带挛缩	■ 低位髌骨需要上移 ■ 伸肌结构力线不良或者胫骨结节位置不正需要调整

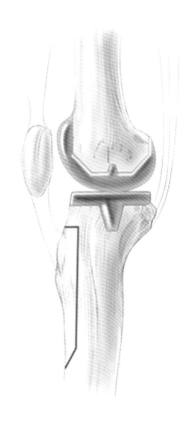

图 3-5 胫骨结节截骨位置的侧面观，强调了横行的近端截骨线和斜行的远端截骨线（Reprinted with permission of Nelson CL，Kim J，Lotke PA. Stiffness after total knee arthroplasty. J Bone Joint Surg Am. 2005；87：264-270.）

股骨内侧剥离

如果不需要行胫骨截骨术，但是因为关节纤维化需要改善假体的暴露，则可行股骨内侧剥离术。这种方法提供了极好的股骨假体显露，更重要的是可以显露股骨髁后部和后方关节囊。

- 主要用于翻修时因感染使用了固定的占位器或者膝关节内侧明显挛缩的情况
- 尽管外侧显露也可使用这种方法，但是作者发现在内侧松解时效果更好
- 股骨内侧剥离时，可以用电刀行骨膜下剥离内侧副韧带起点以及膝关节内侧周围的软组织
- 必须完全保留内侧软组织袖套，从近端的伸膝装置起点到远端的内侧副韧带浅层胫骨止点，必须完整保留
- 保持袖套的完整性对维持内侧面稳定至关重要
- 一般情况下，术后的康复训练无需调整

内侧髁上截骨术

内侧髁上截骨术可以在更严重的情况下进行，但通常不是必需的，除非存在畸形愈合。

- 如果需要实施内侧髁上截骨术，需确保以下条件：
  - □ 内侧髁区域无显著的骨溶解或截骨后不会造成明显的节段性骨缺损。这将使重建和随后的截骨块固定难度增大

作者对手术视野暴露的偏好

一般来说，翻修手术的方法是充分松解内侧副韧带，至胫骨后内侧或后方，有可能需要同时行股四头肌斜切术。

- 为了去除骨水泥胫骨柄或矫正低位髌骨，笔者首选胫骨结节截骨术
- 在重度关节纤维化或硬化的情况下，如 TKA 的再置换术，股骨内侧剥离术非常有用

移除假体

在充分暴露后，3 个假体组件的骨 - 骨水泥和骨 - 假体连接处均应用尖嘴钳暴露。

- 一般实施全部滑膜切除术
- 对组织进行松动、位置不佳或撞击评估
- 依据上述评估结果确定哪些组件应该被移除，或许依据导致翻修术的病因诊断确定组件的去留更为重要。

聚乙烯衬垫一般用专用工具或小骨凿取出。

- 先用小骨刀插入胫骨托和聚乙烯内衬之间，后者取出应该没有困难
- 当保留胫骨假体需要保留时，术者应注意不要损坏锁定装置或严重损坏胫骨假体，以防止增加更换衬垫后的胫骨发生内衬背侧磨损

假体移除可以用骨凿、线锯、超声设备，或使用一个小摆锯。应该用细窄的刀片，容易沿胫骨龙骨周围进行松解，并有助于防止意外伤害周围的软组织。

首先处理股骨假体以利于胫骨假体的显露。

- 小摆锯分离结合面
- 如果植入物已充分松解，可在假体远端安装抓持器和滑锤或使用抵在在假体前翼的台阶状打出器取出假体
- 在移除假体时线锯很受欢迎，并且它在大多数情况下都很有效
  - □ 然而，我们必须谨慎地使用线锯，因为它通常会沿阻力最小的路径进行切割。即使操作再仔细，仍常常会不小心损伤股骨滑车区的部分骨质
- 当骨水泥固定良好，但需要移除假体时，应将额外的骨损失降到最低股骨假体去除后，在膝关节后方进一步松解软组织，以方便胫骨向前脱出

首先去除胫骨螺钉、取出假体，并尝试拆卸带延长杆或模块化设计的胫骨假体。

- 在胫骨延长杆去除之前，单独去除组配式胫骨假体可松解延长杆 - 骨水泥界面
- 考虑完全伸展膝关节，以使膝关节侧面得到暴露

- 一般来说，平台和胫骨结节近侧有明显纤维化组织区，但是如果能明确结节近端的边缘，该部位可以用弯骨凿或电刀暴露和松解
- 胫骨假体取出过程中，当沿胫骨托下表面用骨刀进行敲打松解时，注意不要损伤胫骨平台后侧
- 如果是骨水泥柄，必要时可行胫骨结节截骨术，就像前文描述的那样
  - 然而，胫骨假体常常可以通过尝试性的敲击来取出，残留骨水泥在髓腔。如果发生这种情况，是否采用胫骨结节截骨术均可以取出骨水泥，还可能需要使用超声设备和专门的骨凿

如果股骨或胫骨侧骨水泥延长杆较长且固定良好，可以在胫骨或股骨采取开窗的方法帮助取出假体

- 偶尔，需要用金属切削工具如高速金刚石砂轮或高速金属切削磨头以切割延长杆，从而取出胫骨或股骨假体，延长杆留待下一步再取。
- 如果你相信这将是必需的，与柄大小相近的环锯可以用来取出延长杆，随后的骨水泥去除可以参照前面描述的方法

除非有松动、严重磨损或者与新的股骨假体不匹配，否则应保留髌骨假体。

- 如果髌骨假体需要取出，用往复锯破坏假体 - 骨水泥界面，并保留固定良好的骨水泥
- 非骨水泥假体需要去除时可能需要金属切割锯切断髌骨假体的桩脚。通常这些钉子可以保留，并不影响安装骨水泥髌骨假体
- 如果在手术台上使用金属切割工具，将无菌的超声凝胶放置在植入物周围的海绵表面上，可以最大限度地减少术野金属碎片不受控制地播散。

重建

胫骨准备

一旦胫骨和股骨假体成功切除，便要开始重建关节力线高度并修补胫骨缺损[30]。翻修手术的目标是提供一个稳定的假体，同时保持尽可能多的骨量。笔者倾向于先处理胫骨，因为平台的确定将影响屈伸两个间隙。翻修术遇到骨质丢失时，可以用骨水泥、结构性异体皮质骨、金属垫块、金属骨小梁、cones 或者定制型植入物填充。

定制的植入物由于费用昂贵和术中不能调整等原因很少使用。大多数膝关节翻修术会遇到不同程度的胫骨近端腔隙性骨丢失。假如使用带柄胫骨假体，这些缺陷通常可以忽略，并且可以用骨水泥填充[31]。如果只有薄薄的皮质边缘存在的话，可以使用打压植骨或金属块植入来为胫骨假体提供支撑[32]。在胫骨近端内存在较大的结构缺陷时应考虑使用大量同种异体移植、金属块及肿瘤假体[33]。肿瘤假体通常应用于有严重骨质丢失，并且对功能要求较低的老年患者。如果节段性缺损累及到很大一部分胫骨平台的话，可以使用大量的同种异体骨移植。金属增强块由于其易于插入和可以术中

定制等原因受到欢迎[34]。

胫骨和股骨重建过程中，可以用延长杆。骨质丢失不可避免地存在，可以影响假体组件的稳定性。延长杆可以将压力从缺损的胫骨近端传导至远端的完整的骨干部分[35]。延长杆还将提供额外的接触固定表面积，这也有助于假体的定位。

胫骨和股骨延长杆的最佳长度仍存在争议。通常，延长杆应该接触到完整的骨干部分，而且应该跨过所有干骺端 - 骨干缺损部位。延长杆可以使用骨水泥固定，也可在使用骨水泥的胫骨平台配合延长杆紧密压配进髓腔。

由于非骨水泥柄能够填充髓腔，而且以后翻修时更容易移除，因此非骨水泥柄有能够定位的优势。非骨水泥柄的缺点包括在畸形的胫骨上难以使用，潜在的柄末端痛，以及因为缺乏真正的固定导致不能将胫骨平台的负荷完全转移。

骨水泥柄由于骨水泥的微交锁可获得更好的界面，但这也致使假体移除时更为困难，另外骨水泥柄也无法协助假体定位。

重建最优的膝关节运动学性能及稳定性非常重要[36]。由于骨质丢失和软组织破坏常常导致翻修手术时关节力线标志不复存在。确定适当的关节力线的既往手术遗留标记，包括以前的半月板瘢痕，腓骨头上方一指 /1 cm 距离，以及髌骨下极下方一指 /1 cm 距离。由于腓骨头的高度可能存在变异，髌骨高度也可能由于低位髌骨而改变，因此对侧肢体检查也很重要。

假体组件选择

- 如果保留股骨部件，可以考虑组配式假体的植入。这可以使胫骨假体放置在相对伸直的位置，并且减少胫骨前脱位的程度
- 相对于半髁垫块或者楔形垫块，全髁金属垫块的植入相对简单。只要不导致过多的骨丢失，这种技术可作为首选
- 尽量使用限制性小的假体。铰链式假体很少使用除非在严重的屈伸不平衡或膝关节反屈的情况下
- 后立柱加高 [NexGen Legacy Constrained Condylar Knee（LCCK）-type implant（Zimmer，Warsaw，IN）] 假体足以应对冠状位或矢状位不平衡的情况

技术要点

- 向外侧半脱位髌骨而尽量不外翻髌骨。将膝关节置于外旋位
- 使用后倾 0° 的胫骨近端截骨块。这样立柱可放置在需要的任何方向上。尽量使用带后倾的垫片而不通过截骨来实现后倾
- 先使用长的延长杆确定力线，多数情况下最后会使用较短的杆
- 对于大多数患者而言，使用带偏心距的延长杆可以向前向外放置胫骨假体

股骨准备

胫骨假体植入且关节线高度确定后，开始股骨重建。在修复骨缺损前彻底的松解

后方关节囊很重要。紧张的后方关节囊会导致明显屈曲间隙松弛和伸直间隙紧张。这样会无意中抬高关节力线。与胫骨类似，大多数股骨翻修需要使用延长杆。组件外翻的角度以制造商描述为准，一般是 5°～6°。因此，压配式股骨延长杆可用于股骨假体定位。大多数股骨翻修由于远端股骨骨质丢失需要使用股骨远端的增强块以拉低关节线水平。此外，许多翻修要求后外侧髁垫块，以避免内部股骨的偶然内旋。通髁线是一个有用的标记，可以保证假体的合适旋转。严重骨质丢失的股骨使用结构性同种异体移植或金属垫块。过去，同种异体移植已经取得成功，现在金属垫片由于其相对的易用性、不传播疾病和避免继发性骨吸收被广泛使用。

组件选择

- 避免使用小型号的股骨组件。由于骨质丢失导致股骨的"足印"可能会变小。
- 大多数有严重的骨质丢失病人可以使用非铰链限制性假体。可考虑使用标准的后稳定型聚乙烯内衬。如果膝盖平衡很好，避免限制过度。
- 为避免关节线抬高，多数患者可以使用股骨远端金属垫块。

技巧要点

- 使用长的延长杆确定力线。一旦建立了对齐方式，可使用较短、较粗的杆。
- 考虑带髁偏距的杆可以改善骨床的覆盖。偏距延长杆还可以允许假体适当后移以提高屈曲稳定性[37]或侧移以改善髌骨轨迹。
- 如果在同侧行全髋关节置换术，小心应力集中。可使用的短的延长杆，上下杆尖的距离至少是皮质骨直径的 3 倍。

髌骨的准备

在膝关节置换时，应该评估髌骨[38]。如果髌骨固定良好，并且与股骨翻修所用假体友好，原假体应予以保留。移除固定良好的假体可能会导致骨质丢失和继发性髌骨骨折。如果植入物松动，与股骨假体不友好，或磨损严重，则必须去除。

往复锯可以用于移除植入物的关节部分，而高速的钻孔器可以用于去除假体柱形部分和骨水泥。如果使用的是金属背托，则可以保留固定良好的钉桩，新的髌骨可以用骨水泥固定。在某些情况下，剩余髌骨会小于 10 mm 而无法置换。

在这些情况下，髌骨应不进行表面处理，"鸥翼"截骨修整术可以用来改善髌骨轨迹[39]。

技术要点

- 在髌骨翻修时保留固定良好的骨水泥和钉桩
- 偏外放置髌骨组件有助于改善髌骨轨迹

稳定性评价

置入股骨和胫骨试模，可以评价膝关节的活动度和稳定性（表 3-9）。膝关节可以

表 3-9　稳定性的评价

	伸展（紧）	伸展（正常）	伸展（松）
屈曲（紧）	更薄的垫片 增加胫骨截骨	小的股骨组件 增加胫骨后倾角 用 offset 柄使股骨假体前移	减小股骨组件并使用股骨远端垫块
屈曲（正常）	后部关节囊松解 去除后部的骨赘 切除远端额外的股骨	不需要改变	股骨远端垫块
屈曲（松）	加大股骨假体尺寸并使用后髁垫块 增加股骨远端截骨	加大股骨假体尺寸并使用后髁垫块 带偏心距延长杆使股骨假体前置	加厚垫片

完全伸直，且屈伸过程中髌骨始终处在滑车中线位置。在膝关节伸直位、中屈位和深屈位评价稳定性 [40]。膝关节 3 种类型的不稳定，即前后方向不稳、内外侧不稳及全局不稳。大部分的不稳不需要限制性假体处理。加高的胫骨立柱通常足以应对单向不稳定的情况。铰链膝只用于明显屈伸不匹配以及难以控制的反屈。随着关节限制性的增加，需要考虑使用延长杆。

　　技术要点

- 股骨柄的偏距可以外置股骨假体以改善髌骨轨迹，并可向后平移假体以增加屈曲稳定性

组件的置入

　　假体的安装受延长杆固定的方式所影响。如果选择骨水泥假体，可使用骨水泥栓来实现合适加压并避免髓腔末端的溢出。使用非骨水泥假体时，也常常将骨水泥用于胫骨和股骨干骺端区域 [41-42]。在皮质骨上制作一些小洞来增加骨水泥的微交锁以提高固定强度。时刻注意胫骨假体置入过程中的正确旋转是很重要的，常发生假体内旋的错误。通常胫骨组件的旋转应该在胫骨结节的内中 1/3 处。所有翻修手术均应该考虑使用含抗生素的骨水泥，以最大限度地减小术后感染的风险。

全膝关节置换术感染部位的处理

　　基于最初由 Segawa 等人 [43] 提出的感染分型，TKA 感染治疗的措施是很容易确定的。

术中培养结果阳性

这类病人包括术前诊断为无菌性的，但是一次或者多次术中培养结果均为阳性。关于这一类研究最深入的当属 Barrack 等人[44]。他们从 3 个中心的 692 例连续 TKA 翻修病人中鉴定了 41 例这样的病例。

- 29 个病人只有一次培养结果是阳性但没有其他感染的证据，被认为是假阳性
  - 5 个病人使用了抗生素治疗，24 人没有
  - 这些病人之后都没有感染的征兆
- 12 个病人被认为是感染
  - 11 人使用抗生素治疗，1 人没有
  - 12 人中有 2 人 1 年后出现深部感染
- 基于这些的结果，他们认为单次培养结果阳性不需要治疗

请其他专家评估（特别是感控的专家）病例，帮助决定是否需要治疗是明智之举。

推荐 TKA 翻修术常规使用抗生素骨水泥，以防培养结果是意外阳性（也建议有高度感染风险的患者），除此之外，可考虑预防性连续使用抗生素 3 天，直到结果明确。万古霉素用于预防 TKA 翻修，如作者所在中心过去的数据显示超过 1/3 的深部感染病原菌存在对头孢唑啉的耐药[45]。

术后急性感染

在过去几年，术后急性感染的治疗有很多争议。传统上，术后 4～6 周发生定义为术后急性感染。

我们相信清创术和组配式聚乙烯内衬的更换配合术后 6 周的静脉抗生素治疗（大部分的病例中，口服抗生素延长抗感染治疗），大概有 50% 的治愈率。但是近期的研究表明结局可能会更差，特别是耐药和（或）产生物膜的微生物（如葡萄球菌）。

- Deirmengian 等：手术清创、引流并保留植入物的金黄色葡萄球菌感染患者失败率为 92%[46]
- Bradbury 等：耐甲氧西林金黄色葡萄球菌感染的情况下，清创引流保留假体的失败率为 84%，最终 74% 的病例进行了假体取出[47]

应该积极考虑二期置换，特别是确定为金黄色葡萄球菌或其他已知的耐药菌感染的情况下。

慢性感染

对于慢性感染，不应该实施保留假体的清创术，因为失败率很高。

北美治疗晚期慢性感染最常用二期置换方案。多项研究的结果表明这种方案的治愈率大约有 90%。

第一阶段，移除所有的假体组件和骨水泥。显而易见但却十分重要的是，未完全去除骨水泥是感染复发的常见原因。

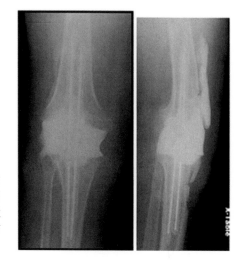

图 3-6 A. 前后位；B. 侧位。涂有抗生素 - 骨水泥的斯氏针（每袋骨水泥掺 3g 万古霉素 +1.2g 妥布霉素）用于桥接关节并在胫股关节放置额外的骨水泥。注意放置一层厚的骨水泥在伸膝装置下方来预防股骨远端的粘连，便于再次手术时的暴露

- 术中 X 线检查和髓腔光源是很有帮助的
- 应打开行髓腔清洗，因 1/3 培养结果是阳性
- 脉冲冲洗至少 10L 冲洗液
- 置入抗生素骨水泥间隔
  - 每一包骨水泥掺入 3 ~ 6 g 抗生素
  - 混合 1 种以上的抗生素似乎可以增加抗生素的释放
  - 通常使用万古霉素 + 妥布霉素

这些骨水泥间隔物可以是静止的，也可以是可活动的（选择哪种有争议）。大部分回顾性研究比较了以上两种方式，结果如下：

- 感染的治愈率差不多
- 可活动的间隔患者操作次数少、暴露更容易
- 静止间隔物可能与两期手术间期骨质丢失更多相关
- 使用活动的间隔物的关节评分可能更高

当使用静止间隔物时（图 3-6），其实是建立一种膝关节的融合。

- 不建议使用小的骨水泥垫
  - 不足以提供足够的稳定
  - 不能将抗生素释放到髓腔
  - 从关节中外移并损害伸膝装置
- 骨水泥应该延伸至干骺端，抗生素骨水泥棒应该置入骨髓腔
- 术后考虑打石膏（包括足）

关节占位器可以采用很多种方式制作：

- 高温灭菌股骨假体，并植入新的聚乙烯胫骨垫片，骨水泥固定
  - 假体使用含高浓度抗生素的骨水泥包裹，非牢固的安装
  - "霍夫曼"技术

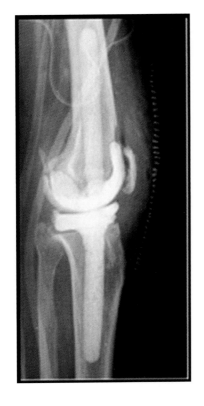

图 3-7　术后侧位片显示使用了一个定型模具制作的全骨水泥垫片。注意股骨及胫骨抗生素骨水泥杆的使用。为防止胫骨水泥杆移动，胫骨杆插入了胫骨假体。每包骨水泥加入 3 g 万古霉素和 1.2 g 妥布霉素

- 使用定型模具制作完全由骨水泥组成的垫片
    - 建议使用髓内杆
    - 膝关节可能会脱位（笔者通常采用膝关节支具限制活动度；大约 0°到 60°）
    - 使用大剂量抗生素骨水泥制作占位器
- 使用预成型的现成的占位器 [例如 InterSpace Knee，（美国精技公司，盖恩斯维尔，佛罗里达州）]
    - 考虑到垫片本身含有少量抗生素组成
    - 假体使用含高浓度抗生素的骨水泥包裹，非牢固的安装
    - 建议使用隧道杆

在感控科医师的帮助下，患者再行 6 周的依据药敏结果的静脉抗生素治疗。

- 每周化验 ESR 和 CRP，尽管还不清楚这些数字有多重要
- ESR 和 CRP 是感染控制的不可预知的指标，很多病人表现感染"治愈"，却有持续的 ESR 和或 CRP 升高
- 抗生素停用 2 周后观察病人情况
    - 复查 ESR 和 CRP（确认停用抗生素后它们是否升高）
    - 穿刺膝关节及送检细胞计数及培养
    - 接下来的一周进行二期手术（一旦知道最终的培养结果）

进行二期手术

- 获得冰冻切片
- 再次去除所有的骨床表面和窦道
- 脉冲冲洗 10L 或更多
- 使用预先拌好的标准剂量的骨水泥

使用混合骨水泥技术（接近模块连接处的假体干骺端部分使用骨水泥固定，柄压配到骨髓腔内）尽管杆能完全置入骨髓腔内

- 结合静脉使用抗生素直到培养阴性
- 此时停止口服抗生素，尽管笔者知道的许多很有经验的外科医生延长病人口服抗生素的时间（有时是终生！）

在欧洲，一期手术越来越普遍。这种治疗方案的推荐人群是：已知的敏感的革兰氏阳性菌感染，感染范围局限，周围有良好的软组织包裹的健康人群。

- 通过脉冲冲洗，彻底清创
- 标准剂量抗生素骨水泥的使用很重要
- 尽管抗生素的种类不一，但是术后应优先静脉使用抗生素
- 以后长期口服抗生素？

急性血源性感染

通常很难弄清血源性感染发生的时间。典型的血源性感染有明确的感染源（如近期的牙科问题）、发热、关节急性疼痛。这些症状可能容易与晚期慢性感染混淆。目前文献中关于这类感染诊断和治疗的报道很少。

如果假体固定牢固，感染周围的软组织袖套完好，通常可采用彻底清创、更换内衬、保留假体的治疗方法。

- 术后静脉抗生素使用 6 周
- 口服抗生素 1 年或更久，可能需要长期服用

术后管理和康复

深静脉血栓的预防

病人行全关节置换术容易发生血栓，尤其是深静脉血栓和肺栓塞。这类并发症不仅可以引起病人明显的不适，还可导致症状性和（或）致命性的肺栓塞。当没有采取预防措施时，行初次全膝关节置换的病人出现有症状的肺栓塞的概率高达 8%。因此，对于选择全关节置换的病人，静脉血栓的预防（最常见的为药物预防）已经成为标准化的护理方案[48]。

目前大部分预防措施是依据是否出现深静脉血栓。然而，深静脉血栓的出现与肺栓塞的风险之间的相关性低，而且并不一致。因此，在全关节手术后，深静脉血栓可

能并不是肺栓塞高危病人准确的替代指标。[49]此外，根据文献报道，无论是否采用化学药品预防方法，初次髋膝关节置换后致命肺栓塞的风险的概率均在 0.1% ～ 0.2% 之间 [47]。将无症状深静脉血栓作为临床终点已经成为美国胸科医师协会抗凝指南的基础，这也是该协会指南与美国骨科医师协会指南的根本区别所在，后者的关注点集中在症状性深静脉血栓、肺栓塞及伴随分层风险的出血事件。其基本原则与美国骨科医师学会的指南不同，后者着眼于有症状的深静脉血栓，肺动脉栓塞和出血危险相伴的风险分层。

外科治疗改善项目（SCIP）指导方针是为全关节置换术后的深静脉血栓的预防创建发展"标准护理策略"。总之，外科医生需要认识 SCIP 推荐全膝关节置换术病人使用的低分子肝素、磺达肝素和（或）华法林。同样，阿司匹林和气囊压力机也可以使用 [48]。除非有禁忌证，否则预防措施应该持续 4 周。

疼痛控制

术后镇痛对于膝关节翻修术后是否成功非常重要。区域麻醉及伴随的多模式镇痛成功地提高了术后疼痛评分。病人拥有麻醉品滥用的历史或者复合性局部疼痛综合征的应该在外科干预前先由疼痛专家评估。病人由于关节纤维化经历翻修术应该密切监测以确保疼痛不影响术后病人的恢复。术后忍受疼痛差的病人应该置入硬膜外导管。

抗生素

如前所述

其他

见表 3-10。

并发症

根据翻修索引，12 年假体生存率为 82%，50% ～ 80% 结果是好或者极好。并发症主要发生在这段时间的 15% ～ 30%，12.0% 在平均 40.1 周的时间发生失败。膝关节翻修术的失败更容易发生在年轻的患者和单纯更换内衬的翻修患者 [52]。最常见的原因是持续的或者新发的感染，大约发生于 4% 的患者中。这大约是初次膝关节置换术的 10 倍 [53]。此外，翻修感染的失败率是翻修无菌性松动的 4 倍。多数膝关节翻修术的失败都是发生在翻修后 2 年 [54]。

- 感染（占所有并发症的 25.2% ～ 44.1%）[54]
- 僵硬（占所有并发症的 22.6%）[54]
- 机械性松动（占所有并发症的 16.1%）[55]
- 植入物失败 / 破坏（占所有并发症的 9.7%）[55]
- 脱位（占所有并发症的 7.1%）[55]

<table>
<tr><td colspan="2" align="center">表 3-10 术后病人的管理</td></tr>
</table>

物理疗法	1. 活动度、力量、稳定性和疼痛控制。 2. 许多外科医生主张股四头肌斜切的康复不受影响。股四头肌的成形或者胫骨结节截骨术后，2 周内不做被动活动，2 ~ 6 周不做主动伸膝。
膝关节支具	1. 保留膝关节的运动和避免屈曲挛缩的形成。 2. 股神经阻滞病人术后立即使用。股神经阻滞使股四头肌无力，病人容易摔倒。
持续被动运动装置	1. 膝关节持续被动活动对增加膝关节活动度作用很小。少量的证据表明持续的被动活动可以减少后期在麻醉下松解的比例 [50-51]。 2. 一些外科医生相信病人如果从心理上知道其膝关节能够活动，其康复锻炼会做得更好。
随访	1. 2 周后拆线，6 周后、3 个月后以及随后每年进行运动检查和影像检查。 2. 如果病人 6 周后没有 90°的活动度，开始物理疗法每周 5 次，共计 2 周，然后再门诊复查。 3. 如果病人没有恢复运动，外科医生应该考虑麻醉下手法松解。

- 血肿形成（占所有并发症的 3.9%）[54]
- 假体周围骨溶解（占所有并发症的 3.2%）[55]
- 膝关节不稳（占所有并发症的 2.9% ~ 13%）[54]
- 假体断裂（占所有并发症的 1.5%）[55]
- 伤口并发症：如果保守治疗失败，需要皮肤移植，腓肠肌皮瓣或者游离皮瓣等积极处理。需要考虑早期向整形外科咨询。
- 深静脉血栓：拟定抗凝治疗方案
- 骨化性肌炎（异位骨形成）：给予吲哚美辛和（或）射线治疗
- 肺栓塞
- 下肢不等长
- 伸膝装置的问题
- 神经血管损伤（腘血管，腓神经，胫神经）
- 麻醉并发症

小 结

归根结底，决定是否需行膝关节翻修术取决于给定临床情况后外科医生的专业水平和熟练程度。不管是在假体移除，还是在随后的重建过程中，外科医生了解假体失败的模式和预测潜在的困难是非常重要的。制订合适的术前计划才能确保使用合适的器械和假体，争取最好的临床预后。

参考文献

1. Ranawat CS, Flynn WF Jr, Saddler S, Hansraj KK, Maynard MJ. Long-term results of the total condylar knee arthroplasty. A 15-year survivorship study. *Clin Orthop Relat Res.* 1993;1(286):94-102.
2. Ritter MA, Berend ME, Meding JB, Keating EM, Faris PM, Crites BM. Long-term followup of anatomic graduated components posterior cruciate-retaining total knee replacement. *Clin Orthop Relat Res.* 2001;7(388):51-57.
3. Miller TT. Imaging of knee arthroplasty. *Eur J Radiol.* 2005;54:164-177.
4. Kurtz S, Ong K, Lau E, Mowat F, Halpern M. Projections of primary and revision hip and knee arthroplasty in the United States from 2005 to 2030. *J Bone Joint Surg Am.* 2007;89:780-785.
5. Fehring TK, Odum S, Griffin WL, Mason JB, Nadaud M. Early failures in total knee arthroplasty. *Clin Orthop Relat Res.* 2001;11(392):315-318.
6. Mulhall KJ, Ghomrawi HM, Scully S, Callaghan JJ, Saleh KJ. Current etiologies and modes of failure in total knee arthroplasty revision. *Clin Orthop Relat Res.* 2006;446:45-50.
7. Sharkey PF, Hozack WJ, Rothman RH, Shastri S, Jacoby SM. Insall Award paper. Why are total knee arthroplasties failing today? *Clin Orthop Relat Res.* 2002;11(404):7-13.
8. Pagnano MW, Hanssen AD, Lewallen DG, Stuart MJ. Flexion instability after primary posterior cruciate retaining total knee arthroplasty. *Clin Orthop Relat Res.* 1998;11(356):39-46.
9. Clarke HD, Fuchs R, Scuderi GR, Mills EL, Scott WN, Insall JN. The influence of femoral component design in the elimination of patellar clunk in posterior-stabilized total knee arthroplasty. *J Arthroplasty.* 2006;21:167-171.
10. Meding JB, Keating EM, Ritter MA, Faris PM, Berend ME, Malinzak RA. The planovalgus foot: a harbinger of failure of posterior cruciate-retaining total knee replacement. *J Bone Joint Surg Am.* 2005;87 (suppl 2):59-62.
11. Joseph TN, Mujtaba M, Chen AL, Maurer SL, Zuckerman JD, Maldjian C, Di Cesare PE. Efficacy of combined technetium-99m sulfur colloid/indium-111 leukocyte scans to detect infected total hip and knee arthroplasties. *J Arthroplasty.* 2001;16:753-758.
12. Bernard L, Lubbeke A, Stern R, et al. Value of preoperative investigations in diagnosing prosthetic joint infection: retrospective cohort study and literature review. *Scand J Infect Dis.* 2004;36:410-416.
13. Intenzo CM, Kim SM, Capuzzi DM. The role of nuclear medicine in the evaluation of complex regional pain syndrome type I. *Clin Nucl Med.* 2005;30:400-407.
14. Rosenthall L, Lepanto L, Raymond F. Radiophosphate uptake in asymptomatic knee arthroplasty. *J Nucl Med.* 1987;28:1546-1549.
15. Scher DM, Pak K, Lonner JH, Finkel JE, Zuckerman JD, Di Cesare PE. The predictive value of indium-111 leukocyte scans in the diagnosis of infected total hip, knee, or resection arthroplasties. *J Arthroplasty.* 2000;15:295-300.
16. Berger RA, Crossett LS, Jacobs JJ, Rubash HE. Malrotation causing patellofemoral complications after total knee arthroplasty. *Clin Orthop Relat Res.* 1998;11(356):144-153.
17. Romero J, Stahelin T, Binkert C, Pfirrmann C, Hodler J, Kessler O. The clinical consequences of flexion gap asymmetry in total knee arthroplasty. *J Arthroplasty.* 2007;22:235-240.
18. Potter HG, Nestor BJ, Sofka CM, Ho ST, Peters LE, Salvati EA. Magnetic resonance imaging after total hip arthroplasty: evaluation of periprosthetic soft tissue. *J Bone Joint Surg Am.* 2004;86-A:1947-1954.
19. Sofka CM, Potter HG, Figgie M, Laskin R. Magnetic resonance imaging of total knee arthroplasty. *Clin Orthop Relat Res.* 2003;1(406):129-135.
20. Vessely MB, Frick MA, Oakes D, Wenger DE, Berry DJ. Magnetic resonance imaging with metal suppression for evaluation of periprosthetic osteolysis after total knee arthroplasty. *J Arthroplasty.* 2006;21:826-831.
21. Ghanem E, Parvizi J, Burnett RS, Sharkey PF, Keshavarzi N, Aggarwal A, Barrack RL. Cell count and differential of aspirated fluid in the diagnosis of infection at the site of total knee arthroplasty. *J Bone Joint Surg Am.* 2008;90:1637-1643.

22. Schinsky MF, Della Valle CJ, Sporer SM, Paprosky WG. Perioperative testing for joint infection in patients undergoing revision total hip arthroplasty. *J Bone Joint Surg Am*. 2008;90:1869-1875.

23. Lucas TS, DeLuca PF, Nazarian DG, Bartolozzi AR, Booth RE Jr. Arthroscopic treatment of patellar clunk. *Clin Orthop Relat Res*. 1999;10(367):226-229.

24. Allardyce TJ, Scuderi GR, Insall JN. Arthroscopic treatment of popliteus tendon dysfunction following total knee arthroplasty. *J Arthroplasty*. 1997;12:353-355.

25. Della Valle CJ, Bogner E, Desai P, et al. Analysis of frozen sections of intraoperative specimens obtained at the time of reoperation after hip or knee resection arthroplasty for the treatment of infection. *J Bone Joint Surg Am*. 1999;81:684-689.

26. Morgan PM, Sharkey P, Ghanem E, et al. The value of intraoperative Gram stain in revision total knee arthroplasty. *J Bone Joint Surg Am*. 2009;91:2124-2129.

27. Nadaud MC, Fehring TK, Fehring K. Underestimation of osteolysis in posterior stabilized total knee arthroplasty. *J Arthroplasty*. 2004;19:110-115.

28. Whittaker JP, Dharmarajan R, Toms AD. The management of bone loss in revision total knee replacement. *J Bone Joint Surg Br*. 2008;90:981-987.

29. Engh GA, Ammeen DJ. Bone loss with revision total knee arthroplasty: defect classification and alternatives for reconstruction. *Instruct Course Lect*. 1999;48:167-175.

30. Dennis DA, Berry DJ, Engh G, et al. Revision total knee arthroplasty. *J Am Acad Orthop Surg*. 2008;16:442-454.

31. Bush JL, Wilson JB, Vail TP. Management of bone loss in revision total knee arthroplasty. *Clin Orthop Relat Res*. 2006;452:186-192.

32. Lonner JH, Lotke PA, Kim J, Nelson C. Impaction grafting and wire mesh for uncontained defects in revision knee arthroplasty. *Clin Orthop Relat Res*. 2002;11(404):145-151.

33. Engh GA, Ammeen DJ. Use of structural allograft in revision total knee arthroplasty in knees with severe tibial bone loss. *J Bone Joint Surg Am*. 2007;89:2640-2647.

34. Long WJ, Scuderi GR. Porous tantalum cones for large metaphyseal tibial defects in revision total knee arthroplasty: a minimum 2-year follow-up. *J Arthroplasty*. 2009;24:1086-1092.

35. Bourne RB, Finlay JB. The influence of tibial component intramedullary stems and implant-cortex contact on the strain distribution of the proximal tibia following total knee arthroplasty. An in vitro study. *Clin Orthop Relat Res*. 1986;7(208):95-99.

36. Porteous AJ, Hassaballa MA, Newman JH. Does the joint line matter in revision total knee replacement? *J Bone Joint Surg Br*. 2008;90:879-884.

37. Mahoney OM, Kinsey TL. Modular femoral offset stems facilitate joint line restoration in revision knee arthroplasty. *Clin Orthop Relat Res*. 2006;446:93-98.

38. Maheshwari AV, Tsailas PG, Ranawat AS, Ranawat CS. How to address the patella in revision total knee arthroplasty. *Knee*. 2009;16:92-97.

39. Rorabeck CH, Mehin R, Barrack RL. Patellar options in revision total knee arthroplasty. *Clin Orthop Relat Res*. 2003;11(416):84-92.

40. Ries MD, Haas SB, Windsor RE. Soft-tissue balance in revision total knee arthroplasty. Surgical technique. *J Bone Joint Surg Am*. 2004;86-A (suppl 1):81-86.

41. Haas SB, Insall JN, Montgomery W 3rd, Windsor RE. Revision total knee arthroplasty with use of modular components with stems inserted without cement. *J Bone Joint Surg Am*. 1995;77:1700-1707.

42. Peters CL, Erickson J, Kloepper RG, Mohr RA. Revision total knee arthroplasty with modular components inserted with metaphyseal cement and stems without cement. *J Arthroplasty*. 2005;20:302-308.

43. Segawa H, Tsukayama DT, Kyle RF, Becker DA, Gustilo RB. Infection after total knee arthroplasty. A retrospective study of the treatment of eighty-one infections. *J Bone Joint Surg Am*. 1999;81:1434-1445.

44. Barrack RL, Jennings RW, Wolfe MW, Bertot AJ. The Coventry Award. The value of preoperative aspiration before total knee revision. *Clin Orthop Relat Res*. 1997;12(345):8-16.

45. Fulkerson E, Valle CJ, Wise B, Walsh M, Preston C, Di Cesare PE. Antibiotic susceptibility of bacteria infecting total joint arthroplasty sites. *J Bone Joint Surg Am*. 2006;88:1231-1237.

46. Deirmengian C, Greenbaum J, Stern J, et al. Open debridement of acute gram-positive infections after total knee arthroplasty. *Clin Orthop Relat Res*. 2003;11(416):129-134.

47. Bradbury T, Fehring TK, Taunton M, et al. The fate of acute methicillin-resistant *Staphylococcus aureus* periprosthetic knee infections treated by open debridement and retention of components. *J Arthroplasty*. 2009;24:101-104.

48. Sheth NP, Lieberman JR, Della Valle CJ. DVT prophylaxis in total joint reconstruction. *Orthop Clin North Am.* 2010;41:273-280.

49. Lotke PA, Lonner JH. Deep venous thrombosis prophylaxis: better living through chemistry—in opposition. *J Arthroplasty.* 2005;20:15-17.

50. Harvey LA, Brosseau L, Herbert RD. Continuous passive motion following total knee arthroplasty in people with arthritis. *Cochrane Database Syst Rev.* 2010;3:CD004260.

51. Lenssen TA, van Steyn MJ, Crijns YH, et al. Effectiveness of prolonged use of continuous passive motion (CPM), as an adjunct to physiotherapy, after total knee arthroplasty. *BMC Musculoskelet Disord.* 2008;9:60.

52. Suarez J, Griffin W, Springer B, Fehring T, Mason JB, Odum S. Why do revision knee arthroplasties fail? *J Arthroplasty.* 2008;23:99-103.

53. Wheeless C, Berend M. Revision total knee arthroplasty. *Wheeless' Textbook of Orthopaedics*; 2010.

54. Mortazavi SM, Molligan J, Austin MS, Purtill JJ, Hozack WJ, Parvizi J. Failure following revision total knee arthroplasty: infection is the major cause. *International Orthopaedics.* 2011;35:1157-1164.

55. Bozic KJ, Kurtz SM, Lau E, et al. The epidemiology of revision total knee arthroplasty in the United States. *Clin Orthop Relat Res.* 2010;468:45-51.

全膝关节翻修手术如何进行外科暴露

Robert M. Cercek, MD

周密的术前准备是全膝关节翻修术取得满意疗效关键的第一步。手术入路选择不仅要考虑到暴露膝关节，还要完整地暴露内植物及内植物 - 骨水泥 - 骨的交界面。该入路应该便于对剩余骨床进行评估及对骨溶解区域进行彻底清理。最后，该入路还应该给翻修假体的放置及观察提供足够的空间。手术暴露中还应当避免损伤周围重要解剖结构，包括内外侧副韧带、伸膝装置及临近膝关节的神经血管组织。

前次的手术操作及随之而来的术后变化都可以极大改变膝关节固有的解剖结构。若患者在翻修手术前进行了多次的手术，严重的屈曲挛缩或膝关节纤维化，伴有骨量减少或骨溶解，低位髌骨及肥胖，都可能使翻修手术暴露变得更具有挑战性。在全膝关节翻修手术中使用常规的暴露技术常不能充分暴露膝关节。面对这些问题，使用扩展的手术技术，有助于更充分地暴露手术视野。但这也使得伸膝装置在全膝翻修术中更易发生损伤[1]。必要时，扩大的显露技术应及早使用，以避免这种并发症发生，后者常导致远期疗效欠佳[2]。

全膝翻修术中的扩大显露技术可以分为两大类。第一类包括近端软组织技术，如延长股四头肌切口，这允许更易向外向远端牵开的伸膝装置。第二类包括远端技术，如胫骨结节截骨术，允许伸膝装置及胫骨结节更易向外侧牵开。相对远端技术，近端软组织技术引起伸膝装置出现并发症的风险更小，但是，近端软组织技术可能损伤伸膝装置及髌骨的血液供应。胫骨结节截骨术可能会增加伸膝装置出现并发症的风险，但其可以充分暴露膝关节、允许骨与骨之间直接愈合，其愈合后的机械性能也优于软组织愈合。

相关解剖

在进行全膝关节翻修术前，术者对膝关节的解剖结构必须要有一个深入的了解。首先需要了解膝关节周围皮肤的血液供应。皮肤的血液供应不同于髌骨的血液供应。这两者间血液供应血管间少有吻合。髌骨通过髌前滑囊与皮肤分离，髌前滑囊少有血管通过。膝关节周围皮肤显微解剖研究表明主要的血液供应动脉来自于膝关节内侧[3]。皮穿支来源于隐静脉和膝降动脉，这些血管在深筋膜表面相互吻合。通过这些血管吻合，血管从深筋膜表层穿过皮下脂肪层供应表皮组织。通常情况下，这些吻合血管主要通过膝关节内侧血管供血，当膝关节内侧血管受损，比如在膝关节前内侧手术入路之后，膝关节外侧血管将增加对这些吻合血管的供血。然而，在真皮及表皮层很少有吻合血管，因此，从表层到深筋膜的广泛剥离会影响皮肤的血液供应。靠近原切口的平行切口也同样会损害表皮的血液供应。

髌骨同时还接受动脉吻合血管供血。对吻合血管供血的动脉血管包括膝降动脉、内侧和外侧膝上动脉和胫前返动脉（图 4-1）。这些吻合血管在髌骨前侧形成多个分支，这些分支在髌骨下侧及前侧进入髌骨形成骨内供血。髌旁内侧关节入路会破坏膝内侧血管对这些吻合血管的血液供应。在外侧半月板切除时，膝下外侧动脉同样会被破坏。同时，在切除髌上脂肪垫和髌下脂肪垫时，膝上外侧动脉及胫前返动脉的分支同样面临损伤的风险。最后，在股外侧肌平面，膝上外侧动脉深入到滑膜组织中。它的走向刚好是从末端到末端的大多数肌纤维。在进行髌骨外侧支持带松解时，在该区域内仔细分离有助于保护这些血管，进而维持髌骨的相关血液供应[4]。

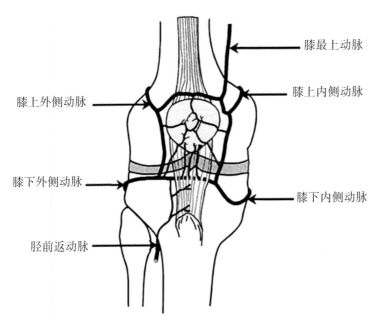

图 4-1 髌骨周围血管吻合环是由六条动脉组成，包括膝上外侧动脉、膝下外侧动脉、胫前返动脉、膝最上动脉、膝上内侧动脉、膝下内侧动脉（Reprinted with permission of Ayers DC, Dennis DA, Johanson NA, Pellegrini VD Jr. Common complications of total knee arthroplasty. J Bone Joint Surg Am. 1997；79：278-311.）

膝最上动脉

膝上内侧动脉

膝上外侧动脉

膝下外侧动脉

膝下内侧动脉

胫前返动脉

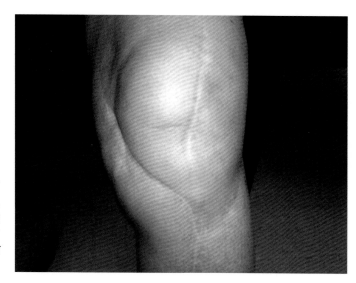

图 4-2 在进行翻修手术时，可能面临多个以往的手术切口。一般来讲，我们应采用能确定充分暴露膝关节的最外侧切口（Reprinted with permission of David J. Jacofsky，MD.）

术者同样应对膝关节韧带及其中间、外侧、后侧的囊性结构非常熟悉。内侧副韧带是从股骨内侧髁到胫骨内侧面，宽阔的止点距胫骨关节面 2cm。浅层止点距离胫骨关节面更远，前部与鹅足腱止点、后部与半膜肌支点融合。内侧副韧带深层实际上是关节囊增厚部分，止点位于胫骨关节面水平[5]。外侧副韧带从股骨外上髁到腓骨头，位于腘肌腱及关节囊表层。后关节囊起于股骨远端的髁水平以上，进入到腓肠肌内侧头和外侧头深面，止于胫骨近端后侧面。后交叉韧带起于股骨髁间窝内侧面，向后外侧方向止于胫骨后侧。由于既往已行膝关节手术，在翻修术时，后交叉韧带常缺失，即使后交叉韧带在翻修时仍然存在，其强度也常常减弱。在切除任何保留的后交叉韧带时应十分小心，以免无意中破坏后方关节囊。

股动脉在通过收肌腱裂孔时变为腘动脉，腘动脉在膝关节囊后方向远端走行。它通过转向前侧的膝外上动脉与后方关节囊相连。因此，屈曲膝关节时不会使动脉远离膝关节后侧关节囊。当为了暴露膝关节或平衡膝关节软组织，进行后侧关节囊分离时应当十分小心。最安全的办法是在骨膜下从股骨髁上分离后关节囊。

胫神经位于腘动脉后侧，因此其损伤的可能性较小。腘静脉位于腘动脉及胫神经之间。腓神经位于膝关节外侧面，走行于股二头肌后侧并止于腓骨头。它位于外侧副韧带浅面，很少因为术中分离直接损伤，但容易因为牵拉或挤压受伤。

浅层路径

在全膝关节翻修术时更容易出现切口愈合及切口感染问题[6]。膝关节多次手术史、术前膝关节活动范围受限、类风湿关节炎、激素应用史或其他免疫功能不全的状态、既往有膝关节感染病史都将增加患者感染的风险，这些因素大部分都不受外科医生控制。因此，在进行翻修手术时，尤其要强调术前准备的重要性。既往手术瘢痕的位置要仔细检查。应该检查皮肤的总体健康状态及瘢痕边缘的毛细血管回流状况。需要评估末端的静脉回流，因为静脉回流差而淤血导致伤口边缘组织缺血，可以预期这种情况下可能伤口闭合困难或伤口愈合延迟，建议术前咨询整形外科医生。

大部分情况下，膝关节常只有一个既往的纵行的手术切口，这个手术切口一般情况下可以用于翻修。这个切口可能位于前侧呈直线，位于内侧呈直线，或呈曲线。在手术准备前用记号笔在皮肤切口上做标记将很有作用，因为在手术铺巾后，这个切口可能将难以观察到。如果既往手术切口为横行或斜行，应当用最圆钝的角度跨越瘢痕，以减少因为交叉引起的交角处切口愈合相关的并发症。如果既往为多个纵向切口，一般选用最外侧能充分暴露膝关节的切口，因为主要的筋膜血管穿支来源于膝关节内侧。然而，如果所有的切口大于 2 年并且都没涉及周围软组织皮瓣，一般来讲选用最适合翻修手术的切口是安全的。在有些病人身上，以往的手术切口可能不利于暴露膝关节，这个时候需要一个新切口，如果可能的话，两个切口间应该保持大于 6cm 的皮肤区域。

理想的切口是位于髌骨近端中点，当其向远侧延长时轻度向内侧成角，直到至距离胫骨结节内侧 1cm 处。如果以往的切口位于胫骨结节之上，应该使用这个切口。然而，进行深层的分离时应当非常谨慎，因为髌韧带周围可能形成明显的瘢痕组织。延长切口超过瘢痕组织远端到达正常组织有助于明确这个组织界面。这个切口应该足够长，避免皮肤边缘过度紧张。表面软组织处理自始至终应当非常小心，止血钳及拉钩应当使用较小的力量。直接切到深筋膜层面以保护皮肤血供，应当避免不必要的潜行分离软组织。然后沿着伸膝装置进行深入分离，伸膝装置要与周围瘢痕区别开。在瘢痕组织内，组织界面的区分常常很困难。

再一次将手术切口延伸到正常组织有助于适当的区分组织界面及随后的组织分离。分离时碰到的血管应当进行烧灼，因为术后血肿可能损害皮肤血液供应进而导致伤口裂开。

关节囊路径：内侧髌旁入路

直到髌骨内侧缘、股四头肌肌腱、髌韧带和胫骨结节都清晰显露时，伸膝装置才能充分暴露，这时才可做关节囊切开。在大多数翻修术中，应该采用内侧髌旁关节切开术，然而，如果以往采用髌骨外侧关节切口术，应该再次采用外侧入路以避免髌骨坏死 [7]。内侧关节切开术有多种变化，包括标准的内侧髌旁入路、Insall 入路、von Langenbeck 入路和 subvsatus 入路（图 4-3）。Insall 经典前侧入路 [8] 是在内侧 1/3 和外侧 2/3 处分开股四头肌肌腱，这种切口继续延伸越过髌骨是一种接近直线的走行。股四头肌的扩张部从髌骨前侧面部分剥离直到到达髌骨内侧缘。然后沿着髌韧带内侧缘向远端延伸。标准内侧髌旁入路近端及远端采用与 Insall 描述方法相同的分离方式，但在髌骨水平，采用沿着髌骨内侧缘弧形分离，同时切断髌骨与股内侧肌纤维间的支持

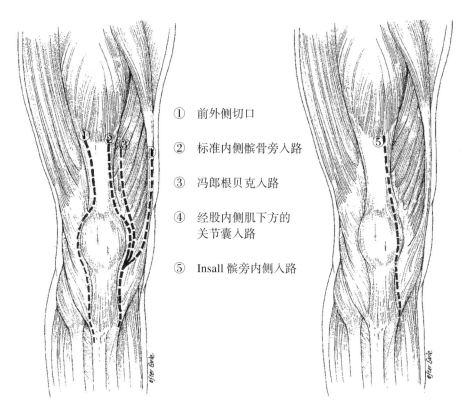

① 前外侧切口

② 标准内侧髌骨旁入路

③ 冯郎根贝克入路

④ 经股内侧肌下方的
关节囊入路

⑤ Insall 髌旁内侧入路

图 4-3　全膝关节翻修术中关节囊切开的方式，通过筋膜下分离都可以到达显露，但应尽量减少剥离范围以免出现皮肤坏死（© 1998 American Academy of Orthopaedic Surgeons. Reprinted with permission of the Journal of the American Academy of Orthopaedic Surgeons，Volume 6[1]，page 59 with permission.）

带。在膝关节翻修术中 [9]。这两种入路都是安全的。

　　von Langenbeck 入路在远端分离时与内侧髌旁入路相似，但在近端分离时切口通过股内侧肌肌纤维 [10]。这种暴露方式不推荐，尤其是在翻修手术中，因为修复的股内侧肌会在术后出现破坏，导致髌骨轨迹外侧移位和伸膝装置功能障碍。股内侧肌下入路使用与内侧髌旁入路相同的远端分离方法，但在近端分离时，切口经内侧向深部到达股内侧肌肌纤维，将股内侧肌从肌间隔游离开。将股内侧肌肌纤维直接从肌间隔钝性分离并向外侧牵开 [11]。这种入路在膝关节翻修手术中同样不推荐，因为术中外侧牵拉髌骨将导致髌韧带止点的张力过大，增加伸膝装置断裂的风险。

　　Anterolateral 入路是内侧髌旁入路的镜像入路。它在切口近端外 1/3 处将股四头肌肌腱切开，然后沿着髌骨外侧缘弧形切开，在沿着髌韧带外侧缘向远端延伸。这一入路要使髌骨向内侧半脱位并不容易。用扩展该切口的方式对这一入路进行切口延长时将导致大量软组织被切断及皮下潜行破坏，同时还存在软组织袖套血供中断的潜在风险，这一入路在翻修术中应尽量少使用。这一入路的主要适应证包括上一次关节切开

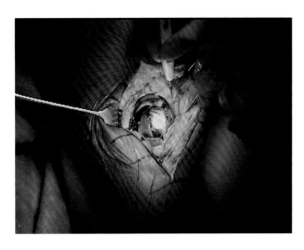

图 4-4　在翻修手术暴露时，内侧及外侧沟应该重建（Reprinted with permission of David J. Jacofsky，MD.）

术为外侧入路及病人伴有严重的固定的外翻畸形。为了充分暴露膝关节及操作方便，膝关节翻修手术最重要的手术入路是内侧髌旁入路，必要时切口向近端及远端延伸。

在大多数翻修手术中，单纯的关节囊切开可能无法提供足够空间将内植物安全取出，这时需要进行软组织的进一步分离。内侧及外侧沟应该仔细分离及重建（图 4-4），一直分离到侧副韧带水平。将髌上囊从瘢痕组织中游离出来有助于伸膝装置的松解。在股四头肌装置及股骨前侧面之间常有大量的纤维组织，限制膝关节屈曲。应当锐性分离去除这些瘢痕组织同时避免损伤伸膝装置及侧副韧带。

附着于胫骨前侧及胫骨结节水平髌韧带之间的软组织应当去除，这有助于松解髌骨，这一步应该十分谨慎以避免医源性损伤伸膝装置。髌骨半脱位（或与之对应的髌骨外翻）一般都足以充分的暴露膝关节。当半月形瘢痕围绕髌骨或髌骨假体时应当锐性分离切除。在最接近股四头肌纤维组织及杂乱无章的瘢痕组织之间分离出一个平面，然后围绕着髌骨向远处延伸。在手术过程，自始至终都应该保护好伸膝装置，因为纤维化、胫骨结节区域的骨溶解和多次手术史都将使伸膝装置处于易于医源性损害的风险之下。

该入路继续沿近端胫骨向远端延伸。在胫骨结节内侧做骨膜下锐性分离浅层内侧副韧带止点。在中冠状面向内后侧继续分离到达半膜肌肌腱止点水平（图 4-5）。应小心地维持内侧软组织袖套的连续性，包括内侧副韧带深层纤维。当分离到后方时，持续的胫骨外旋有助于显露，同时可放松髌韧带止点。胫骨外旋并向前脱位将允许膝关节更大程度的屈曲及髌骨的外侧半脱位。这种后内侧充分的放松常被称为内侧副韧带滑移，并且在很多患者翻修手术中可充分显露膝关节[12]。

然后取出聚乙烯衬垫，这将进一步减小髌韧带的张力并提高软组织的活动度。当髌骨处于外侧半脱位时，应当仔细检查髌韧带止点。如果膝关节屈曲到 110° 而髌韧带张力较小时，翻修手术可以继续进行，不需要进一步暴露膝关节。仔细的软组织松解、髌骨半脱位及聚乙烯衬垫的取出可使手术更加接近成功。然而，如果髌韧带一直处于

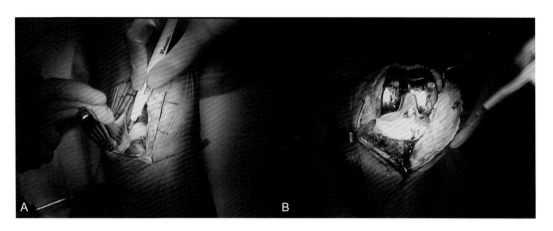

图 4-5 （A）内侧副韧带的滑移是在后内侧以骨膜下的方式进行的。（B）内侧副韧带滑动后，显露胫骨近端内侧表面

张力高的状态或假体暴露困难，应当考虑进一步扩大显露，以更充分暴露膝关节和避免医源性损伤伸膝装置。

股四头肌斜切

　　当需要再进一步暴露膝关节时，股四头肌肌腱切断术是一个不错的选择。它常在标准的内侧髌旁入路不能充分暴露膝关节时使用。这一术式首先为 Insall 描述 [13]，随后出现多种变体。在内侧髌旁切口近端，以斜行的方式向近端及外侧延长切口，显露外侧股四头肌肌腱，然后切开股外侧肌肌纤维。股四头肌斜切应当做在股直肌腱肌腹移行处远端，切开股四头肌肌腱（图 3-4）。在股四头肌肌腱斜切前，肌腱切口过于向近端延伸有可能导致部分股直肌纤维横行切断，这种情况应当避免。如果操作得当，股内侧肌和股外侧肌之间肌腱连接将得以保存。确保在暴露过程中所有有助于伸膝的结构避免被横行切断，这一点非常重要。

　　股四头肌斜切可以提高髌骨外翻程度及伸膝装置活动度。再次屈曲膝关节，并仔细观察髌韧带止点。如果髌骨仍然不能充分半脱位或者外翻。再次彻底清除瘢痕组织将有助于暴露膝关节。如果外侧已经松解，股外侧肌与股四头肌肌腱的连接组织应当予以保留。

　　股四头肌肌腱切断后缝合采用常规手术方式，和正常关节囊缝合方式一样，术后康复方案不需要做出调整。很多研究表明，患者行标准内侧髌旁关节切开术和股四头肌切断术术后疗效相似 [12-15]。股四头肌切断术并发症少，行全膝关节翻修术需要广泛分离暴露膝关节时，一般情况下，该术式应当作为首选。

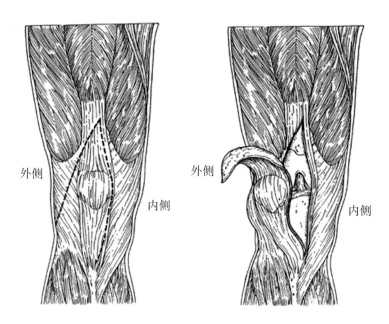

图 4-6　（A）绘图描述了切断股直肌肌腱、股外侧肌肌腱和髌外侧支持带后行髌骨翻转，切口已通过虚线描述出来。（B）已完成的切口

V-Y 髌骨翻转

　　经典的 V-Y 髌骨翻转是由 Coonse 和 Adams 在 1943 年第一次描述[16]。该入路在股四头肌肌腱近端开始，在股四头肌肌腱中心折向远端，在距离髌骨近端约 2cm 处停止。切口分别经髌骨的内侧和外侧向远端延长。髌骨及髌腱翻转向远端以暴露膝关节。这种髌骨翻转可以减少对周围软组织的牵拉，因此可以减少对膝关节周围组织的损伤程度。它需要保留远端较宽的组织瓣以维持伸膝装置的血供，而且常规的内侧髌旁入路常不能转变为 Coonse-Adams 入路。因此，在开始进行支持带松解时，术者必须考虑是否采用这一技术。

　　由于这些限制，Insall 随后改变了传统的 Coonse-Adams 入路。膝关节首先做内侧髌旁入路。如果膝关节不能充分暴露或者股四头肌肌腱张力过大，才再一次行股四头肌肌腱切开。第二个切口与第一个切口上极成 45°角向远端延伸，然后通过胫骨结节髌韧带止点、髌外侧支持带和髂胫束上部向远端分离（图 4-6）。对 V-Y 髌骨翻转术的这一改变可能损害到髌骨的血运。第二条切口尽量短一些以减少膝下外侧动脉的损伤风险。Scott 和 Siliski[17] 改变了这一入路，切口的外侧支于股外侧肌边缘下经肌腱支持带移行部切开，而不经髌外侧支持带，这样可最大程度的保留膝上外侧动脉的血供，加上残存脂肪垫内的血管可供应髌骨的下极，以维持髌骨的血供。保留膝上外侧动脉在全膝关节置换术中有无明显临床差异确实存在争议[18]。

伤口关闭时，切口的尖端或者内侧竖直切口常要修复。然而，斜行的髌外侧支持带切口可以不予缝合，起到松解髌骨外侧支持带以改善髌骨轨迹的效果。在严重的股四头肌肌腱挛缩患者中，在切口进行缝合时，股四头肌肌腱 V-Y 切口可以根据需要进一步延伸。对于改良的 V-Y 髌骨翻转技术，术后的康复过程各家也有不同的看法。最初认为，2 ～ 6 周内制动，以促进伤口愈合。同时还包括几周的保护性负重。其他作者则推荐更为激进的方法，包括完全负重和使用持续性被动运动机[17]。

多个研究发现，使用 V-Y 髌骨翻转术后膝关节评分明显更低[14,17,19]。持续存在的伸膝滞缺 10° ~ 30° 不等。研究证明，即使膝关节活动度接近正常，膝关节伸膝滞缺却一直存在。即使是伸膝装置挛缩需要行延长术以改善膝关节活动度的病例，这一并发症依然存在。由于这一技术带来的并发症，传统 V-Y 髌骨翻转术的适应证现在已经非常受限。适应证限于一些少见的情况，如行股四头肌切断术依然不足以暴露膝关节、胫骨近端严重的骨量减少或骨溶解不能行胫骨结节截骨术。既往膝关节多次手术史、股四头肌纤维化病史、或既往有感染病史（比如，在再次植入术时），髌骨翻转术均不能使用。伸膝装置纤维化可能使 V-Y 髌骨翻转术切口不能闭合，既往还有报道在这一术式后出现髌骨坏死[20]。

股骨内侧骨膜剥离术

当行股四头肌斜切后膝关节仍需要进一步暴露时，可以采用股骨内侧骨膜剥离技术。这一技术由 Windsor 和 Insall 在 20 世纪 80 年代中期第一次描述[21]。这一技术主要用于膝关节内侧明显挛缩时，比如说在再次植入时出现感染、使用静态间隔、或者伴有固定的屈曲挛缩畸形。首先采用标准手术入路，进行胫骨近端内侧充分游离（内侧副韧带滑移），用电刀进一步分离内侧副韧带股骨起始部及股骨内侧髁周围软组织（图 4-7）。必须保持从伸膝装置近端到内侧副韧带浅层远端区域软组织袖套完整，因为这些软组织维持着膝关节内侧稳定性。然后骨膜下游离后方关节囊，直到完整显露股骨假体和股骨髁后方。如果必要的话，也可以行股骨外侧的骨膜下剥离。股骨骨膜下剥离－结合近端胫骨内侧骨膜下游离－允许膝关节屈伸时不会破坏或撕裂周围软组织结构。当切口闭合时，内侧软组织袖套会回到股骨远端和胫骨近端正常位置，如果操作恰当，术后不需要改变康复计划。

然而，股骨内侧骨膜下剥离并非没有并发症。当进行 360° 松解时（内侧、外侧及后侧），可能导致股骨远端缺血。并且广泛的松解也可能导致内外翻不稳，因此需要使用限制性较高的膝关节假体。Lavernia 等报道 116 位翻修手术患者行股骨骨膜下剥离术，术后膝关节 KSS 评分明显提高，但总体并发症发生率为 17%[22]。

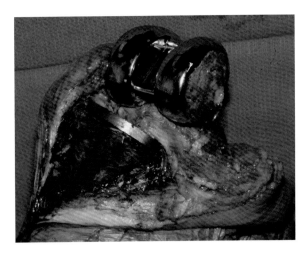

图 4-7　严重膝关节纤维化病人行完整内侧副韧带剥离后膝关节的外观。注意内侧保留了完整的软组织袖套（Reprinted with permission of David J. Jacofsky，MD.）

股骨内上髁截骨术

股骨内侧髁截骨术是股骨剥离术的一个替代方案。使用常规入路进入膝关节。当碰到膝关节内侧严重屈曲挛缩时，内侧副韧带浅层和股骨内侧髁上软组织作为一完整的软组织瓣剥离下来，用骨刀凿取并开书样打开一块厚 1cm 的薄片骨块，骨块在股骨内侧髁和内收肌结节形成铰链。股骨内侧髁作为软组织瓣内的骨块进行保护。然后对股骨和胫骨后侧和外侧进行游离，过程中保持膝关节外旋以使膝关节尽量张开并外翻膝关节。最后，用螺钉或者铆钉使股骨内上髁骨块重新附着。剩余的缝合采用标准方式，术后康复也不改变。

股骨内上髁截骨术一般并不需要，除非股骨末端出现畸形愈合。如果确实需要实施，一定要确保股骨内上髁没有明显骨溶解，因为在广泛骨溶解的骨面截骨可能导致严重的非包容性骨缺失。Engh 和 Ammeen 采用股骨内上髁截骨术的 93 例患者中，股骨内上髁通过纤维愈合的发生率为 46%，尽管它与局部压痛、活动受限或疼痛等症状无明确关系[23]。作者报道患者有不错的满意度、膝关节稳定性、活动度、畸形矫正效果。尽管很多经验丰富的外科医生不同意，尤其是在面对骨质量较差时，但 Engh 和 Ammeen 提倡这一方法，是因为与股骨骨膜剥离术和内侧副韧带滑移相比对内侧韧带结构损伤更小。

胫骨结节截骨术

在全膝关节翻修术时，如果膝关节需要进一步暴露，胫骨结节截骨术是一种可选的方式。尤其是在低位髌骨、为了取出骨水泥胫骨假体、伸膝装置轨迹不良和胫骨结节位置不良需要矫正时，这一方法尤其适用。这种截骨术具有技术挑战性的同时也存在潜在的严重并发症。胫骨结节截骨术的优势包括骨与骨直接愈合、较近端软组织技术更有利于暴露膝关节，髌骨低位时可上移髌骨，可保护髌骨血运。技术的缺点将在后面讨论。

胫骨结节截骨术在全膝关节置换术中的应用首先于 1983 年由 Dolin 描述[24]。他进行了 4.5cm 长的截骨，最后用一枚螺钉进行修复。这种方式存在固定失败及随后出现骨折块松动的顾虑。Whiteside 改变了这种技术，截骨块延长到 8 ～ 10cm[25]。浅表的手术入路和皮下的暴露同常规手术方式。如果在所有瘢痕组织已经被切除、膝关节两侧沟已经松解的情况下，膝关节还是不能屈曲来充分显露膝关节，这时候可以采用胫骨结节截骨术。

进行胫骨结节截骨术时，切口沿着胫骨干内侧面向远端延伸。在胫骨结节内侧1cm 处切开 8 ～ 10cm 长的骨膜。使用摆锯从内侧向外侧对胫骨皮质进行截骨。如果骨量允许的话，胫骨近端应做一个台阶来减少骨块向近端移位的风险（图 3-5）。然而，胫骨近端广泛骨溶解或者需要将胫骨结节向近端移动，在翻修手术中，是没有能力留下一个结构完好的近端骨床的。近端截骨应该有 2cm 宽、1 ～ 2cm 厚。使截骨块变尖嵌入远端，尖端做成几毫米宽。近端和远端的截骨采用弧形骨刀完成，骨刀还用于向外侧撬开骨块。外侧皮质不暴露，骨膜和外侧肌间隔都保留作为外侧软组织铰链。如果操作恰当，在结束时截骨块应该向外侧移动而不是向近端移动。

关闭伤口时，截骨修复要么通过螺钉或者钢丝固定。虽然最近生物机制研究证明2 枚螺钉可较 3 根钢丝固定获得更高的屈服载荷[26]，但这两种方式都足以承受生理负荷。使用钢丝环扎可允许使用髓腔内带延长杆假体。2 ～ 3 根钢丝通过胫骨结节外侧缘然后回到胫骨脊（图 4-8）。这些钢丝从截骨块通过胫骨干时在远端成角，以向远端牵拉截骨块，防止其向近端移动。应该使用长柄胫骨假体，超过截骨块末端至少 2 个皮质骨直径的距离。如果病人骨量正常，术后无需改变康复计划，包括全负重，早期关节活动也是允许。

最初在全膝关节翻修术中使用胫骨结节截骨术疗效报道不一。Whiteside 发现在他的 136 例采用胫骨结节截骨术翻修的病人中，并发症发生率为 7%[25]，包括固定失败、疼痛、胫骨干骨折和术后伸膝滞缺。他建议对糖尿病夏科神经病变患者采用胫骨结节截骨术时应谨慎，反对术后在麻醉下对截骨术后关节纤维化的病人进行手法松解。Wolff 在他的病人里发现并发症发生率高达 35%[27]，包括表层皮肤坏死、深部伤口坏死、深部感染、截骨块向近端移位和胫骨干骨折。他同时发现类风湿性关节炎患者并发症发生率更高，而使用皮质拉力螺钉愈合率更高。

胫骨结节截骨术一直是研究中的热点。当代的报道并发症从 5% ～ 10% 不等[28-30]。这一术式的 KSS 评分良好或优秀率为 73% ～ 87% 不等[28-30]。Deane 等最近报道使用Ethibond 缝线缝合固定截骨块以减少金属导致的并发症。他们报道没有出现固定失败和截骨块移位[31]。Chalidis 和 Ries 同样回顾了他们 87 例采用胫骨结节截骨术进行膝关节翻修的患者[32]。他们尤其研究了是否延长截骨范围进入髓腔或者重复截骨影响截骨术后愈合率。他们发现所有患者的骨块都愈合，尽管髓腔内截骨较髓腔外截骨愈合时

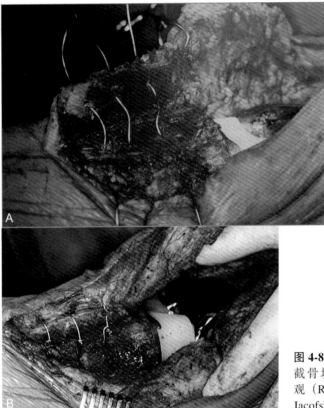

图 4-8 （A）环扎钢缆在截骨修复时通过截骨块。（B）修复完成后的截骨骨块外观（Reprinted with permission of David J. Jacofsky，MD.）

间明显更长（21 周 vs. 12 周）。重复截骨并不会延长骨愈合。不管是髓腔内截骨或者重复截骨都不会造成并发症发生率升高。

股四头肌成形术

　　Judet 在 1959 年英国整形外科协会年会上首次介绍了股四头肌成形术[33]。他将这一手术用于治疗创伤后僵硬膝。他描述了两个切口的技术，第一个切口内侧髌旁切口，从而移动髌骨和髌上囊。第二个切口是沿着大腿后外侧，目的是从股骨干和外侧肌间隔游离股外侧肌和股中间肌。Judet 的股四头肌成形术随后被改变用于出现严重膝关节纤维化和关节僵直的全膝关节翻修术[34]。在这些患者中，伸膝装置严重瘢痕化，广泛黏附于前侧股骨。

　　改良的 Judet 股四头肌成形术实行时通过标准的前侧切口。用骨膜剥离器（比如说 Cobb 剥离器）逐步从股骨干表面游离股中间肌，从股骨干和外侧肌间隔上分离股外侧肌，从股骨干和内侧肌间隔上分离骨内侧肌。在内侧进行暴露时应当小心，因为股骨的神经血管束位置靠近内侧肌间隔。如有必要可向近端沿股骨全长进行松解，将纤维化的伸膝装置整个从股骨干表面分离出来 [35]。术后早期的膝关节活动是很重要的，以免瘢痕组织再次粘连。

Judet 基于膝关节屈曲活动度改善程度提出了术后评分系统。术后屈曲超过 100°评为优秀，80°~ 100° 为良好，50°~ 80° 为一般，小于 50° 为差。他报道的一组 53 例，术后评分结果均匀分布在这 4 个等级中，唯一报道的并发症是伤口边缘坏死。随后的研究证实并发症发生率低，根据 Judet 标准，大部分患者属于良好或优秀 [35-37]。

小　结

在全膝关节翻修术中，对膝关节局部解剖了解透彻对术者有极大帮助。它可以减少对伸膝装置、侧副韧带和重要神经血管不必要的损伤。选择皮肤切口时应小心谨慎，应选择全厚层皮瓣，深入到筋膜，以减少切口愈合并发症。彻底切除深入到伸膝装置的瘢痕组织，同时重建内外侧沟，这些都有助于伸膝装置的松解及随后的关节暴露。术前仔细的软组织准备、利用髌骨半脱位和内衬的取出有助于减少对扩展显露的要求。

当对膝关节及关节假体暴露不充分时，需要采用更复杂的暴露技术。不管什么时候，这些技术都应在伸膝装置遭受不必要的损伤前应用。对于大多数翻修手术，作者推荐的入路是广泛内侧副韧带松解指导胫骨后方，并联合股四头肌斜切的手术技术。这种方法可以常规使用，对长期疗效无不良影响。胫骨结节截骨对于移除骨水泥胫骨假体或纠正低位髌骨是一种扩大显露膝关节的有用方法。对于严重的关节纤维化，如感染后使用占位器后行膝关节再次植入术，这时有必要使用股骨内侧骨膜剥离术或使用改良的 Judet 股四头肌成形术。也可根据术者的习惯适用股骨内侧髁截骨术。由于大量更为成功的新技术的出现，V-Y 髌骨翻转术适应证已经很窄，大部分人已经放弃了这一方法。了解高级显露技术的基本原则，对于提高全膝关节翻修术成功率极为重要。

参考文献

1. Parker DA, Dunbar MJ, Rorabeck CH. Extensor mechanism failure associated with total knee arthroplasty: prevention and management. *J Am Acad Orthop Surg.* 2003;11(4):238-247.

2. Schoderbek RJ Jr, Brown TE, Mulhall KJ, et al. Extensor mechanism disruption after total knee arthroplasty. *Clin Orthop Relat Res.* 2006;446:176-185.

3. Colombel M, Mariz Y, Dahhan P, Kenesi C. Arterial and lymphatic supply of the knee integuments. *Surg Radiol Anat.* 1998;20(1):35-40.

4. Pawar U, Rao KN, Sundaram PS, Thilak J, Varghese J. Scintigraphic assessment of patellar viability in total knee arthroplasty after lateral release. *J Arthroplasty.* 2009;24(4):636-640.

5. Wymenga AB, Kats JJ, Kooloos J, Hillen B. Surgical anatomy of the medial collateral ligament and the posteromedial capsule of the knee. *Knee Surg Sports Traumatol Arthrosc.* 2006;14(3):229-234.

6. Jamsen E, Huhtala H, Puolakka T, Moilanen T. Risk factors for infection after knee arthroplasty. A register-based analysis of 43,149 cases. *J Bone Joint Surg Am.* 2009;91(1):38-47.

7. Ogata K, Shively RA, Shoenecker PL, Chang SL. Effects of standard surgical procedures on the patellar blood flow in monkeys. *Clin Orthop Relat Res.* 1987;215:254-259.

8. Insall J. A midline approach to the knee. *J Bone Joint Surg Am.* 1971;53(8):1584-1586.

9. Crenshaw AH. Surgical techniques and approaches. In: Canale ST, Beaty JH, eds. *Campbell's Operative Orthopaedics*. St. Louis, MO: Mosby Elsevier; 2008:37-38.

10. Younger AS, Duncan CP, Masri BA. Surgical exposures in revision total knee arthroplasty. *J Am Acad Orthop Surg.* 1998;6(1):55-64.

11. Hofmann AA, Plater RL, Murdock LE. Subvastus (Southern) approach for primary total knee arthroplasty. *Clin Orthop Relat Res.* 1991;269:70-77.

12. Della Valle CJ, Berger RA, Rosenberg AG. Surgical exposures in revision total knee arthroplasty. *Clin Orthop Relat Res.* 2006;446:59-68.

13. Garvin KL, Scuderi G, Insall JN. Evolution of the quadriceps snip. *Clin Orthop Relat Res.* 1995;321:131-137.

14. Barrack RL, Smith P, Munn B, Engh G, Rorabeck C. The Ranawat Award. Comparison of surgical approaches in total knee arthroplasty. *Clin Orthop Relat Res.* 1998;356:16-21.

15. Meek RM, Greidanus NV, McGraw RW, Masri BA. The extensile rectus snip exposure in revision of total knee arthroplasty. *J Bone Joint Surg Br.* 2003;85(8):1120-1122.

16. Coonse K, Adams JD. A new operative approach to the knee joint. *Surg Gynecol Obstet.* 1943;77:344.

17. Scott RD, Siliski JM. The use of a modified V-Y quadricepsplasty during total knee replacement to gain exposure and improve flexion in the ankylosed knee. *Orthopedics.* 1985;8(1):45-48.

18. Ritter MA, Herbst SA, Keating EM, Faris PM, Meding JB. Patellofemoral complications following total knee arthroplasty: effect of a lateral release and sacrifice of the superior lateral geniculate artery. *J Arthroplasty.* 1996;11:368-372.

19. Trousdale RT, Hanssen AD, Rand JA, Cahalan TD. V-Y quadricepsplasty in total knee arthroplasty. *Clin Orthop Relat Res.* 1993;286:48-55.

20. Smith PN, Parker DA, Gelinas J, Rorabeck CH, Bourne RB. Radiographic changes in the patella following quadriceps turndown for revision total knee arthroplasty. *J Arthroplasty.* 2004;19:714-719.

21. Windsor RE, Insall JN. Exposure in revision total knee arthroplasty: the femoral peel. *Techniques Orthop.* 1988;3:1-4.

22. Lavernia C, Contreras JS, Alcerro JC. The peel in total knee revision: exposure in the difficult knee. *Clin Orthop Relat Res.* 2011;469:146-153.

23. Engh GA, Ammeen D. Results of total knee arthroplasty with medial epicondylar osteotomy to correct varus deformity. *Clin Orthop Relat Res.* 1999;367:141-148.

24. Dolin MG. Osteotomy of the tibial tubercle in total knee replacement. *J Bone Joint Surg Am.* 1983;65:704-706.

25. Whiteside LA. Exposure in difficult total knee arthroplasty using tibial tubercle osteotomy. *Clin Orthop Relat Res.* 1995;321:32-35.

26. Davis K, Caldwell P, Wayne J, Jiranek WA. Mechanical comparison of fixation techniques for the tibial tubercle osteotomy. *Clin Orthop Relat Res.* 2000;380:241-249.

27. Wolff AM, Hungerford DS, Krackow KA, Jacobs MA. Osteotomy of the tibial tubercle during total knee replacement. A report of twenty-six cases. *J Bone Joint Surg Am.* 1989;71:848-852.

28. Mendes MW, Caldwell P, Jiranek WA. The results of tibial tubercle osteotomy for revision total knee arthroplasty. *J Arthroplasty.* 2004;19(2):167-174.

29. van den Broek CM, van Hellemondt GG, Jacobs WC, Wymenga AB. Step-cut tibial tubercle osteotomy for access in revision total knee replacement. *Knee.* 2006;13(6):430-434.

30. Young CF, Bourne RB, Rorabeck CH. Tibial tubercle osteotomy in total knee arthroplasty surgery. *J Arthroplasty.* 2008;23(3):371-375.

31. Deane DR, Ferran NA, Ghandour A, Morgan-Jones RL. Tibial tubercle osteotomy for access during revision knee arthroplasty: Ethibond suture repair technique. *BMC Musculoskelet Disord.* 2008;9:98.

32. Chalidis BE, Ries MD. Does repeat tibial tubercle osteotomy or intramedullary extension affect the union rate in revision total knee arthroplasty? *Acta Orthopaedica.* 2009;80(4):426-431.

33. Judet R. Mobilisation of the stiff knee. *J Bone Joint Surg Br.* 1959;41:856-857.

34. Aglietti P, Windsor RE, Buzzi R, Insall JN. Arthroplasty for the stiff or ankylosed knee. *J Arthroplasty.* 1989;4(1):1-5.

35. Ebraheim NA, DeTroye RJ, Saddemi SR. Results of Judet quadricepsplasty. *J Orthop Trauma.* 1993;7(4):327-330.

36. Alici T, Buluc L, Tosun B, Sarlak AY. Modified Judet's quadricepsplasty for loss of knee flexion. *Knee.* 2006;13(4):280-283.

37. Masse A, Biasibetti A, Demangos J, Dutto E, Pazzano S, Gallinaro P. The Judet quadricepsplasty: long-term outcome of 21 cases. *J Trauma.* 2006;61(2):358-362.

5

全膝关节翻修术中的假体取出

Curtis W. Hartman，MD；Craig J. Della Valle，MD

移除植入物是全膝关节翻修术中的一个必要的步骤，根据翻修种类和植入物的类型不同，移除的方式也不尽相同。本章中叙述了在全膝关节翻修术中通过非损伤的方式移除植入物，并详细介绍了所需要的辅助工具。

术前计划

制订详细的术前计划是所有关节翻修术的必要步骤。术者在术前应当尽量从以前的手术记录中找出有关植入物的记录，包括植入物的二维码标签（图5-1），这一点在考虑部分假体翻修时尤其重要。偶尔有些时候植入物的记录无法确定，这时行部分翻修术必须谨慎，或者行全假体翻修。反之当知道是具体何种植入物时，应当联系植入物的制造商以准备好与之对应的植入物移除工具。术前了解植入物可以提示术者假体失败的特殊模式，提前进行相应的试模假体准备，同时预估假体移除过程中可能出现的困难。

术前也需要仔细阅读影像资料，仔细检查任何部位的骨溶解、骨缺损、畸形等，以防止在术中移除假体过程中造成假体周围骨折。影像资料可以为移除假体过程中的各种困难提供详细有效的信息支持。比如在连续的影像资料对比时发现植入物移位则表明植入物已经发生松动，而在这种情况下移除过程则会变得简单直接。

术前计划同时可以让术者提前准备移除植入物所需的所有器械。全膝关节翻修术中常见的移除植入物的工具包括：多曲度的薄而窄的弹性骨刀、带有多种钻头的高速磨钻、带偏距的骨刀、限深的打击器等。此外还有用于移除骨水泥的工具，包括：带角度的骨刀，半圆形骨凿，打击器、反向带钩的切割器以及超声破碎装置，这在移除骨水泥型延长杆时相当有效。

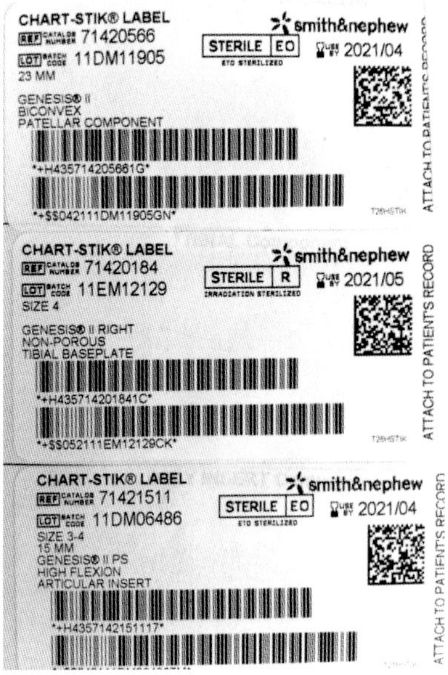

图 5-1　从病历记录中得到的植入物标签

移除植入物

在全膝关节翻修术中，首先应该通过一个合适的入路充分显露所有需要移除的植入物。对不同的入路的延伸等技术讨论超出了本章限定的范围，详细可见第四章的相关部分。如果存在组配式聚乙烯内衬，移除植入物应当首先从这里开始，因为这种方式可以在胫骨和股骨间提供足够的显露空间，同时减少对膝关节周围软组织的过度牵拉。如前所述，尽可能知道移除的植入物的类型及生产商是十分重要的。多数聚乙烯垫片的锁扣可以被骨刀所破坏，但其他一些可能较为复杂，这时术前准备适合的工具则可以显著提高术程的效率（图 5-2）。

初次股骨假体

取出骨水泥股骨假体的原则是破坏骨水泥——假体界面的连接，进而取出假体，最后取出股骨表面的骨水泥 [1-2]。完全显露股骨假体后，应该完全切除任何覆盖于骨－骨水泥－假体界面上的骨或者软组织，骨水泥固定的股骨假体下方界面中会有厚度不等的骨水泥。

骨水泥－假体界面可以通过以下工具破坏：弹性骨刀、高速细钻头、或者平行于界面的薄骨刀（图 5-3）。使用铅笔头大小的高速电钻头联合薄骨刀可以有效打开此界面。在髁间窝和后髁部使用带偏距的骨凿可以让手术变得方便，这些部位弹性骨刀很难够到（图 5-4）。除上述方法外，也可采用窄的往复锯来破坏骨水泥－假体界面 [3]。总之不管使用何种破坏界面的技术，器械使用应该始终滞留于骨水泥－假体界面内以避免损伤下面的骨床 [3]。

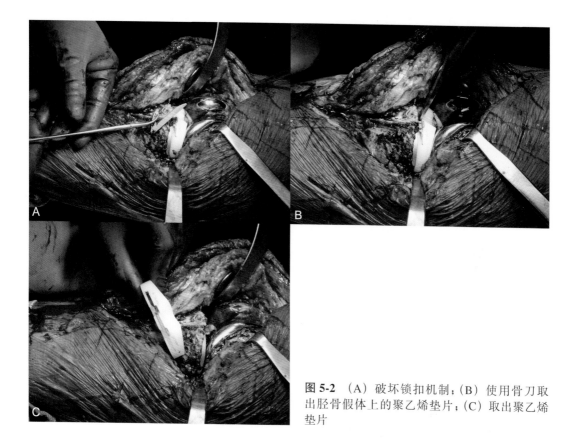

图 5-2　（A）破坏锁扣机制；（B）使用骨刀取
出胫骨假体上的聚乙烯垫片；（C）取出聚乙烯
垫片

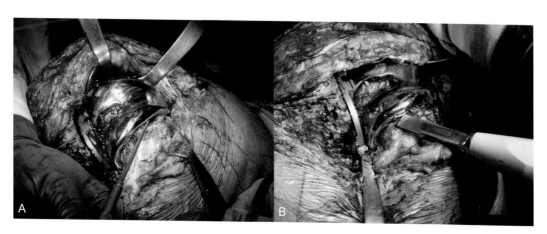

图 5-3　（A）使用高速电钻破坏骨水泥 – 假体界面；（B）使用薄骨刀切割骨水泥 – 假体界面

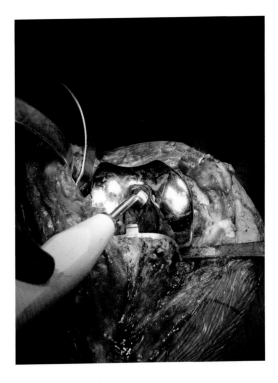

图 5-4 使用带偏距的骨刀切割髁间嵴的骨水泥 - 假体界面

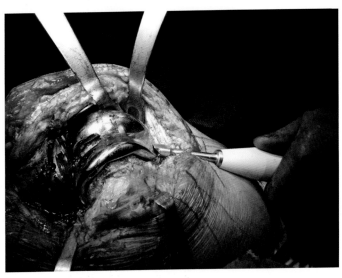

图 5-5 脚形打击器来施加轴向力

当骨水泥－假体界面被完全破坏、假体松动后，可以在轴向方向打击取出股骨假体。这可以通过在假体上连接一个滑锤来完成，也可以通过脚形打击器卡在股骨假体滑车上将假体逆向打出（图 5-5）。但应当注意避免撬拨的力（倾斜的），因为这样可能导致患者的股骨远端骨折[4]。此时取出剩余的骨水泥很容易；然而，如果在无菌性翻修中，当发现骨水泥结合非常紧密且准备使用骨水泥固定新的假体的情况下，可以在严格平衡利弊后选择不取出这些骨水泥。

　　翻修非骨水泥固定的股骨假体遵循同样的原则。首先充分显露骨－假体界面，然后用工具直接在平行界面进行分割。线锯是一个用于破坏前方的骨－假体界面的有用工具。然而，操作必须非常小心以防锯子锯入到股骨远端的骨床里面[3]。当界面被完全破坏后，可以直接轴向用力取出股骨假体。

延长杆的股骨带假体

　　取出带延长杆股骨假体增加了手术的复杂性。术前可通过影像学检查来确定之前的手术使用的是压配杆还是全骨水泥杆。压配柄股骨假体的处理方式和普通股骨假体取出类似，因为柄虽然可以提供额外的支撑，但一般不发生骨长入。因此，当打开骨水泥－假体界面之后，假体可以轴向用力直接取出。有时会有大量的骨水泥在股骨髁间、干骺端影响假体取出，因而需要额外的显露。在这些情况下，使用高速金属切割钻头能移除髁间的股骨假体部分并破坏骨水泥腔壳。

　　而骨水泥柄的翻修手术难度则更大，因为主要的骨水泥－假体界面很难到达。取出这些柄需要遵循之前讨论的原则；就是破坏骨水泥－假体界面然后轴向打击取出假体，Masri 等[3] 描述了这个技术三种可能的结果：

　　1．轴向力使带延长杆股骨假体脱离骨水泥，从而取出假体，剩余完整的骨水泥腔壳轴向力使骨水泥完全脱离骨组织。

　　2．整个带延长杆股骨假体和骨水泥成为一个整体。

　　3．骨水泥－假体界面没有额外的显露，难以移除。

　　术者面对第一个情况能够轻易成功的取出带延长杆股骨假体，也能够将骨水泥完全移除。这可以通过几个技术来完成：使用薄而窄的弹性骨刀，骨水泥钻，骨水泥取出器和反向切割钩（图 5-6）一般可以很有效地取出骨水泥。此外，超声装置用于取出固定良好的骨水泥也是极为有效、安全的[1-5,8]。

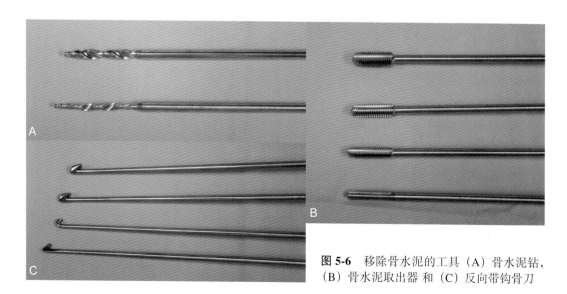

图 5-6　移除骨水泥的工具（A）骨水泥钻，（B）骨水泥取出器 和（C）反向带钩骨刀

　　术者面临第二种情况时在后续的切割过程中应该很小心，假体 - 骨水泥复合物在持续打击过程中可能造成髁间骨折。这种情况下，应当首先对骨水泥柄界面使用骨刀分离，让柄从骨水泥上脱离，然后剩余的骨水泥就可以像第一种情况那样取出了。

　　最后一种情况是最有挑战，需要额外的显露骨水泥。可以在延长杆近端的股骨干皮质上开窗，用打击器或滑锤直接向远端打出延长杆。另外，沿着柄的方向进行开窗可以轻易打开骨水泥 - 柄界面。一旦柄从骨水泥覆盖物上松动，带延长杆股骨假体就可以像之前描述的那样取出。带偏心的延长杆让取出股骨和胫骨假体都无比困难。此时通常需要前开窗并破坏骨水泥腔，以防止因为过大的拔出力造成大范围的骨缺损。

初次胫骨假体

　　取出胫骨假体的原则与取出股骨假体的原则本质上是一致的：完全破坏固定界面，取出假体，并且如果需要的话一并取出骨水泥。骨水泥固定的胫骨假体通常需要完全显露，清除固定界面周围所有的骨和软组织（图 5-7），假体 - 骨水泥界面可以使用薄骨刀或者往复锯打开（图 5-8）。胫骨假体前方和中间的部分相对容易达到；然而，达到后部和外侧面的部相对更有难度。这就需要充分的显露，特别是髌韧带后方。一旦假体 - 骨水泥界面的近端部分被破坏，就可以使用锤子和脚形打击器轴向用力来取出假体（图 5-9）。一般带龙骨胫骨假体可以从骨水泥中取出，剩余的骨水泥也就得以充分显露。

　　而全聚乙烯胫骨假体可以使用摆锯切割骨 - 骨水泥 - 植入物界面完成取出。残余的龙骨部分可以使用骨刀分离周围骨水泥后取出。

　　术者应该确保准备好合适的器械去取出各种非骨水泥固定的胫骨假体。如果术者破坏非骨水泥固定的胫骨假体－骨界面依然难以取出假体时，可以用金属切割磨钻先横断胫骨假体，然后取出剩余的龙骨及干骺端其他的固定部分，以达到安全取出的目的。

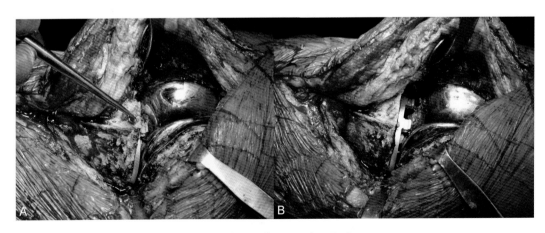

图 5-7　清理骨 - 骨水泥 - 假体界面。A．清理之前；B．清理之后

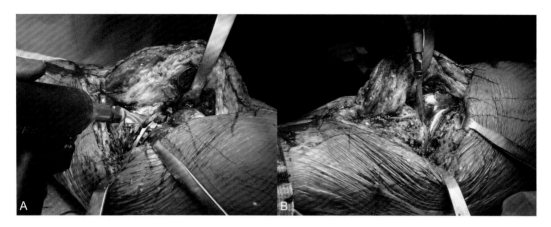

图 5-8 使用往复锯打开骨水泥 - 假体界面

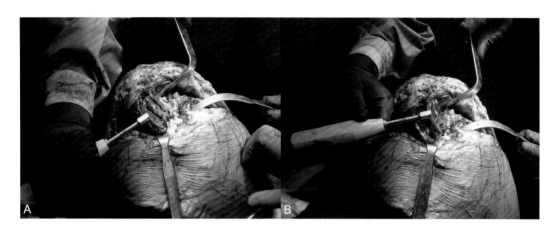

图 5-9 使用脚形打击器移除松动的胫骨部件

带延长杆胫骨假体

与带延长杆股骨假体取出一样，带延长杆胫骨假体增加了全膝关节翻修术的难度。带压配柄的胫骨假体的取出方式和普通胫骨假体取出相似。破坏近端骨水泥 - 假体界面，然后使用轴向力直接取出胫骨假体。

全骨水泥固定的带延长杆胫骨假体的取出和压配式带延长杆胫骨假体取出方式相似。但常需要扩大显露技术直接暴露胫骨髓腔。胫骨结节截骨术是一个有效的技术，已经在第四章做了描述。通过截骨，可以轻易打开骨水泥 - 假体界面，这样就可以直接取出胫骨假体。如果需要的话，也可以使用高速金属磨钻锯断胫骨假体，然后用环锯取出延长杆。

也有一种情况就是就是在操作过程中将胫骨托或股骨假体与延长杆之间解锁，或延长杆在操作过程中不经意解锁。在这样的情况下可以使用高速电钻取出延长杆附近的骨水泥，或者使用环钻直接移除骨水泥或者非骨水泥杆。

髌骨假体

由于髌骨的残余骨量有限，取出髌骨假体就需要极大的耐心以避免损失较多骨量，使后面的重建变得很困难或者直接造成髌骨骨折。如前所描述，首先是清除假体与骨水泥或骨界面之间的软组织，以充分显露该界面。

使用一个薄的摆锯插入聚乙烯－骨水泥界面将其分开（图 5-10），然后下面的骨水泥界面就可以充分显露。髌骨假体的桩脚可以使用高速铅笔头磨钻头或者刮勺取出（图 5-11）。在感染的关节翻修中，所有的骨水泥都需要取出，有时很难辨认所有的骨水泥，因此此情况下一定要非常仔细。

带有金属背托的髌骨假体取出需要小心地使用薄的弹性骨刀或者高速铅笔头电钻破坏骨 - 假体和假体 - 骨水泥界面，可以使用金属切削轮切开假体的桩脚。一旦取出了表面的假体，就可以要么用高速电钻破坏界面，要么用金属切割钻直接去除桩脚。

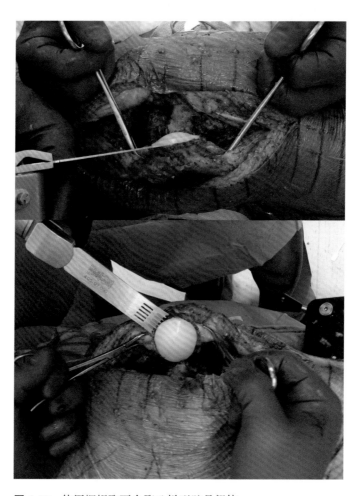

图 5-10　使用摆锯取下全聚乙烯型髌骨假体

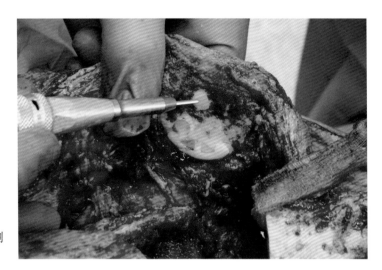

图 5-11　使用高速电钻移除剩余的骨水泥 / 聚乙烯

小　结

对于准备不足的医生来说，在全膝关节翻修术中取出固定良好的假体是一个很大的挑战。但是有了充分的术前准备、合适的工具以及足够的耐心，大多数假体都可以通过非损伤性的方式取出。

参 考 文 献

1. Caillouette JT, Gorab RS, Klapper RC, Anzel SH. Revision arthroplasty facilitated by ultrasonic tool cement removal. Part II: histologic analysis of endosteal bone after cement removal. *Orthop Rev.* 1991;20(5):435-440.
2. Windsor RE, Scuderi GR, Insall JN. Revision of well-fixed cemented, porous total knee arthroplasty. Report of six cases. *J Arthroplasty.* 1988;3(suppl):S87-S94.
3. Masri BA, Mitchell PA, Duncan CP. Removal of solidly fixed implants during revision hip and knee arthroplasty. *J Am Acad Orthop Surg.* 2005;13(1):18-27.
4. Dennis DA, Berry DJ, Engh G, et al. Revision total knee arthroplasty. *J Am Acad Orthop Surg.* 2008;16(8):442-454.
5. Gardiner R, Hozack WJ, Nelson C, Keating EM. Revision total hip arthroplasty using ultrasonically driven tools. A clinical evaluation. *J Arthroplasty.* 1993;8(5):517-521.
6. Klapper RC, Caillouette JT, Callaghan JJ, Hozack WJ. Ultrasonic technology in revision joint arthroplasty. *Clin Orthop Relat Res.* 1992;(285):147-154.
7. Caillouette JT, Gorab RS, Klapper RC, Anzel SH. Revision arthroplasty facilitated by ultrasonic tool cement removal. Part I: in vitro evaluation. *Orthop Rev.* 1991;20(4):353-357.
8. Klapper RC, Caillouette JT. The use of ultrasonic tools in revision arthroplasty procedures. *Contemp Orthop.* 1990;20(3):273-279.

6

全膝关节翻修术中的骨缺损处理

R. Michael Meneghini, MD

背 景

　　骨缺损情况下的全膝关节翻修术仍是临床上的重大挑战。对于比较小的骨缺损，可以通过同种异体颗粒骨[1-2]、骨水泥加螺钉固定[3-6]、组配型金属增强块配合膝关节翻修系统进行处理[7-8]；对于比较大的骨缺损，通常采用传统的大段同种异体骨移植[8-17]、打压植骨[18-21]、定制假体[22]、特制铰链式膝关节假体[23]，以及近年来出现的多孔金属干骺端cones进行处理[24-27]。尽管有多种方法处理膝关节翻修术中的骨缺损，但是最佳的技术方法还不是很明确。

骨缺损程度的评估和分类

　　全膝关节翻修术中骨缺损处理方案制定的关键环节，是依据患者骨缺损的量、位置和程度来综合分析。在此之前，需要小心取出胫骨和股骨上原来失败的关节假体，并且对残余骨质尽量保留。原关节假体取出后，评估骨缺损是包容性的还是非包容性的（节段性）骨缺损。除此之外，需要评估骨缺损周围可提供支撑的骨床情况，这将决定增强块的类型和大小。比较小的包容性骨缺损可以使用螺钉加骨水泥固定或者颗粒骨填充，特别是老年患者。但是，遇到比较大的非包容性缺损时，就要使用大的重建策略，比如组配型增强块、大块同种异体骨植骨，多孔结构的金属干骺端cones。

　　安德森骨科研究所骨缺损分型系统是常用的全膝关节翻修术中骨缺损的分型方法[22]。在这种分型方法中，Ⅰ型是股骨髁或胫骨平台少量的包容性缺损。ⅡA型是或单侧胫骨平台或股骨髁的中到重度松质骨和（或）皮质骨缺损；ⅡB型是双侧胫骨平台中度到重度松质骨缺损和（或）单侧胫骨平台或股骨髁的节段性骨缺损；在Ⅱ型中，胫骨结节或者股骨髁上结节都没有缺损。Ⅲ型是双侧胫骨平台或者股骨髁腔隙性或者节段性骨缺损，缺损区域包括胫骨结节下端或者接近股骨髁上。

骨水泥和螺钉重建技术

将骨水泥用于翻修简单、价格不高而且有效，所以骨水泥已经成为大多数翻修术中的材料，目前骨水泥已被用于多数膝关节翻修术中的固定。尽管有作者鼓吹骨水泥用于大的骨缺损也取得了优秀的临床结果[5-6]，但是一般情况下，骨水泥只限于那种小的包容性缺损（缺损深度 < 5mm）[3-4]。当骨水泥用于膝关节翻修术的骨缺损重建时，通常用螺钉来提高其生物力学特性（图 6-1）。当患者比较年轻且一般情况较好时，更应该使用同种异体颗粒植骨来恢复骨量。

外科操作

首先要对股骨或者胫骨表面进行新鲜化处理，这样才能更准确的评估骨缺损的程度。同时还得去除所有纤维增生组织，它们会影响骨水泥的微交锁机制。在手术中还能遇到骨表面的增生硬化骨，需要用电钻或者磨钻进行去粗糙化。一旦骨缺损区域被清理干净，就可确定能够容纳螺钉的骨床部位。如果骨缺损很浅，在安装胫骨和股骨假体时可以用骨水泥一并进行填充。如果缺损大或者术者没有把握，则可以使用螺钉加强。骨缺损区域准备好后，用钛质自攻松质骨螺钉拧入干骺端骨床，注意将螺钉头

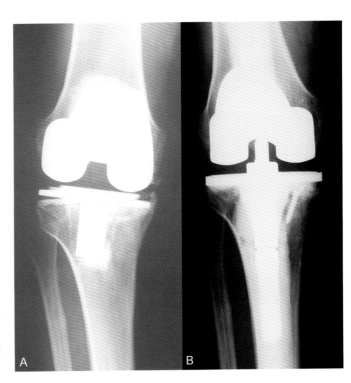

图 6-1 A. 前后位 X 线片，胫骨内侧塌陷导致胫骨假体失败；B. 用骨水泥加螺钉填充后 12 个月随访的 X 线片

拧到略低于胫骨托或者股骨假体的水平。使用试模再次确定螺钉头不会跟试模有接触。骨水泥到达面团期时填入缺损区域、包裹螺钉头并用手适当加压。最后再安放新的假体并去除多余骨水泥。

临床结果

中期的临床报道显示骨水泥和螺钉用于全膝关节置换中的骨缺损效果满意。Ritter 报道了 57 例胫骨平台内侧有较大骨缺损，并用骨水泥螺钉重建的案例，平均随访 6.1 年 [6]。虽然术后摄片发现 27% 出现了非进行性的透亮线，但是没有一例出现胫骨假体的松动，假体的失败或者骨水泥的失效。Ritter 和 Harty[5] 随后报道了 125 例术后随访平均时间为 7.9 年的较大胫骨平台内侧骨缺损伴内翻畸形的案例，使用骨水泥和螺钉填充重建骨缺损，其中有 2 例失败案例，分别于术后 5 年和 10 年出现胫骨平台内侧塌陷，但没有其他失败或者松动的案例出现。但是，这些膝关节初次置换中并未使用延长杆去处理骨缺损和骨质量不好的情况。总而言之，在全膝关节翻修术中小的包容性缺损，尤其在老年人，比较适合使用骨水泥和螺钉固定重建。这确实是一个经济、相对简单且高效的办法。

同种异体颗粒骨

全膝关节翻修术中骨缺损可以使用同种异体颗粒松质骨重建，这种方法已经得到可靠的临床随访结果 [19,28-32]。这种方法通常适合用于包容性骨缺损的患者（图 6-2），尤其对于年轻患者，其骨量的恢复情况会直接影响以后的重建手术。从生物学上讲，同种异体松质骨与自体松质骨的骨整合过程类似，尽管前者速度较慢。若宿主骨床具有良好的血运，则更加有利于异体骨的融合长入。如果遇到高度硬化的骨缺损，可以用磨钻将硬化骨磨除至血供良好的骨面；或者可以使用另外一种重建缺损方法，比如金属增强块。对于较大的或者节段性骨缺损，虽然有学者报道使用同种异体松质骨打压植骨可以取良好的效果 [19,29]，但是使用其他更加结实稳定的重建方法如增强块、大块的异体骨或 cones，通常能得到更好的生物力学稳定性。

外科操作

和所有重建方法一样，利用颗粒状松质骨填充包容性缺损之前需要精准评估缺损的程度并去除所有纤维组织。为促进移植骨融合和长期的骨重建，需要仔细的为移植骨提供血运丰富的骨床。一旦骨缺损区域被清理干净，确保周围支撑结构完整，就可以将松质骨移植到缺损区域。为了获得较好的生物学活性和结构上的稳定性，需要将较大的骨块磨碎成均匀一致的大小。使用髓腔钻或者延长杆试模插入髓腔以辅助植骨的打压，使得松质骨也能提供一定的结构性支撑力（图 6-2C ~ E）。最后去除髓腔钻，用延长杆来增加假体的稳定性。

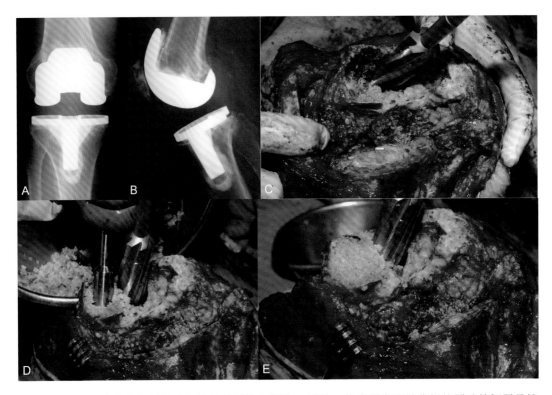

图 6-2 A、B. 全膝关节置换术失败的前后位和侧位 X 线片，伴有继发于骨溶解的严重外侧髁骨缺损；C ~ E. 打压植骨术中图像，用髓内扩孔钻使颗粒骨进入缺损处

临床结果

运用松质骨打压植骨处理膝关节翻修术中骨缺损的技术已经得到中期随访结果。Lotke 等人报道了 48 例连续入组的大量骨缺损患者，用松质骨重建的中期随访结果 [29]。随访时间平均 3.8 年，没有一例出现机械失效，所有影像学资料提示移植骨整合和重塑良好。虽然作者承认这项技术耗时较长、技术难度高，但是仍不失为处理全膝关节翻修术中骨缺损可行和有效的方法 [29]。Whiteside 和 Bicalho [32] 报道了 63 例全膝关节翻修术中使用松质骨重建胫骨和（或）股骨较大缺损的病例，所有假体都与活的皮质骨环紧密结合并得到支撑，且使用髓内延长杆进行牢固固定。其中 14 例再次手术，取移植骨中间部分做组织病理学检查提示有新生骨形成。所有病例 1 年后影像学检查均发现移植骨融合、骨质成熟和新生骨小梁出现。14 例中有 2 例因为无菌性松动需要再次翻修治疗，术中发现骨量恢复好，仅需植入少量异体骨即可安装新的假体 [32]。

结构性植骨

大块结构性植骨常用于重建较大骨缺损，其优点是提供足够的改建骨量和机械支撑。大块异体骨植骨适合缺损深度大于 1.5cm、范围超过与多数翻修系统配套的金属增强块大小的情况。大块异体骨植骨的优点在于为骨缺损提供骨改建的可能性，这对于那些将来存在多次重建手术可能的年轻患者来说更为重要。其缺点是移植骨块有可能出现骨溶解、塌陷和移植骨 - 宿主骨不愈合。在计划选择大块骨移植而不是其他重建方式（如金属 cones）进行重建之前，需要考虑患者的健康状态、生理年龄、骨骼质量和运动量。

外科操作

首先要将缺损区域修整成一个适合移植骨块的形状，而移植骨块通常是股骨头。缺损区域的修整可以使用高速磨钻或者髋臼锉。当使用颗粒骨移植时，要确保颗粒骨接触到血运丰富的宿主骨上，而不是翻修中常见的无血运的硬化骨上。骨块放好后，用斯氏针或者螺丝钉固定。通常将螺钉埋头，以避免螺钉头端与假体的金属之间发生接触，从而出现电偶腐蚀。接下来对胫骨或者股骨进行截骨成形，徒手或者利用膝关节翻修系统中的对线截骨工具都可以，附加延长杆用骨水泥或不用骨水泥固定，以跨越重建的骨缺损区域。

临床结果

Engh 和 Ammeen 近来报道了一组 46 例全膝关节翻修中大块骨移植重建胫骨巨大骨缺损的病例 [17]。报道中仅有 4 例失败，其中 2 例感染，平均随访时间为 95 个月，没有出现移植骨的塌陷。因此作者推荐使用大块骨移植重建巨大骨缺损 [17]。但是，其他学者 [7,22] 仍对骨溶解和塌陷有所顾虑。Clatworthy 等人报道了 52 例使用大块骨移植重建骨缺损的案例，其中 13 例失败，术后随访 97 个月，成功率约为 75%。失败病例中 5 例存在移植物吸收造成的假体松动，2 例发生移植物与宿主骨的不愈合，大块移植骨 10 年生存率为 72% [9]。梅奥诊所的研究者报道了 65 例使用大块骨移植重建骨缺损的案例，10 年生存率为 76%。16 位患者（22.8%）接受了再次翻修手术，其中 8 位是因为移植骨失败，3 位是因为移植骨未能支撑造成的假体失败 [33]。虽然很多研究报道大块骨移植重建严重的胫骨或股骨缺损的全膝关节置换术取得很好效果，但是他们也强调需要更牢靠耐用的重建方法来提高假体的使用年限，并避免大块骨移植诸如移植骨不愈合、骨吸收等最终导致重建失败的固有并发症。

组配型增强块或者楔形块重建

组配型增强块和楔形块可以用于胫骨或股骨端的轻至中度节段性骨缺损（图 6-3）。组配型金属增强块有很多优点，如用途广泛、有效、技术上简单、不需要骨结合。因此，这种技术很适合老年人和运动量较少的患者，但是也有不能恢复骨量的缺点。多数全膝关节翻修系统都配有多种形状和尺寸的增强块可用用于胫骨或者股骨端，这可以有效地重建关节线和膝关节稳定性。

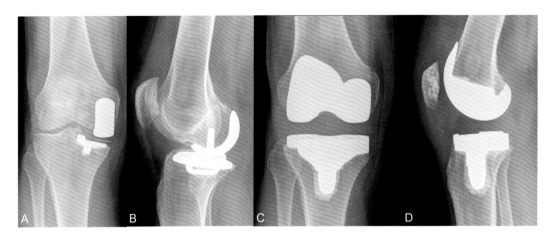

图 6-3 A、B. 全膝关节置换术后失败的前后位和侧位片，微创手术伴有严重的胫骨假体内翻移位，导致内侧间隙缺损和关节不稳；C、D. 翻修术后前后位和侧位 X 线片，术中用增强块和骨水泥杆恢复机械校准和膝关节稳定性

外科操作

使用组配型增强块或者楔形块的外科操作相对简洁，一旦骨缺损的范围和大小确定后，就可以选出最适合缺损的组件。楔形块或矩形块可以用于胫骨上的骨缺损，大部分全膝关节置换系统有对线和截骨的标准工具，这样就可以调整骨床以尽量完美适配假体。虽然组配式楔形块可以适用于胫骨内侧平台内翻塌陷的情况，但要注意到楔形块的使用会使骨水泥界面暴露于剪切应力下，长期的剪切力对骨水泥不利。有些术者会愿意多截些骨质，使缺损的形状适合矩形增强块，这样骨水泥界面就主要承受压应力，从而更有利于骨水泥的生存期。而且，研究表明在生物力学方面矩形块比楔形块具有更稳定和坚固的胫骨构建[34]。使用胫骨髓内工具使其与胫骨截骨面与机械轴相垂直，相关截骨块在每侧平台上仅做 1 ~ 2mm 厚度的轻掠式或新鲜化式截骨，这样骨损失量最小。这有利于骨床准备以准确接纳大小合适的增强块。胫骨假体旋转对线很重要，中线通常对准胫骨结节的内中 1/3，这样矩形块的矢状面截骨准备才能保证与正确的旋转定位相匹配。截骨完成后，对移植骨的硬化面进行粗糙化以利于骨水泥的微交锁，最后安装带延长杆的胫骨假体。

带组配式矩形增强块的股骨假体准备过程有几个特殊点。首先，多数增强块是矩形的，提供各种尺寸，并主要处理远端和后方最常见的骨缺损。胫骨平台重建通常是膝关节翻修术的第一步，股骨增强块要与股骨假体的安装位置相适应，同时满足屈伸间隙平衡的需要。例如，如果伸直间隙大于屈曲间隙，远端增强块就可以用来平衡间隙。相反，屈曲间隙大于伸直间隙，这种情况更加多见，需要选用更大号的股骨假体，用更厚的股骨髁后方增强块维持良好的关节平衡。同胫骨一样，股骨远端截骨的正确对位依赖于髓内定位装置，通过相应的截骨导向器确定正确的安放位置和假体型号。

最后也是最关键的步骤是确定股骨假体的旋转角度，使假体与通髁线（股骨内外髁连线）对齐。常常是股骨外髁比股骨内髁需要后方增强块，避免股骨假体出现内旋，从而影响髌骨轨迹和关节平衡。

临床结果

研究表明使用组配型金属增强块在全膝关节翻修中有很好的中期效果[35-37]。Patel等[36]报道了102位Ⅱ型骨缺损的全膝关节翻修患者5～10年区间的临床结果，术中应用组配型金属增强块和延长杆。平均随访时间7年，虽然14%患者的膝关节增强块周围有非进展性透亮线形成，但是与假体生存期的减少和假体失败的增加无相关性。术后11年假体存活率为92%[36]。Rand37研究了41例使用组配型增强块的全膝关节翻修患者，仅使用股骨远端增强块2例，仅使用股骨后髁增强块16例，同时使用股骨远端和股骨后髁增强块12例，使用胫骨增强块13例。在平均3年的随访中，96%的膝关节功能良好，未出现假体无菌性松动[37]。

多孔干骺端金属 Cones 重建骨缺损

多孔干骺端金属cones在最近一段时间发展迅速，可用于严重的胫骨和股骨骨缺损。其优势是可以避免大块骨移植可能出现的骨不连和骨溶解。高度多孔金属，尤其是多孔钽金属，是比传统材料在生物学方面具有优势的生物材料，优点在于刚度低、孔隙率高、摩擦系数高。Cones的设计目的在于处理膝关节翻修术中可能遇到的各种严重骨缺损，同时通过生物整合提供力学支持和避免移植骨的不愈合和溶解。随访显示用金属cones处理膝关节翻修术中巨大骨缺损的短期疗效良好[24-27]。

使用金属cones的临床指征和大块骨移植重建的指征相似，主要是针对失败的全膝关节置换中胫骨或者股骨上较大的包容性或者非包容性骨缺损。骨缺损大小通常要比组配型增强块或楔形块大。Cones一般适用于AORIⅡ型和Ⅲ型骨缺损，即中到重度的松质骨和（或）皮质骨缺损。但术者需记住，皮质骨边缘完整的包容性骨缺损更加适合打压植骨重建骨缺损，尤其是年轻患者，而一侧胫骨平台小的非包容性骨缺损（深度小于5～10mm）更加适合金属增强块。年轻人较大的胫骨或股骨骨缺损可能更适合用大块骨移植重建，这样可以恢复骨量，为将来可能的二次翻修提供好的基础。此外，对于没有足够骨量支撑、骨整合能力下降的患者，翻修时需要用定制假体或者肿瘤假体重建。

外科操作

操作前需要考虑残余皮质骨和松质骨的质量和位置，以决定是否使用金属cones进行增强型重建。使用cones重建胫骨骨缺损的最常见指征是胫骨内侧平台严重的包容性或者非包容性骨缺损，仅靠剩余不同程度的胫骨外侧平台骨质支撑（图6-4）。而

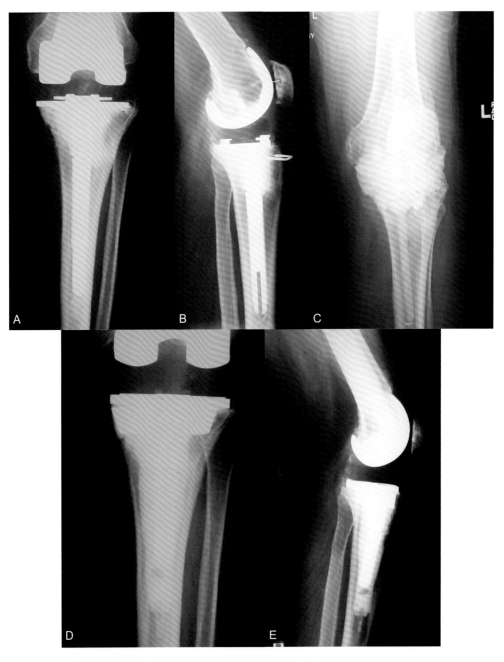

图 6-4 A、B．全膝关节置换术后感染的前后位和侧位片，初次重建到最后严重胫骨内侧骨缺损；C．骨水泥抗生素间隔的前后位 X 线片；D、E．全膝关节翻修术后前后位和侧位 X 线片，用 cones 和骨水泥延长杆重建

股骨侧 cones 的指征是股骨内外髁严重的松质骨缺损，仅靠周围至少完整的皮质骨环支撑的情况。使用前需要充分评估所需 cones 的形状和大小，以适合胫骨或者股骨上的骨缺损，以及可能的位置以重建胫骨近端及股骨远端支撑面。直视下检查干骺端及骨缺损区域，cones 试模进行匹配度测试，用高速磨钻修整干骺端骨床，以容纳并保证多孔钽金属 cones 试模与骨面之间的最大接触面和稳定性。

选择好合适形状和规格的钽金属 cones 后，用大小适配的打击器将它与股骨或胫骨干骺端完全压配。为减少术中医源性骨折的发生，术者要注意避免过度打压移植物。翻修术中胫骨和股骨干骺端常常可见骨质硬化、受损、机械性能差，易于发生骨折。钽金属 cones 由于摩擦系数较大，难以嵌入并保持稳定。当 cones 放置到位并稳定后，cones 与邻近骨之间的空隙用松质骨颗粒填实，以防止插入延长杆时骨水泥进入缝隙。术者必须注意最终 cones 的旋转并不依赖于股骨或胫骨假体的旋转，因为 cones 的设计目的就是填充骨缺损以重建干骺端平台。金属 cones 中间有足够的空间允许胫骨和股骨假体旋转到正确的位置，以提高稳定性和优化髌骨轨迹。但是不同假体品牌在旋转自由度上不尽相同。

胫骨和（或）股骨翻修假体通过金属 cones 插入时，既可用骨水泥型也可用非骨水泥型延长杆。不管用哪种延长杆，将骨水泥置于多孔金属 cones、胫骨托和近端龙骨之间，或者置于股骨假体的髁间和增强块之间。在非包容性骨缺损区域尤其是内侧副韧带附近，将外露的 cones 表面上的骨水泥进行塑形使之表面光滑，有助于避免术后活动时局部软组织激惹所导致的膝关节内侧疼痛，比如内侧副韧带与 cones 粗糙表面摩擦产生的疼痛。当骨水泥硬化后，再按照标准方式进行剩余的手术步骤，安放合适的聚乙烯衬垫并仔细关闭切口。

使用钽金属 cones 进行重建的膝关节翻修患者，其术后护理与普通的膝翻修患者并无不同。患者能否负重取决于内植物的稳定性和重建的质量。如果术者在术中实现了稳定的多孔金属 cones 植入和最终假体的构建，可以允许患者负重。如果怀疑术后结构的机械稳定性较差，只能允许患者在 6 周内部分负重，并定期复查 X 线片。如果没有内植物或结构移位，患者即可逐步完全负重及行走。

临床回顾

最近，多位学者报道了使用多孔金属 cones 重建全膝关节翻修术中巨大骨缺损病例的愈后 [24-25]。Meneghini 等人报道了 15 例使用 cones 用于全膝关节翻修术中的案例，最短回访时间为 2 年，所有案例中，影像学检查示胫骨端与 cones 之间出现骨结合，并且在后期随访中没有出现失败案例 [25]。Long 和 Scuderi 报道了一组 16 例使用金属 cones 重建胫骨巨大骨缺损后的病例，其中 14 例在术后 2 年以上的随访时间中出现假体与骨之间的骨结合，另 2 例由于反复感染行假体取出，但术中见 cones 固定牢固 [24]。这种方法早期和大块骨移植、定制假体或者大的组配型金属增强块在同样的随访期间内的结果相仿。远期的临床和影像学随访将可以展示这类高孔隙率增强物的长期生存率。

肿瘤型假体作为严重骨缺损的挽救性措施

在一些罕见的严重胫骨或股骨骨缺损情况下，由于残存骨质不足以支撑上述任何一种技术，需要使用肿瘤型假体重建骨缺损。最初的假体可能由于限制性过高导致应力过多向假体 - 骨界面传导，早期失败率较高。而现代旋转铰链式假体（图 6-4）则有不错的临床预后 [38-41]。总体而言，股骨远端置换型旋转铰链式假体的适应证是严重骨缺损情况（Ⅲ型），且年纪较大、要求较低的患者。能否进行股骨远端置换的评估基于股骨远端缺损的范围。如果骨缺损范围达到股骨内上髁，那么股骨内侧副韧带可能功能不全，这就需要使用限制假体内外翻的旋转铰链式假体。由于假体铰链和内衬的存在，需要去除较多的骨质。当面对更为严重的股骨近侧骨缺损，如：慢性感染、最严重的骨溶解、股骨远端假体周围骨折导致的严重骨丢失等，或者患者年纪较大、要求较低时，用肿瘤假体置换更加有利于患者恢复活动、避免长时间的负重限制和骨缺损处的植骨不愈合。这种情况下，需要行股骨远端和胫骨近端旋转铰链假体置换。

手术操作

术前准确设计下肢的恢复长度是很重要的，对全膝关节翻修中股骨远端或胫骨近端铰链式假体置换来说，这能够影响伸膝装置张力及股四头肌肌力和伸膝力量。恢复关节线高度和重建冠状面解剖结构，可以得到理想的伸膝装置张力和髌骨功能。根据需要切口近端的位置，很多类似病例需要使用无菌止血带。手术切口通常采用延长的髌旁内侧切口，由于安装旋转铰链，尤其是在准备置换胫骨近端假体时，需要松解内侧副韧带浅层以辅助显露。切口暴露较为广泛，需要熟悉膝关节周围血管、神经的解剖。分离时要小心，应紧贴骨面进行操作。当去除股骨和胫骨假体后，先按照术前计划进行适度的清扫性截骨，以尽量恢复下肢长度和关节线高度。股骨远端置换的胫骨侧准备和常规膝关节翻修相似，使胫骨平台垂直于胫骨机械轴。股骨试模安装到垂直于股骨机械轴的平整截骨面，并尝试复位。当用旋转铰链式假体来处理严重骨缺损时，通常需要使用延长杆来确保假体长期的稳定性。对于年轻患者可以使用生物型压配杆假体，对于年纪较大且要求较低的患者，通常采用水泥型假体来获得足够的初始稳定性，以尽早负重和活动。需要注意股骨假体的旋转角度，正确的股骨旋转角度需要参考股骨后髁连线或者近似的股骨上髁连线。安装假体试模后反复确认理想的髌骨轨迹，对于确保假体术后功能和减少髌骨并发症至关重要。当假体安装完毕后，需要注意尽量保护软组织和皮肤。

临床结果

临床上使用远端股骨旋转铰链假体处理最严重的骨缺损和复杂全膝关节翻修取得了满意的疗效 [38-41]。Springer 等报道了梅奥诊所 26 例使用组配式节段动力型旋转铰链假体治疗非肿瘤骨缺损的病例 [38]。适应证包括股骨假体周围骨折骨不连、严重骨缺损伴韧带不稳、股骨髁上骨折骨不连、急性假体周围骨折、之前铰链的断裂和关节假体移除成形术后。患者平均年龄 72 岁，平均随访时间 58 个月。大多数患者膝关节功能和运动评分普遍提高。8 例出现并发症，最常见的是感染，共有 5 例 [38]。Barrack 报道了 23 例使用第二代旋转铰链假体的膝关节翻修病例 [40]。适应证包括内侧副韧带断裂、巨大骨缺损的铰链膝、股骨远端粉碎性骨折或骨不连的老年患者，以及伸膝装置断裂的不稳定膝关节，屈伸间隙不平衡的膝关节僵硬需要行股骨内侧剥离术者。平均随访时间为 2 ～ 9 年，与标准的膝关节翻修术相比，病情更为复杂，但术后膝关节活动度和患者满意度相仿 [40]。

小　结

全膝关节翻修术中骨缺损在重建和功能恢复方面仍是一个难题。处理方法包括骨水泥加螺钉、增强块、颗粒状或者大块骨移植、多孔金属 cones、旋转铰链肿瘤式假体。根据上述策略指导术者并提供方向，可使这些充满挑战的重建过程获得满意的疗效。

参考文献

1. Benjamin J, Engh G, Parsley B, Donaldson T, Coon T. Morselized bone grafting of defects in revision total knee arthroplasty. *Clin Orthop Relat Res.* 2001;(392):62-67.
2. Ries MD. Impacted cancellous autograft for contained bone defects in total knee arthroplasty. *Am J Knee Surg.* 1996;9(2):51-54.
3. Aleto TJ, Berend ME, Ritter MA, Faris PM, Meneghini RM. Early failure of unicompartmental knee arthroplasty leading to revision. *J Arthroplasty.* 2008;23(2):159-163.
4. Gross AE. Revision total knee arthroplasty of bone grafts versus implant supplementation. *Orthopedics.* 1997;20(9):843-844.
5. Ritter MA, Harty LD. Medial screws and cement: a possible mechanical augmentation in total knee arthroplasty. *J Arthroplasty.* 2004;19(5):587-589.
6. Ritter MA. Screw and cement fixation of large defects in total knee arthroplasty. *J Arthroplasty.* 1986;1(2):125-129.
7. Bobyn JD, Poggie RA, Krygier JJ, et al. Clinical validation of a structural porous tantalum biomaterial for adult reconstruction. *J Bone Joint Surg Am.* 2004;86-A(suppl 2):123-129.
8. Hockman DE, Ammeen D, Engh GA. Augments and allografts in revision total knee arthroplasty: usage and outcome using one modular revision prosthesis. *J Arthroplasty.* 2005;20(1):35-41.
9. Clatworthy MG, Ballance J, Brick GW, Chandler HP, Gross AE. The use of structural allograft for uncontained defects in revision total knee arthroplasty. A minimum five-year review. *J Bone Joint Surg Am.* 2001;83-A(3):404-411.
10. Mnaymneh W, Emerson RH, Borja F, Head WC, Malinin TI. Massive allografts in salvage revisions of failed total knee arthroplasties. *Clin Orthop Relat Res.* 1990;(260):144-153.
11. Stockley I, McAuley JP, Gross AE. Allograft reconstruction in total knee arthroplasty. *J Bone Joint Surg Br.* 1992;74(3):393-397.
12. Tsahakis PJ, Beaver WB, Brick GW. Technique and results of allograft reconstruction in revision total knee arthroplasty. *Clin Orthop Relat Res.* 1994;(303):86-94.
13. Mow CS, Wiedel JD. Structural allografting in revision total knee arthroplasty. *J Arthroplasty.* 1996;11(3):235-241.
14. Harris AI, Poddar S, Gitelis S, Sheinkop MB, Rosenberg AG. Arthroplasty with a composite of an allograft and a prosthesis for knees with severe deficiency of bone. *J Bone Joint Surg Am.* 1995;77(3):373-386.

15. Ghazavi MT, Stockley I, Yee G, Davis A, Gross AE. Reconstruction of massive bone defects with allograft in revision total knee arthroplasty. *J Bone Joint Surg Am.* 1997;79(1):17-25.

16. Parks NL, Engh GA. The Ranawat Award. Histology of nine structural bone grafts used in total knee arthroplasty. *Clin Orthop Relat Res.* 1997;(345):17-23.

17. Engh GA, Ammeen DJ. Use of structural allograft in revision total knee arthroplasty in knees with severe tibial bone loss. *J Bone Joint Surg Am.* 2007;89(12):2640-2647.

18. Suarez-Suarez MA, Murcia A, Maestro A. Filling of segmental bone defects in revision knee arthroplasty using morsellized bone grafts contained within a metal mesh. *Acta Orthop Belg.* 2002;68(2):163-167.

19. Lonner JH, Lotke PA, Kim J, Nelson C. Impaction grafting and wire mesh for uncontained defects in revision knee arthroplasty. *Clin Orthop Relat Res.* 2002;(404):145-151.

20. Toms AD, Barker RL, Jones RS, Kuiper JH. Impaction bone-grafting in revision joint replacement surgery. *J Bone Joint Surg Am.* 2004;86-A(9):2050-2060.

21. Whiteside LA. Morselized allografting in revision total knee arthroplasty. *Orthopedics.* 1998;21(9):1041-1043.

22. Engh GA, Ammeen DJ. Bone loss with revision total knee arthroplasty: defect classification and alternatives for reconstruction. *Instr Course Lect.* 1999;48:167-175.

23. Jones RE, Skedros JG, Chan AJ, Beauchamp DH, Harkins PC. Total knee arthroplasty using the S-ROM mobile-bearing hinge prosthesis. *J Arthroplasty.* 2001;16(3):279-287.

24. Long WJ, Scuderi GR. Porous tantalum cones for large metaphyseal tibial defects in revision total knee arthroplasty. A minimum 2-year follow-up. *J Arthroplasty.* 2009;24(7):1086-1092.

25. Meneghini RM, Lewallen DG, Hanssen AD. Use of porous tantalum metaphyseal cones for severe tibial bone loss during revision total knee replacement. *J Bone Joint Surg Am.* 2008;90(1):78-84.

26. Meneghini RM, Lewallen DG, Hanssen AD. Use of porous tantalum metaphyseal cones for severe tibial bone loss during revision total knee replacement. Surgical technique. *J Bone Joint Surg Am.* 2009;91(suppl 2 pt 1):131-138.

27. Radnay CS, Scuderi GR. Management of bone loss: augments, cones, offset stems. *Clin Orthop Relat Res.* 2006;446:83-92.

28. Bradley GW. Revision total knee arthroplasty by impaction bone grafting. *Clin Orthop Relat Res.* 2000;2(371):113-118.

29. Lotke PA, Carolan GF, Puri N. Impaction grafting for bone defects in revision total knee arthroplasty. *Clin Orthop Relat Res.* 2006;446:99-103.

30. Samuelson KM. Bone grafting and noncemented revision arthroplasty of the knee. *Clin Orthop Relat Res.* 1988;1(226):93-101.

31. Ullmark G, Hovelius L. Impacted morsellized allograft and cement for revision total knee arthroplasty: a preliminary report of 3 cases. *Acta Orthop Scand.* 1996;67(1):10-12.

32. Whiteside LA, Bicalho PS. Radiologic and histologic analysis of morselized allograft in revision total knee replacement. *Clin Orthop Relat Res.* 1998;12(357):149-156.

33. Bauman RD, Lewallen DG, Hanssen AD. Limitations of structural allograft in revision total knee arthroplasty. *Clin Orthop Relat Res.* 2009;467(3):818-824.

34. Chen F, Krackow KA. Management of tibial defects in total knee arthroplasty. A biomechanical study. *Clin Orthop Relat Res.* 1994;8(305):249-257.

35. Haas SB, Insall JN, Montgomery W 3rd, Windsor RE. Revision total knee arthroplasty with use of modular components with stems inserted without cement. *J Bone Joint Surg Am.* 1995;77(11):1700-1707.

36. Patel JV, Masonis JL, Guerin J, Bourne RB, Rorabeck CH. The fate of augments to treat type-2 bone defects in revision knee arthroplasty. *J Bone Joint Surg Br.* 2004;86(2):195-199.

37. Rand JA. Modularity in total knee arthroplasty. *Acta Orthop Belg.* 1996;62(suppl 1):180-186.

38. Springer BD, Sim FH, Hanssen AD, Lewallen DG. The modular segmental kinematic rotating hinge for nonneoplastic limb salvage. *Clin Orthop Relat Res.* 2004;4(421):181-187.

39. Springer BD, Hanssen AD, Sim FH, Lewallen DG. The kinematic rotating hinge prosthesis for complex knee arthroplasty. *Clin Orthop Relat Res.* 2001;11(392):283-291.

40. Barrack RL. Evolution of the rotating hinge for complex total knee arthroplasty. *Clin Orthop Relat Res.* 2001;11(392):292-299.

41. Barrack RL, Lyons TR, Ingraham RQ, Johnson JC. The use of a modular rotating hinge component in salvage revision total knee arthroplasty. *J Arthroplasty.* 2000;15(7):858-866.

全膝关节翻修术中重建的原则和信条：一步一个脚印

John J. Bottros，*MD*；*Michael R. Bloomfield*，*MD*；*Trevor G. Murray*，*MD*；
Joseph F. Styron，*MD*，*PhD*；*Wael K. Barsoum*，*MD*

对于全膝关节置换术失败的患者来说，膝关节翻修不失为一个成功的、有价值的治疗方法，它可以有效提高患者的生活质量[1-5]。尽管初次全膝关节置换术病例数量在最近几年有所增加，但翻修率却一直保持相对稳定在 8.2% 的水平[1]。假设翻修率保持不变，随着美国人口的老龄化，预计在接下来 20 年的时间里接受初次全膝关节置换术的患者将进一步成倍增加，这导致翻修手术病例数量也会成比例地上升[6]。考虑到逐渐增加的翻修手术将大量消耗公共卫生支出，因此对于广大骨科医师来说，能否胜任全膝关节置换术失败病例的诊疗工作将显得非常重要。

术前评估

聚乙烯磨损、无菌性松动、不稳 / 假体位置不良以及感染是全膝关节置换术失败的几种最常见的类型。还有几种较为少见的原因包括关节纤维化、伸膝装置缺陷、假体周围骨折和髌骨坏死等[7]。通常全膝关节置换术患者所表现出来的疼痛和功能紊乱等临床症状是几个致病因素共同作用的结果。在《疾病和健康相关问题的国际统计分类第九次修订》中，以一个非常庞大的数据库为基础，感染被认为是导致全膝关节置换术后需要翻修的最常见原因[8]。尽管全膝关节置换术后感染的概率很低，但与无感染的病例相比，感染翻修患者的预后却较差[9]。对于 TKA 术后持续疼痛或原本人工关节功能良好但新近突发疼痛的情况，都应认真评估感染的可能性。

在查找手术失败的原因时，一份完整的病史是至关重要的第一步。本次就诊时不适主诉包括疼痛、关节僵硬以及（或者）关节不稳。病人初次 TKA 术前的症状亦有助于诊断，但若目前的症状相似并且可能是某些部位的放射痛，例如臀部或脊柱等，翻修未必有益。详细询问初次全膝关节置换术术后病程，确定是否有术后的切口愈合事件或引流液存在来推测感染的可能性。症状的出现时间也很重要。术后膝关节早期症状若为"怎么都不舒服"常常预示感染或假体位置不正。先前人工关节功能良好，而在不知不觉中出现迟发的疼痛往往与假体松动、骨溶解或聚乙烯磨损有关，并且常常导致关节不稳。近期的开放性伤口或有创性操作可能引起血源性感染，在术后远期出现急性疼痛。关节晃动或步态蹒跚等不稳的感觉，可随膝关节承重活动的增多而加剧，如膝关节全屈曲（蹲坐）或膝关节半屈曲（下楼梯）。由于维持运动稳定的组织结构过度代偿，关节不稳所致疼痛可能表现为"鹅步"或伸膝装置的肌腱炎。反复出现的渗液亦可预示关节不稳[10]。前方关节疼痛可能与由于股骨假体内旋或未置换的髌骨关节炎所致的髌骨轨迹不良有关。

　　当病史可疑时，仔细的体格检查可有助确诊。之前的膝关节切口应仔细评估，如有发红、发热或渗出等异常应引起注意。触诊可提示哪里有压痛。膝关节活动范围以及如何活动会引起疼痛应妥善记录。患者取端坐位，分别令膝关节完全伸直、半屈曲以及 90°屈曲时行稳定性检查。髌骨恐惧感和活动轨迹应在膝关节整个活动范围内进行评估，同时记录股四头肌的肌力和体积。诊断性膝关节局部封闭可资鉴别病变来源于膝关节之内抑或关节之外。

　　术前影像学检查至关重要，除了有助于查找置换术失败的病因，还可根据剩余骨量制订妥善的治疗方案。有必要行膝关节标准化 X 线平片检查，包括负重状态下的正位、侧位以及髌骨 Merchant 位。另外，应拍摄下肢全长片，有助于评估力线。假体的位置、排列以及固定界面都应仔细检查。影像学检查还有助于评价聚乙烯磨损或骨溶解程度。与既往影像学资料对比，假体周围发现进展性透亮线可提示假体松动（图7-1）。对于骨水泥假体，一条完整的不小于 2 mm 宽的透亮线往往提示无菌性松动。对于非骨水泥假体，以上标准也许并不适用；必须找到有伴发症状的、进展性、广泛的

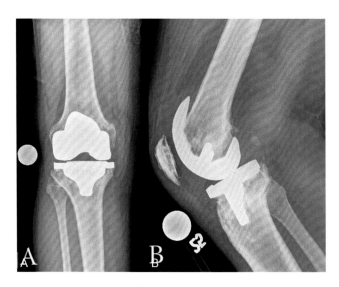

图 7-1 术前膝关节正（A）、侧（B）位 X 线平片显示胫骨的假体周围透亮线提示假体松动

透亮线才更有诊断意义。考虑到假体周围透亮线可能随 X 线照射膝关节的角度不同而变化，当膝关节 X 线平片显示并无异常但临床上又高度怀疑无菌性松动时，X 线连续透视不失为一个良好的选择。当怀疑关节不稳时，韧带平衡的评估可能需要在 X 线透视下行应力位检查，以进一步评价关节不稳的类型和程度。计算机断层扫描（CT）有助于进一步评价溶骨性病变、骨丢失以及假体周围骨折情况。当胫骨和股骨假体旋转不良导致关节不稳时，为了评估胫骨 - 股骨假体旋转情况，或当怀疑髌 - 股关节病变时，选择 CT 检查将十分有助于确诊。

对于全膝关节置换术术后疼痛的患者，常规检查应含有实验室检验，包括外周血白细胞计数与分类、红细胞沉降率和 C 反应蛋白等，以评估是否有假体周围感染。若患者以上任何一项指标明显升高，应行关节穿刺及内容物细菌培养，这仍然是诊断感染的金标准。滑膜白细胞计数若大于 2500/mm^3（且中性粒细胞占比超过 60%）是典型的感染征象[11]，但是最新的文献认为可将此值定为 1700/mm^3，这样可提高诊断的敏感度[12]。也应行革兰氏染色和培养。相对于白细胞，若穿刺内容物红细胞数量较高往往提示关节血肿并可能导致关节不稳[10]。核医学检查，如"结合 111 铟白细胞 / 99m 锝硫胶体扫描"已经在假体周围感染的诊断方面表现出优异的敏感性和特异性[13]。若怀疑无痛性感染或常规检验难以确诊感染，可考虑这些特殊检查。

对于所有计划行翻修手术的病例，尤其在考虑部分翻修的时候，前次手术的记录和植入物二维码标签都应准备就绪。这些有助于识别患者当初使用的假体、全膝关节置换术中采取的手术入路以及其他手术方式。以上信息能帮助医师可以准备植入术所需的特殊器械以及更好地预测手术时的关节条件。

患者的一般状况应在术前由高级医师进行术前调整，以降低围术期并发症的风险。糖尿病将极大地增加术后并发症的风险，尤其是与伤口相关的问题和感染[14]，要预防以上问题需严格控制血糖。患者其他医学合并症也应有效控制，包括高血压以及心肺功能异常，有证据表明患有此类疾病的患者接受全膝关节置换术往往预后不良[15]。我们也建议对那些高风险患者（如药物滥用者、老年患者或肥胖患者）的营养状况进行实验室筛查，包括白蛋白、前白蛋白和总蛋白水平等。有必要在术前纠正异常患者的营养状况，良好的营养状况有助于伤口的愈合。

术前设计及重建策略

全膝关节翻修手术的技术目标是恢复一个无痛的、稳定的关节并重建下肢力线（即中位机械轴）[10,16]。因此，骨科医师的任务是恢复已丢失骨量，重新建立良好的韧带张力和平衡。韧带不平衡以及随后发生的假体松动常常导致翻修手术失败[10]。在冠状面、矢状面以及横断面取得良好的稳定性对于重建膝关节至关重要[17]。

评估韧带的完整性和稳定性

韧带松弛可继发于骨量丢失、假体松动或下沉、迟发性撕裂或初次全膝关节置换术中的医源性损伤。韧带往往挛缩于畸形的凹侧而在凸侧被拉伸[18-19]。文献表明，单纯针对软组织的处理难以有效治疗韧带不稳。这是因为韧带不稳往往合并有骨性结构的排列紊乱[16]。

膝关节假体不稳可分为伸展间隙型、屈曲间隙型以及全局（复合）模式等几个类型[18,20]。内翻和外翻应力下的伸膝不稳，包括对称性的（因相对于屈曲间隙，股骨远端截骨量偏多），和非对称型的（缘于侧副韧带欠平衡或功能不全[21]）。屈曲型不稳是通过在膝关节屈曲90°时施加前/后应力以及内外翻应力来评价的。对于前交叉韧带切除的膝关节假体，在行前抽屉试验时，都会有少许的前移。后方稳定（PS）的膝关节若有明显前移以及交叉韧带保留型（CR）膝关节若有过分的前、后移位，一般都会有屈曲不稳的因素。胫骨后沉征和股四头肌主动收缩试验可确诊屈曲不稳的存在。屈曲不稳既可以是对称的也可以是非对称的。对称的屈曲不稳往往缘于全膝关节置换术时屈伸间隙不匹配[22]或者CR假体置换中后交叉韧带功能不全[23]。股骨假体旋转不良常常导致屈曲间隙不对称。当股骨内旋时，与内侧间隙相比，外侧间隙被拉大[24]。解决这个问题需股骨假体翻修。所谓全局不稳，是指无论在矢状面还是冠状面，都可见松弛的屈伸间隙。这种情况常见于术前有反屈畸形或伸膝装置严重受损的患者。术后早期若聚乙烯内衬厚度不足或术后晚期聚乙烯有所磨损都可导致全局不稳。

治疗膝关节置换术后不稳的方式包括单纯聚乙烯置换、单假体或全膝翻修或进行铰链膝关节置换术。对于骨科医师来说，重要的是针对不同类型的不稳采取何种治疗方式可使创伤更少。若假体未松、对位对线良好，仅有迟发性衬垫磨损的迹象，单纯内衬的置换便是一个良好的治疗方式。在这种情况下，若伴有轻度内/外翻不稳，可在松解凹侧以匹配拉伸的凸侧之后，行加厚型聚乙烯衬垫置换。若膝关节平衡不稳系聚乙烯衬垫过薄所致，亦可应用加厚型聚乙烯衬垫置换。后交叉韧带功能不全或断裂是CR假体术后膝关节屈曲不稳的一个原因，治疗上可考虑将垫片更换为超高形合度具有前后限制性的内衬。除了以上这些情况，我们认为部分翻修并不足以处理不稳。正如下文所讨论的，若新置换的假体对位良好且副韧带完整，内/外翻限制性假体可用于大多数针对膝关节不稳的翻修。对于由反屈、副韧带缺如或后外侧角不全等情况导致的严重不稳，建议使用旋转铰链假体解决问题。

骨量流失的评估

对于骨科医师来讲，非常重要的是从术前影像学检查中了解骨量缺失的程度以设计一个稳定的重建方式并精确地恢复关节线高度。假体对线不良、下沉、松动、骨坏死、应力遮挡或移除植入物时的医源性损伤都可造成骨质缺损[25-27]。骨缺损有多种分类方法，主要取决于骨缺损的位置、大小以及缺损是否是包容性的。

安德森骨科研究所分类系统基于股骨远端和胫骨近端的骨干骺端影像学检查结果将骨缺损分为 3 种类型 [28]：

- Ⅰ 型：股骨和胫骨缺损虽有微量骨质流失但干骺端完整且松质骨结构良好。因此，无假体下沉的迹象
- Ⅱ 型：缺陷已涉及松质骨的破坏或关节线抬高，常表现有部分假体下沉。不论胫骨与股骨，Ⅱ 型缺陷都可进一步分为涉及单侧髁的 ⅡA 型，以及涉及双侧髁的 ⅡB 型
- Ⅲ 型：若骨缺损累及股骨髁上以上水平或胫骨结节以下水平意味着干骺端骨质严重缺乏。这种骨缺损可能会累及副韧带的完整性或者髌韧带的止点并表现为膝关节不稳或伸膝装置功能受限

Clatworthy 和 Gross 等人根据术中所见提出一个改良的分类法 [29]。这种分类方法区别主要的和次要的骨缺损并定义为包容性缺损和非包容性缺损。低于股骨髁上水平的且体积小于 1cm³ 的骨缺损定义为"小缺损"。高于股骨髁水平且体积大于 1cm³ 的骨缺损定义为"大缺损"。虽有松质骨骨量丢失但皮质骨边缘保持结构完整的骨缺损定义为"包容性缺损"。皮质骨骨量丢失且植入物缺乏支撑结构的骨缺损定义为"非包容性缺损"。很多人认为这些分类方法十分有益于临床根据分型以指导具体诊治 [25-26,28,30]。

骨缺损修复注意事项

确保准备好术中所有可能用到的器械是很重要的。对于骨缺损，骨科医师有诸多重建选择，包括骨水泥填充（有或无螺钉加强），颗粒骨或结构骨移植，模块化增强块和带延长杆假体以及定制的植入物 [30-34]。除了骨缺损本身，骨科医师在拟定一个治疗方案时还应评估与患者密切相关的因素如活动量以及年龄等。对于活动量大、年轻患者，如果有可能的话尽量恢复骨量，尽管对于活动量小的老年患者，金属增强块作为骨替代物已证明是一个成功的选择。

许多骨缺损的处理路径已有报道，多数遵循分级原则。小于 5mm 的 Ⅰ 型骨缺损可以用非结构性骨移植和标准化植入物解决。当这些缺损大于 1cm³，可以用骨水泥填充的办法解决，而不用骨移植或金属增强块。Ritter 等人 [35,36] 报道了应用骨水泥填充结合螺钉增强治疗胫骨平台的骨缺损。其他的生物力学的研究表明与单纯骨水泥填充相比，结合钛钉加强可将偏斜角减少 30%。应用这种方法重建的前提是在安装试模后内外翻是稳定可靠的。

对于 Ⅱ 型骨缺损，除了单纯骨水泥填充以外，还需更多的结构支持。这些骨缺损往往带有股骨髁部或胫骨平台的有限的骨塌陷。模块化增强块可提供一个稳定而简捷的解决方式重建关节线。一旦假体被取出，为了得到一个合适的增强块支撑，精准的截骨是必要的。对于股骨远端以及后方骨缺损，我们认为增强块是一个上佳的选择，既可重建关节线又可保持屈伸间隙的平衡。Werle 等人 [37] 报道，对于 30mm 或更大的骨缺损，在长达 37 个月的随访中，应用巨大型股骨远端增强块既无重新翻修的病例，

也没有影像学检查发现假体松动的情况。胫骨平台楔状和块状增强块对于重建骨缺损以及恢复力线亦十分有用。Pagnano 等人 [38] 报道，在平均 5.6 年的随访中，对于胫骨缺损应用楔形增强块的 25 个患者中，有 94% 的患者获得了良好甚至优秀的疗效。然而，我们认为胫骨块状增强块由于楔状块，可使移植物界面垂直压应力最大并且消除剪切力。我们认为带延长杆假体应配合增强块的使用以得到额外的生物力学支撑，同时增强界面稳定性并防止对线不良。

　　Ⅲ型骨缺损指具有支撑作用的骨干骺端严重损伤，因此需要对假体有额外的支持。对于这种充满挑战的情况，应用结构性移植物便是一个良好的重建选择，它可为将来可能面临的翻修保留足够的骨量。

　　股骨头结构性移植物已用于填充空洞化骨缺损和重建孤立的股骨髁缺损。Dorr 等人 [39] 用结构性移植物治疗伴有胫骨缺损的膝关节，在 3 ~ 6 年的随访中，22 例预后良好，未发现塌陷。即使胫骨平台有 50% 甚至更多的骨缺损，Bush 等人 [25] 仍然推荐应用结构性移植物。大范围的骨缺损可能需要一个完整的股骨远端或胫骨近端移植物。若决定使用结构性移植物，我们主张应用皮质骨阶梯截骨法来增加移植物与宿主骨组织间的接触面积。这个连接部必须用一个延长杆假体（骨水泥的或非骨水泥的）穿过以转移干骺端的压力。两组调查证实，在术后随访的中期阶段，有高达 86% 和 87% 的患者预后良好甚至优秀 [40-42]。

　　Clatworthy 等人 [29] 介绍了使用结构性移植物进行全膝关节置换术后翻修的最大规模的案例，共纳入 52 个病例。术后初始成功率从 92% 降至手术 10 年后的 72%，并且在全膝关节置换术后平均 71 个月时有 23% 的患者需要行翻修手术。这项研究引起大家对结构性移植物寿命的关注，似乎与移植物的再血管化失败有关 [43]。因此，我们认为结构性移植物应该谨慎使用，而且手术医师应该富有经验。术者应尽可能地保存宿主的活性骨量并且避免侧副韧带与移植物直接接触，以免造成侧副韧带功能不全。应用结构性移植物需要长期限制负重，这对体弱者或老年患者可能不是最佳选择。

　　年纪较大的患者若有巨大的骨缺损更宜应用骨替代植入物，既可快速恢复稳定，又可术后尽早活动。带有一个旋转铰链设计的模块化股骨远端和胫骨近端的置换是可行的。这些方法仅限经验丰富的术者使用。近来高度多孔的钽金属模块化增强块和结构化干骺端填充 cones 业已应用于全膝关节置换术后的翻修中。钽是一种生物相容性很高的且耐腐蚀的多孔金属材料，并且有与骨组织相似的特性——强度高、刚度低 [44]。与同种异体骨相比，钽的优点在于其结构特性不会随着时间延长而减弱。最近已有经验表明多孔钽干骺端 cones 可填补股骨和胫骨干骺端骨缺损 [25,31]。这些填充椎体可通过压配入宿主骨组织并且提供一个可以使用骨水泥假体的平台。我们还推荐使用可跨过骨缺损的部位并允许骨组织长入的带延长杆假体。

　　总之，一些特定的基本原则适用于严重骨缺损治疗的每一步。首先，保存有一定数量的宿主骨组织以备未来之需是必要的。其次，关节线必须恢复，对于大多数轻中度骨缺损可通过股骨侧的增强块填充来完成。最后，对于严重的骨缺损，可应用大段同种异体骨、干骺端填充物或定制化假体来解决。

假体的选择

全膝关节置换的假体稳定性取决于 2 个因素：周围软组织的支持以及假体本身固有的限制性。后交叉韧带、侧副韧带以及关节囊一起决定了软组织的稳定性。理想状态下，对于初次行全膝关节置换术的患者，假体的稳定性是靠患者本身的软组织支持实现的，因此对植入物的限制性应尽量小。这种约束应该是连续性的，取决于假体的几何外形以及具体设计。在"假体 - 骨水泥 - 宿主"三者的接触界面，限制性程度和应力大小有直接关系。当这些装置的限制性增加，应力亦随之增大，将带来增加松动的潜在风险。于是，临床问题变为：在韧带条件确定的情况下，假体限制性到底多大才能满足所需的稳定性，同时保持传导到固定界面的应力最小。当对植入物的限制性进行抉择时，患者因素亦应考虑在内，活动要求较低的患者常可耐受更高限制性的假体，同时无明显异常的临床结果。

韧带保留型

保留后交叉韧带假体的限制性最低，因此在翻修手术中使用较少。在对称性不稳（内外翻和屈伸）的病例中仅更换厚垫片时，CR 假体可被保留。然而，为了追求稳定性而更换聚乙烯衬垫应慎重考虑，因为治疗结果并不是普遍良好[45]。单纯翻修单髁置换失败的病例，亦可考虑使用保留后交叉韧带的 CR 假体，成功率相近[46]。除了以上 2 种情况，我们更倾向于使用后稳定型假体。

后方稳定型假体

后方稳定型假体通过胫骨侧的立柱与股骨侧的凸轮来代替后交叉韧带的功能，进而影响膝关节的生物力学特性。胫骨后方凸起的立柱与股骨侧的凸轮匹配并相互关节。尽管该装置赋予了前后方向的稳定性，但并没有起到控制旋转或内 - 外翻的作用。这种装置只能在屈伸间隙业已平衡且双侧副韧带皆功能正常的时候使用。后稳定型假体几乎不向接触面传导递增的应力，因为它并不影响旋转并且也不限制冠状面的活动。若屈曲间隙不稳定，应尤其谨慎，因为在膝关节深度屈曲时轮柱可能发生前后脱位[47]。如果外科医生利用以上谈到的方法仍然难以获得一个平衡的屈曲间隙，那么应考虑使用一个限制性更高的假体。然而，若患者软组织条件良好且平衡良好，在翻修术中使用后稳定型假体还是有希望获得较好效果的[48-50]。

内 - 外翻限制型假体（全稳定 / 髁限制型）

下一个更高等级的约束包括冠状面的控制。这些膝关节植入物被称为内 - 外翻限制型、全稳定型（TS）或者髁限制型（CC）假体。它们带有更高、更宽的立柱，限制了旋转，在冠状面获得稳定性。在侧副韧带存在但强度降低的情况下，为提高内外翻稳定性就可考虑使用这种膝关节假体。考虑到这些装置限制性增高、生理性的旋转受限，对于术者来说至关重要的是将假体正确的冠状位和旋转对线对位，否则可能导致术后早期的失败。TS 假体也可用于轻微的屈伸不匹配的情况。然而，在极端情况下更应加倍小心，因为仍然可能出现立柱的脱位。增加稳定性的代价就是增加了接触面的应力。尽管使用这些更高限制型假体的短期效果与那些低限制型假体相比差别不大，但其长期效果更值得关注[50-51]。当假体与宿主骨接触面巨大时，为分散假体和宿主骨组织间的压力而使用一个全稳定型假体的时候，延长杆永远不失为一个良好的选择。

当面临是选择用一个全稳定型假体还是一个后稳定型假体时，术者可考虑植入一个全稳定型股骨假体，但配以后稳定型衬垫。这种技术的优点是翻倍的。首先，它降低了假体的限制性，增加了假体的使用寿命。若术后膝关节变得不稳，衬垫可替换为内 - 外翻限制性的，这是一个相对简单的手术且损伤小。只有当术者在术中测试时认为不稳的可能性很低时才能应用这种技术。基于使用的植入物系统，TS 假体的立柱也可能与 PS 股骨的髁间匹配，这就给术者在术中提供了更多灵活的选择。然而，我们建议若使用非带延长杆假体时，应用这种技术需谨慎。

铰链型假体

最后一个也是最高一个水平的限制是链接或者说铰链型假体。当存在有严重的骨缺损或严重的屈伸不匹配再或者侧副韧带缺失时，可考虑应用铰链型假体。假体高限制性将给植入物界面传递相当大的应力，并带来一个明显的问题——假体松动[52-53]。已研发出旋转铰链型假体壳减少植入物、骨与骨水泥间的扭力，以提高疗效[54-55]。

尽管铰链型假体对于困难病例是一个有用的工具，但考虑到其较高的并发症发生率以及在术后长期随访中不乐观的结果，只能在有绝对指征时才考虑使用[56]。我们认为铰链型假体只能由对这些假体有着十分丰富的应用经验的术者来使用，因此这里不再赘述。

手术技术

术前准备与体位摆放

无论何种手术情况，为全膝关节置换翻修手术进行认真准备都是十分重要的。鉴于翻修手术过程中感染风险是增高的，术者务必认真遵守围术期抗生素使用准则[9]。最近的一项研究发现，翻修术前预防性使用抗生素并没有影响其后的细菌培养结果[57]。我们通常根据患者的感染史和过敏史在术前半小时应用头孢菌素或术前 1 小时使用万古霉素。通常，高年资医师（WKB）更喜欢用低血压脊髓麻醉，但是如遇复杂的翻修手术并考虑到可能需要的手术时间，腰硬联合麻醉或全麻可能更稳妥。导尿并记录尿量以监测术中和术后的体液状态。在患者被麻醉成功后重新检查膝关节是很重要的，因为医师能在患者完全放松的情况下获得细微的新发现，进而改变手术方案。

多数情况下，我们在翻修手术时使用可行射线照射的手术台。有些时候术中 X 线摄影很有必要，有助于观察骨水泥是否去除干净，有助于检测是否有医源性骨折，有助于查看延长杆的植入情况。我们将手术台尾端延长，然后将患者向远端移动以获得股骨的 X 线整体观。

将患者体位摆好之后，术者应测定患者腿部的旋转功能，若外旋过大时应在臀部下面垫一个小衬垫加以限制。取下肢伸展位，置腿架于小腿中部下方。多数情况下，将非无菌的止血带尽可能置于大腿近端根部。延长杆和（或）骨水泥可能会到达股骨近端时，无菌的止血带可加以辅助。当置入铰链假体时，非术侧下肢应被垫起，但在无菌巾下应预留足够的空间以评估下肢长度。术前将所有影像学检查片子置于观片灯上，并检查所有所需设备工具是否在位。

显露

在对下肢进行消毒铺单之前，应对所有既往手术切口做好标记。一个正中长线状切口是比较理想的，有助于术中显露和术后愈合。如果因皮桥狭窄难以选择，那么基于对髌前软组织血供的解剖，应使用既往切口中最外侧的那一个 [58]。水平切口应垂直交叉以避免形成易坏死的锐角皮缘。锐性剥离至伸膝装置附近时，注意不要制造大的外侧皮瓣，后者不利于伤口的愈合 [59]。只要组织张力未大到难以闭合，所有坏死的皮肤组织都应小心地切除。若软组织严重受损，有必要在术前行整形外科的会诊以助设计切口、旋转皮瓣或游离皮瓣 [60-61]，或者在翻修术前进行皮肤软组织扩张 [62]。

髌旁内侧入路是标准的关节入路，可以很容易地通过延长切口来增加显露。切口可远及胫骨结节内侧缘。在下肢伸直状态下，可从骨膜下由胫骨内侧近端开始骨膜下分离软组织。在关节线处放置一个半英寸的弯曲骨刀有助于避免对内侧副韧带的损伤，同时在松解过程中可以牵开内侧副韧带。继续向后松解半膜肌腱，可起到改善平衡和显露的目的，使胫骨外旋从而缓解伸膝装置的张力。接下来，从髌下组织开始去除脂肪垫和瘢痕组织，向下直到胫骨结节附近。彻底的滑膜切除并重建内外侧沟槽。纤维化的瘢痕组织将对股骨前方的股四头肌产生向下的拉扯作用，将前者去除有助于彻底释放股四头肌的功能。

在显露过程中去除的滑膜和纤维组织应留标本行相应检查以检测是否有感染。冰冻切片分析，以每高倍视野 5 或 10 个白细胞数量为阈值，可准确预测是否有感染 [63-64]。尽管术中滑液和组织的革兰氏染色在诊断感染上面敏感性和特异性不高，以上标本依然应行微生物培养 [64]。若怀疑感染，则应分期进行翻修手术，并手术植入抗生素骨水泥间隔器。

此时应将聚乙烯衬垫取出以进一步显露。轻轻地将膝关节屈曲，避免损伤撕裂髌韧带。若此时顾虑髌韧带植入物张力较大，可将一根螺钉或钢针穿过髌韧带钉入胫骨。此时髌骨是半脱位的（而非外翻），这样可将髌韧带损伤风险降至最低。

若显露仍不彻底，可适当将股四头肌部分斜切以降低张力 [65]。可以做一与主切口成 45°的斜形延长，从远端内侧向近端外侧延伸通过股四头肌肌腱。这种显露方式保留了股外侧肌与外侧支持带和髌骨的连接，以及股内侧肌、股直肌对内侧关节囊的连续性。这种做法有助于韧带边对边的闭合，并发症少，且不需改变术后康复程序[66]。

如在部分离断股四头肌的情况下显露依然有限，可考虑 V-Y 髌骨翻转[67] 或胫骨结节截骨术（TTO）[68]。尽管这两种方法都可通过松解伸膝组织以增加显露，我们还是更推荐胫骨结节截骨术，因其更易愈合（骨 - 骨愈合）并且通过对关节张力的改善提高了膝关节的生物力学性质。另外，这种方法还有助于去除胫骨假体和骨水泥，尤其是胫骨假体带延长杆的情况。切口远端可延长 7 ~ 10cm，以显露附着在胫骨结节上的髌韧带以及近端胫骨前侧皮质。截骨在胫骨以内侧为基底，在冠状面水平完成（图7-2A）。我们用骨锯从髌韧带在胫骨上的止点上缘 2 ~ 5mm 处进入，垂直向下锯开胫骨，总长度约 8cm。截骨块从胫骨近端约厚 1cm，到远端逐渐过渡为薄片，此时外侧皮质是连续的。用小骨刀在胫骨近端处平行于关节线凿出一个骨性阻挡，以防止截骨体在固定后向近端移位。用宽骨刀翻书样打开骨块，形成前间室肌肉的外侧软组织铰链。当低位髌骨存在时，我们将从截骨块近端、髌韧带胫骨止点上方多去掉 2 ~ 5mm，然后靠近近端固定于胫骨上，即相对于关节线将髌骨抬高（图 7-2B）。最后，用 2 根 3.5mm 的螺钉及垫片将截骨块固定于胫骨上（图 7-2C 与 D）。当应用该方法时，我们常使用延长杆跨过截骨区。延长杆不使用骨水泥固定，以防止骨水泥渗漏至截骨区影响愈合。若胫骨假体的延长杆影响螺钉的置入，亦可用钢丝捆扎代替螺钉固定。一旦截骨块固定良好，多数医师认为即可进行标准的康复训练。

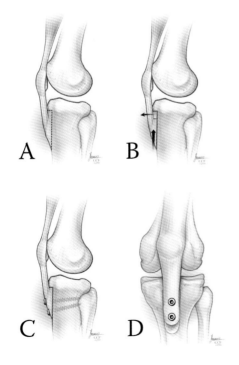

图 7-2 作者推荐的胫骨结节截骨术。A. 截骨方案。B. 当存在低位髌骨时，将可在截骨块近端切除一部分骨质，将截骨块上移以恢复髌骨高度。C、D. 将剩余胫骨结节在新位置用两根螺钉固定

若胫骨近端有骨缺损或软组织条件差而不具备做胫骨结节截骨术的条件，可行 V-Y 翻转来增加显露。这种做法在增加显露的同时，也增加了瘢痕组织增生以及伸膝装置迟滞的风险[67]。可先行髌旁内侧关节切开再进行翻转。将膝关节囊从内侧切口顶点成 45°向外向远侧切开，从髌骨侧方绕过直至胫骨近端。向远端延伸直到获得良好的显露。应避免损伤膝下外侧动脉，以防止血肿或髌骨缺血坏死。在膝关节轻度屈曲状态下用不可吸收缝线关闭切口。侧方切口可保持敞开以改善髌骨活动轨迹。修复后膝关节保持屈曲位并将可产生明显张力的屈曲角度做以标记。术后令患者佩戴膝关节铰链式支具，支具的屈曲角度需限制在小于以上标记角度的 5°位置。在被动伸膝的前提下，膝关节可行主动或被动的屈曲动作。禁止主动伸膝，且需坚持佩戴膝关节伸直位支具至下床活动后 4～6 周，那时股四头肌肌力开始恢复，可开始活动度锻炼。

假体取出

一旦显露合适，即可将假体取出。首先将聚乙烯衬垫取出，可利用骨刀或厂家特制的器械破坏锁定装置。我们偏向于先取出股骨假体，然后取出胫骨和髌骨假体，如果需要的话。在整个假体取出过程中首要的目标就是保留尽可能多的骨量。在将各个假体取出之后，接下来就是将界面和髓腔的纤维组织剔除干净，并再次预留标本，行冰冻切片检查和微生物培养以确诊是否感染。

若假体松动，可用假体专用取出器或骨夯将其轻松去除。应注意对膝关节内侧和外侧均匀用力，尤其是在取出后稳定型假体或全稳定性假体的时候，尽量降低髁部医源性骨折的风险。若假体固定良好，则取出变得困难。骨水泥假体的"假体-骨水泥"接触面和压配假体的"假体-骨"界面都应完全分离，以确保假体无损取出。可能用到很多工具，如摆锯、线锯、弹性骨刀或硬骨刀、钻头或它们的任意组合。高级医师（WKB）倾向于首先从股骨前方将假体前部进行分离。使用弹性骨刀直到能顺利地从内侧通到外侧。仍然使用骨刀分离前后斜面以及假体远端部分。对于带有开放式髁间箱体的 PS 假体，应沿着箱体的边缘将其完整分离。最后，用一把 1/4 英寸（1 英寸≈2.54cm）的硬骨刀将后髁界面离断。尽管有时候这一步很难，但仍应耐心完成，防止假体取出时将股骨后髁整个也带出来。一旦接触面完全离断，用一把假体取出器将假体打出来。如遇阻力，再次用骨刀将遗漏的骨水泥粘接处离断。一旦假体移除，可用咬骨钳、骨刀或磨钻在直视下将残留骨水泥碎块取出干净。在此步骤中应尽量小心以多保留剩余骨量。

若假体固定良好，可用摆锯沿假体下方的假体-骨水泥界面进行分离。在所有能够到的区域进行分离，同时用拉钩保护以避免损伤髌韧带和侧副韧带。摆锯够不到的地方可用弹性或硬骨刀松解假体。注意尽量确保胫骨假体后方完整分离，否则可能在假体取出过程中造成胫骨后方骨折，使重建变得更加困难。接下来用假体专用取出器或骨夯将假体取出。像股骨一样，在直视下将残存骨水泥碎块取出。

若半球形聚乙烯髌骨假体固定好、位置佳且无明显损伤或磨损，可将其原位保留。

否则，用摆锯将其截断去除。残余组织可用刮匙或骨钻去除。即使非骨水泥金属托髌骨假体固定良好且残留宿主骨量充足，亦应将假体去除，因这种假体失败率较高。可用带金刚钻头的轮锯将假体从桩脚处离断。接下来用一个铅笔头骨钻将残留桩脚去除[69]。

取出植入物后，术者应仔细评估软组织的完整性以及剩余骨量和骨骼质量。意外的结果可能需要改变术前计划，调整假体选择或骨缺损重建方案。基于这一点，尽量保证手术准备能够满足多种方案的要求。

骨准备

恢复关节线、良好的假体旋转和整个下肢力线对于全膝关节置换术后翻修的预后至关重要。翻修术的一个关键原则是尽可能保留有活性的骨量并减少非必要的骨损伤。最多只可在股骨和胫骨最突出的表面切除 1 ～ 2mm 的骨组织以提供一个安放截骨导向器的单髁平面。剩余缺损可用同种异体骨移植或假体增强块重建。主要方法将在以后章节加以讨论。

胫骨假体

考虑到胫骨的切除会影响屈伸间隙，我们推荐先行胫骨准备。用逐级加大的直铰刀扩大胫骨髓腔直至其可在骨干髓腔内与皮质紧密接触。将最后一把铰刀留在胫骨中以作截骨导引。用假体专用夹具以确保无论是在冠状面还是矢状面，胫骨表面截骨垂直于胫骨长轴。通常骨缺损在内侧和外侧平台是不等的，在这种情况下截骨高度应参考较高的一侧。随后将较低侧重建为稳定的表面，并与机械轴垂直，用上文提到过的用于骨缺损重建的路径进行处理。我们通常使用块状增强块为假体提供支撑（图 7-3）。在植入系统中可选择的范围内，增强块的大小由高度差决定。增强块通常比缺损略厚，这样骨床清理后正好可以满足重建的高度要求。若存在较大的骨缺损，胫骨平台的两侧均可使用增强块以减少聚乙烯垫片的厚度。这种情况下，通常近端腓骨头是可见的

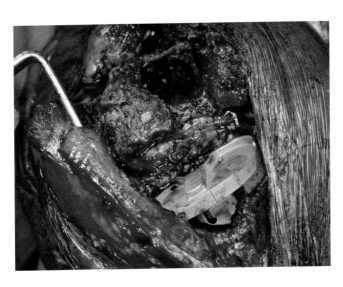

图 7-3 术中照片显示在胫骨准备后的试模安装。一个 5mm 的内侧增强块用来纠正局灶性缺损

并且可有助于支撑胫骨假体。

通过比较残余胫骨上段与试模大小，估计出胫骨假体的尺寸。连接增强块和带柄试模，并检查尺寸匹配并测试稳定性。可能需要带偏心距的延长杆以避免内侧外悬及对软组织造成的激惹。为了胫骨假体正确的旋转对位，我们推荐将胫骨结节内中 1/3 作为一个可靠的标记。可用电刀标记以保证在试模和假体置入过程中精确定位。

如遇Ⅲ型骨缺损，高级医师（WKB）倾向于使用骨小梁金属锥 cones 来进行重建。在厂家特制试模的引导下，用高速钻头对包容型缺损进行修整，以确保实现压配。若在 cones 与宿主骨间有空隙存在，可用颗粒骨打压以提高压配度。全锥体 cones 和阶梯形锥体 cones 皆可用，取决于哪种能够最好地重建胫骨近侧干骺端，为胫骨假体提供一个支架。接下来将胫骨假体用骨水泥固定到胫骨的 cones 上，延长杆可以是压配的也可以是骨水泥型的。

无论选择何种技术，都应小心确保重建的胫骨平面与其解剖力线相垂直。参考以下所述的屈曲间隙方法，股骨假体的正确对线取决于胫骨的对线，胫骨假体内翻可导致股骨假体的内旋。

股骨假体

股骨准备的第一步是磨锉髓腔以获得紧密贴合。这一步极为重要，因为扩髓的位置决定了远端截骨的对线。股骨远端截骨导向器一般设置为外翻 5°～7°，以重建正确的机械力线。截骨角度根据不同植入物系统而不同，取决于截骨导杆与股骨侧假体夹角。部分术者认为若内侧副韧带功能不全，在股骨截骨时外翻应小于 5°，使机械力线轻度内翻以保护内侧。然而我们认为可提高植入物限制性程度来解决此问题，而不是通过改变远端截骨对线的方式。我们倾向于外翻 6° 切除股骨远端（在考虑假体设计之后），仅去除病变骨组织，露出新鲜骨表面。可能只能对一侧髁进行截骨，重建出一个平滑的骨表面，可能无法同时对另一侧髁进行截骨，这取决于骨缺损的程度。股骨的截骨表面提供的一条参考线，应与胫骨截骨面平行。

股骨假体的尺寸取决于 2 个因素。第一，本身残余的股骨决定了股骨假体的尺寸。依靠厂家的大小测量工具，在前后和内外侧方向上选择最合适的假体尺寸，应尽量不要选择偏小假体而人为地扩大屈曲间隙，因为往往在翻修时屈曲间隙通常都是偏松的。第二，对于大多数膝关节假体翻修系统，胫骨假体尺寸也决定了股骨假体的尺寸。因此，重要的是在胫骨准备好后再确定股骨的尺寸，这需要熟悉所选假体的特性。

下一步，把注意力放在重建正确的关节线高度上。尽管精确地重建关节线十分困难，但无论如何重建关节线对恢复良好的稳定性和关节运动都很有必要。为获得最佳预后，重建的关节线应距关节线的解剖位置 8mm 以内[70]。精细的解剖学研究发现关节线位于内上髁以下平均 3.1cm 与外上髁以下平均 2.5cm 的位置[71]。一般来说，腓骨头距关节线 2cm，然而这种定位方法不如参考髁上可靠[72]。我们建议用内上髁来确定关节线的位置（图 7-5）。将一根标尺放置于上髁，测量残余骨的高度。股骨远端外侧或内侧增强块加上假体厚度来定位新的关节线，确保在内上髁远侧 3cm 的位置上。若如此标记因骨缺失而不可用，则可考虑用外上髁或者腓骨头代替。股骨重建进行到这一步，肢体力线和关节线（如伸膝间隙）已被解剖重建。

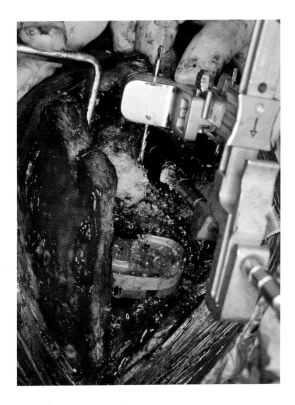

图 7-4　股骨髓腔钻引导股骨远端截骨

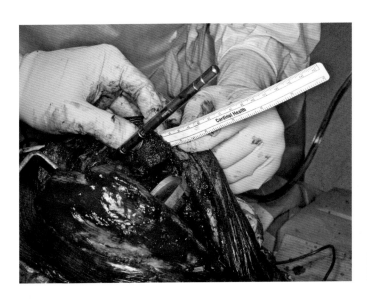

图 7-5　确定内上髁位置，用标尺测量以确定关节线的高度

接下来确定股骨假体旋转和屈曲间隙。大量证据表明股骨内旋可造成髌骨活动轨迹变差、半脱位、髌骨卡压、增加假体磨损以及膝前痛[24]。考虑到股骨假体内旋常见于膝关节置换失败的病例中，术者务必有意识地在重建术中纠正任何旋转异常的情况。这将有助于确保屈曲间隙的内外侧平衡以及防止因外侧副韧带相对松弛导致的术后不稳。几个可供股骨假体旋转参考的解剖标记已有描述，包括后髁轴线、Whiteside 线以及通髁轴线（TEA）[16,71]。然而，有骨缺失的情况下，后髁轴线和 Whiteside 线往往在翻修中不可用。在翻修术中重建股骨旋转的过程中，通髁轴线是一个可靠的标记，应将其标记好以备在此步骤中随时参考。

在确定股骨假体正确旋转时，可用一个组合的方法。股骨假体应与通髁轴线相平行，当侧副韧带张力平衡时，平行于胫骨的截骨面进行股骨前方截骨，以确保植入物后髁间形成矩形屈曲间隙。首先，选择先前确定好大小的 4 合 1 截骨块放置于髓内杆上。我们将锯片置于 4 合 1 截骨块的前髁沟槽内，并利用一个合适大小的股骨偏心套管使其正好与股骨前表面齐平。这样髁向后平移股骨假体从而减小屈曲间隙，因为翻修时屈曲间隙往往大于相应的伸膝间隙。可将间隙测量器或撑开器放置于胫骨和股骨截骨块之间，用于打开屈曲间隙。当侧副韧带张力相同时，该间隙的内外侧就重建了平衡。在反复检查与通髁轴线之间的旋转关系后，固定截骨块，接着对前髁和斜面行清扫性截骨。股骨后髁偏心距的重建很重要，可改善术后屈曲度。基于我们放置 4 合 1 截骨块的位置以填充屈曲间隙，我们通常根据需要选用后髁的垫块以填充屈曲间隙。通过截骨模块的沟槽对残余的内外侧后髁行清理性截骨，同时测定垫块的尺寸。

增强块试模初步固定在股骨假体上，安装在股骨远端骨面后评价其匹配度。我们使用之前的 90/90 胫骨截骨板再次确认了股骨的旋转位置。并在屈膝间隙逐渐增厚间隙测量块以确保适当的韧带张力（即一个矩形的屈膝间隙）。同时测量块也可以评估伸膝间隙大小及平衡情况，然后根据表 7-1 中给出的路径进行屈伸间隙的平衡。一旦屈伸间隙相等且内外侧平衡，就可以将合适厚度的聚乙烯垫片插入股骨和胫骨假体之间（图 7-6）。

有时术中还可能会遇到因严重的非包容性骨缺损却无法使用增强块的情况。这时我们鼓励在股骨骨干及干骺端连接处使用骨小梁 cones 进行Ⅲ型骨缺损的重建。至于胫骨，目的是尽量的扩大与有活力的宿主骨接触面。可用高速钻头帮助缺损区域的打磨成形以增大接触面积。Cones 增强块的周边可以配合颗粒骨的打压植骨以增加压配度。股骨假体和干骺端骨质及股骨 cones 之间常用骨水泥固定，同时使用骨水泥或者压配固定的延长杆。

髌骨假体

正如前面所讨论的那样，髌骨假体并不常规需要翻修。如果髌骨骨量充足，一个标准的髌骨假体就足够了。已有研究报告指出半球形的髌骨假体可获得高成功率和低

表 7-1　术中调整屈伸间隙的平衡

	伸直间隙（正常）	伸直间隙（紧）	伸直间隙（松）
屈膝间隙（正常）	无需调整	增加股骨远端截骨量 松解后方关节囊	增加股骨假体尺寸
屈膝间隙（紧）	将股骨假体前移 减小股骨假体尺寸	减小聚乙烯垫片厚度 增加胫骨近端截骨量	减小股骨远端假体尺寸 或者前移假体
屈膝间隙（松）	将股骨假体后移 增加后方假体厚度	增加股骨远端截骨量 增大股骨假体尺寸	加大聚乙烯垫片厚度

Reprinted with permission of The Journal of Arthroplasty, 21(4 suppl 1). Bottros J, Gad B, Krebs V, Barsoum WK. Gap balancing in total knee arthroplasty. Pages 11-15. Copyright 2006, with permission of Elsevier.

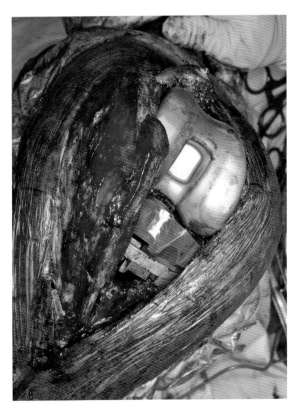

图 7-6　在间隙平衡完成后放入试模

髌骨骨折风险，且只需截骨 1 ~ 2 mm[73]。髌骨的准备方法同初次膝关节置换。

如果髌骨的骨缺损比较明显，那么则需要适当去除髌骨假体。尤其是对髌骨厚度小于 10 ~ 12 mm 而无法再置换的患者。有报道称这类患者膝前痛的发生率高达 30%。恢复髌骨的厚度可以提高力量和减少伸肌滞缺。重建髌骨厚度的方法包括骨移植或使用多孔的金属钽植入物。然而，这些也会带来髌骨骨折和植入物移位等问题，因此应小心使用。

膝关节平衡

术后不稳定是膝关节翻修术后失败一个常见原因，应注意在软组织平衡过程中确保膝关节的稳定。膝关节结构的平衡在放置试模后也可以进行微调。屈曲（90°）和伸直（0°）的间隙评估要求和初次关节置换一样。同样重要的是要评估膝关节在中屈位（30°和45°）的稳定性，因为膝关节翻修术常常会导致关节线位置的改变，而这样会导致中屈不稳。在翻修术中，术者必须清楚知道哪些原因可以导致屈伸间隙不平衡。同初次膝关节置换一样，翻修术中也须通过标准路径来按顺序调节各种不平衡（见表7-1）[74]，直到患膝获得充分的平衡。如果计划植入一个全稳定型膝关节假体，我们建议先使用后稳定型垫片试模。它能使外科医生更好地评估患膝的平衡与结构的稳定性。最后，如果是因为膝关节不稳而进行的翻修，我们建议如果当患膝在"4"字体位时仍能保持很好的稳定性，则说明假体的稳定性是足够的。

假体固定

我们在翻修术中常规使用载抗生素骨水泥（型号 Simplex-P + 妥布霉素，Stryker）。载抗生素骨水泥已被证实可降低感染的风险且不影响骨水泥的强度[75-76]。加上我们使用的现代骨水泥技术，包括脉冲灌洗，彻底干燥骨面，最后用手指压紧骨水泥[77]。当延长杆使用骨水泥固定，髓腔应放置骨水泥栓，并使用骨水泥枪行髓腔加压（图7-7）。

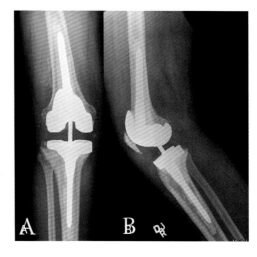

图 7-7 术后正位（A）和侧位 X 线片（B）表明使用了骨水泥型股骨和胫骨延长杆的全稳定型假体（TriathlonTS，Stryker Orthopaedics，Mahwah，NJ）的最后重建结果。股骨远端增强块被用来重建关节线，胫骨内侧、股骨后内侧的增强块同样是用来填补骨缺损

由于翻修术中骨的质量往往较差，因此，多数膝关节翻修会使用带延长杆的胫骨和股骨假体，因为它们提供更好的固定，跨过骨质较差的部分，并能改善应力分布[78-79]。尚存在争议的是假体该采用骨水泥还是生物固定，至今仍没有被广泛接受的指南或标准。一部分研究显示骨水泥固定具有优秀的临床疗效[80-82]，而另一部分研究则显示使用压配型假体更好[83-86]。

以往治疗膝关节感染的经验，我们偏向于使用生物固定方式。因为使用生物型假体的好处是当发生再次感染时，假体更容易取出。当然，也有一些外科医生喜欢使用骨水泥固定方式翻修感染的膝关节，并利用骨水泥作为抗生素的载体。我们则更喜欢在骨量丢失严重和使用高度限制性假体时采用压配固定的方式，因为这样能分散应力负荷[84,87-88]。生物型假体延长杆直径的大小由骨髓腔大小决定，因为延长杆必须足够大以获得良好的压配稳定性。其次，延长杆应该跨越任何因骨丢失、骨折及胫骨结节截骨术而造成的应力集中区域。当关节面和髓腔存在偏距的时候，我们建议采用带偏距延长杆的假体优化人工关节的位置，这样有助于平衡屈伸间隙。但是带偏距延长杆的假体不能够采用骨水泥固定，因为会大大增加了后续假体取出的困难和导致更严重的骨丢失。

当骨丢失的量较少，并且选择后稳定型假体时，这时采不采用带延长杆的假体取决于外科医生的习惯。而且在这种情况下，我们建议使用短（30 ~ 50 mm）的，小直径的锥形延长杆就够了。植入股骨假体时干骺端骨质周围需要适当的使用些骨水泥粘结，但延长杆本身不需要使用骨水泥。胫骨端，我们则建议采用全骨水泥固定的延长杆，并在延长杆远端 1cm 处放置骨水泥限深器。正如前面所讨论的那样，当术中采用胫骨结节截骨术时，延长杆需采用非骨水泥固定，防止骨水泥溢出到截骨面。

关闭切口

软组织处理良好是膝关节翻修成功不可或缺的因素之一。骨水泥硬化后应立即松开止血带，其次，小心细致的止血能将术后血肿的发生率降到最低。

膝关节屈曲 90°位关闭切口已被证明术后 6 个月时的膝关节活动度明显优于完全伸直位关闭切口的方式[89]。随后的一个关于 26 例膝关节翻修术后的活动度的随访研究显示，屈曲位关闭切口在术后 1 年获得的膝关节屈曲度更佳[90]。因此，我们认为如果条件允许，应该在膝关节屈曲 90°位关闭切口。

伸膝装置需要使用间断缝合精细地关闭。关于扩大显露后的缝合修补技巧前面已经详细讨论过了。髌骨轨迹应当引起足够重视，必要时可以做适当的软组织松解以确保在膝关节屈曲过程中髌骨始终锁定在滑车中央。如行单纯外侧松解，如果可能的话我们建议使用由内到外的技术以保护关节囊的完整性，防止术后血肿的发生。皮下组织也采用间断缝合，皮肤的缝合则根据外科医生的偏好。伤口关闭得严实可以减少术后引流，同时将感染的风险最小化。

术后管理

接受膝关节翻修的患者术后并发症的发生率明显高于初次关节置换的患者。这些病人需要更加细心周到的术后护理来将并发症的风险降到最低[91]。

膝关节置换术后最常见的一种并发症是静脉血栓栓塞。故而，所有患者术后都必须接受多模式的静脉血栓预防。气动加压弹力袜作为一个简单和低风险的方法可有效预防深静脉血栓形成，手术后病人应立即使用。药物预防应该在术后 24 小时内开始。我们选择术后使用低分子肝素，并持续 3 ~ 4 周。此外尚有多种术后抗凝的方案可选[92]。

围术期的抗生素使用也是预防感染的一个关键步骤。之前无感染史的患者，我们继续预防性使用抗生素到术后 24 小时。之前存在感染史的患者，我们倾向于一直使用抗生素到术中培养结果出来，通常用到术后 3 ~ 4 天。对于这些患者，我们需要根据他们以前的治疗史使用敏感抗生素。

术后是否采取患膝的持续被动运动由外科医生决定。对于初次膝关节置换来说，术后持续的被动运动已被证明能改善膝关节早期屈曲活动度，但对膝关节长期屈曲活动度或功能评分没有改善[93]。而对于膝关节翻修的患者，除非术前患有膝关节纤维化，我们术后通常不使用持续被动运动。

对于膝关节翻修，同初次膝关节置换一样，我们遵循类似的康复原则。术后病人应尽早在设备辅助下开始功能锻炼。除非使用结构性植骨的情况，我们允许患者一定程度地负重。采用胫骨结节截骨或 V-Y 翻转以显露关节的情况则需限制膝关节活动度。其余患者，鼓励主被动活动，闭链抗阻训练可以在术后 3 ~ 4 周开始。

参考文献

1. Kurtz S, Mowat F, Ong K, Chan N, Lau E, Halpern M. Prevalence of primary and revision total hip and knee arthroplasty in the United States from 1990 through 2002. *J Bone Joint Surg*. 2005;87(7):1487-1497.

2. Lavernia CJ, Drakeford MK, Tsao AK, Gittelsohn A, Krackow KA, Hungerford DS. Revision and primary hip and knee arthroplasty. A cost analysis. *Clin Orthop Relat Res*. 1995;2(311):136-141.

3. Losina E, Walensky RP, Kessler CL, et al. Cost-effectiveness of total knee arthroplasty in the United States: patient risk and hospital volume. *Arch Intern Med*. 2009;169(12):1113-1121; discussion 1121-1122.

4. Callahan CM, Drake BG, Heck DA, Dittus RS. Patient outcomes following tricompartmental total knee replacement. A meta-analysis. *JAMA*. 1994;271(17):1349-1357.

5. Bourne RB. Measuring tools for functional outcomes in total knee arthroplasty. *Clin Orthop Relat Res*. 2008;466(11):2634-2638.

6. Kurtz S, Ong K, Lau E, Mowat F, Halpern M. Projections of primary and revision hip and knee arthroplasty in the United States from 2005 to 2030. *J Bone Joint Surg*. 2007;89(4):780-785.

7. Sharkey PF, Hozack WJ, Rothman RH, Shastri S, Jacoby SM. Insall Award paper. Why are total knee arthroplasties failing today? *Clin Orthop Relat Res*. 2002;11(404):7-13.

8. Bozic KJ, Kurtz SM, Lau E, et al. The epidemiology of revision total knee arthroplasty in the United States. *Clin Orthop Relat Res*. 2010;468(1):45-51.

9. Mortazavi SM, Schwartzenberger J, Austin MS, Purtill JJ, Parvizi J. Revision total knee arthroplasty infection: incidence and predictors. *Clin Orthop Relat Res*. 2010;468(8):2052-2059.

10. Dennis DA. A stepwise approach to revision total knee arthroplasty. *J Arthroplasty*. 2007;22(4 suppl 1):32-38.

11. Mason JB, Fehring TK, Odum SM, Griffin WL, Nussman DS. The value of white blood cell counts before revision total knee arthroplasty. *J Arthroplasty.* 2003;18(8):1038-1043.

12. Trampuz A, Hanssen AD, Osmon DR, Mandrekar J, Steckelberg JM, Patel R. Synovial fluid leukocyte count and differential for the diagnosis of prosthetic knee infection. *Am J Med.* 2004;117(8):556-562.

13. Joseph TN, Mujtaba M, Chen AL, et al. Efficacy of combined technetium-99m sulfur colloid/indium-111 leukocyte scans to detect infected total hip and knee arthroplasties. *J Arthroplasty.* 2001;16(6):753-758.

14. Moon HK, Han CD, Yang IH, Cha BS. Factors affecting outcome after total knee arthroplasty in patients with diabetes mellitus. *Yonsei Med J.* 2008;49(1):129-137.

15. Parvizi J, Sullivan TA, Trousdale RT, Lewallen DG. Thirty-day mortality after total knee arthroplasty. *J Bone Joint Surg.* 2001;83-A(8):1157-1161.

16. Whiteside LA. Ligament balancing in revision total knee arthroplasty. *Clin Orthop Relat Res.* 2004;(423):178-185.

17. Krackow KA. Revision total knee replacement ligament balancing for deformity. *Clin Orthop Relat Res.* 2002;(404):152-157.

18. McAuley JP, Engh GA, Ammeen DJ. Treatment of the unstable total knee arthroplasty. *Instr Course Lect.* 2004;53:237-241.

19. Mihalko WM, Krackow KA. Flexion and extension gap balancing in revision total knee arthroplasty. *Clin Orthop Relat Res.* 2006;446:121-126.

20. Parratte S, Pagnano MW. Instability after total knee arthroplasty. *Instr Course Lect.* 2008;57:295-304.

21. Mihalko WM, Saleh KJ, Krackow KA, Whiteside LA. Soft-tissue balancing during total knee arthroplasty in the varus knee. *J Am Acad Orthop Surg.* 2009;17(12):766-774.

22. Clarke HD, Scuderi GR. Flexion instability in primary total knee replacement. *J Knee Surg.* 2003;16(2):123-128.

23. Mihalko WM, Miller C, Krackow KA. Total knee arthroplasty ligament balancing and gap kinematics with posterior cruciate ligament retention and sacrifice. *Am J Orthop (Belle Mead NJ).* 2000;29(8):610-616.

24. Hoeffel DP, Rubash HE. Revision total knee arthroplasty: current rationale and techniques for femoral component revision. *Clin Orthop Relat Res.* 2000;11(380):116-132.

25. Bush JL, Wilson JB, Vail TP. Management of bone loss in revision total knee arthroplasty. *Clin Orthop Relat Res.* 2006;452:186-192.

26. Huff TW, Sculco TP. Management of bone loss in revision total knee arthroplasty. *J Arthroplasty.* 2007;22(7 suppl 3):32-36.

27. Lucey SD, Scuderi GR, Kelly MA, Insall JN. A practical approach to dealing with bone loss in revision total knee arthroplasty. *Orthopedics.* 2000;23(10):1036-1041.

28. Engh GA, Ammeen DJ. Bone loss with revision total knee arthroplasty: defect classification and alternatives for reconstruction. *Instr Course Lect.* 1999;48:167-175.

29. Clatworthy MG, Ballance J, Brick GW, Chandler HP, Gross AE. The use of structural allograft for uncontained defects in revision total knee arthroplasty. A minimum five-year review. *J Bone Joint Surg.* 2001;83-A(3):404-411.

30. Reichel H, Hube R, Birke A, Hein W. Bone defects in revision total knee arthroplasty: classification and management. *Zentralbl Chir.* 2002;127(10):880-885.

31. Meneghini RM, Lewallen DG, Hanssen AD. Use of porous tantalum metaphyseal cones for severe tibial bone loss during revision total knee replacement. *J Bone Joint Surg Am.* 2008;90(1):78-84.

32. Radnay CS, Scuderi GR. Management of bone loss: augments, cones, offset stems. *Clin Orthop Relat Res.* 2006;446:83-92.

33. Rand JA. Modular augments in revision total knee arthroplasty. *Orthop Clin North Am.* 1998;29(2):347-353.

34. Ritter MA, Harty LD. Medial screws and cement: a possible mechanical augmentation in total knee arthroplasty. *J Arthroplasty.* 2004;19(5):587-589.

35. Ritter MA. Screw and cement fixation of large defects in total knee arthroplasty. *J Arthroplasty.* 1986;1(2):125-129.

36. Ritter MA, Keating EM, Faris PM. Screw and cement fixation of large defects in total knee arthroplasty. A sequel. *J Arthroplasty.* 1993;8(1):63-65.

37. Werle JR, Goodman SB, Imrie SN. Revision total knee arthroplasty using large distal femoral augments for severe metaphyseal bone deficiency: a preliminary study. *Orthopedics.* 2002;25(3):325-327.

38. Pagnano MW, Trousdale RT, Rand JA. Tibial wedge augmentation for bone deficiency in total knee arthroplasty. A followup study. *Clin Orthop Relat Res.* 1995;12(321):151-155.

39. Dorr LD, Ranawat CS, Sculco TA, McKaskill B, Orisek BS. Bone graft for tibial defects in total knee arthroplasty. 1986. *Clin Orthop Relat Res.* 2006;446:4-9.

40. Dennis DA. The structural allograft composite in revision total knee arthroplasty. *J Arthroplasty.* 2002;17(4 suppl 1):90-93.

41. Dennis DA, Little LR. The structural allograft composite in revision total knee arthroplasty. *Orthopedics.* 2005;28(9):1005-1007.

42. Engh GA, Herzwurm PJ, Parks NL. Treatment of major defects of bone with bulk allografts and stemmed components during total knee arthroplasty. *J Bone Joint Surg Am.* 1997;79(7):1030-1039.

43. Parks NL, Engh GA. The Ranawat Award. Histology of nine structural bone grafts used in total knee arthroplasty. *Clin Orthop Relat Res.* 1997;12(345):17-23.

44. Bobyn JD, Stackpool GJ, Hacking SA, Tanzer M, Krygier JJ. Characteristics of bone ingrowth and interface mechanics of a new porous tantalum biomaterial. *J Bone Joint Surg Br.* 1999;81(5):907-914.

45. Brooks DH, Fehring TK, Griffin WL, Mason JB, McCoy TH. Polyethylene exchange only for prosthetic knee instability. *Clin Orthop Relat Res.* 2002;12(405):182-188.

46. McAuley JP, Engh GA, Ammeen DJ. Revision of failed unicompartmental knee arthroplasty. *Clin Orthop Relat Res.* 2001;11(392):279-282.

47. Gebhard JS, Kilgus DJ. Dislocation of a posterior stabilized total knee prosthesis. A report of two cases. *Clin Orthop Relat Res.* 1990;5(254):225-229.

48. Laskin RS, Ohnsorge J. The use of standard posterior stabilized implants in revision total knee arthroplasty. *Clin Orthop Relat Res.* 2005;440:122-125.

49. Rand JA. Revision total knee arthroplasty using the total condylar III prosthesis. *J Arthroplasty.* 1991;6(3):279-284.

50. Rosenberg AG, Verner JJ, Galante JO. Clinical results of total knee revision using the Total Condylar III prosthesis. *Clin Orthop Relat Res.* 1991;12(273):83-90.

51. Donaldson WF 3rd, Sculco TP, Insall JN, Ranawat CS. Total condylar III knee prosthesis. Long-term follow-up study. *Clin Orthop Relat Res.* 1988;1(226):21-28.

52. Karpinski MR, Grimer RJ. Hinged knee replacement in revision arthroplasty. *Clin Orthop Relat Res.* 1987;7(220):185-191.

53. Inglis AE, Walker PS. Revision of failed knee replacements using fixed-axis hinges. *J Bone Joint Surg Br.* 1991;73(5):757-761.

54. Westrich GH, Mollano AV, Sculco TP, Buly RL, Laskin RS, Windsor R. Rotating hinge total knee arthroplasty in severly affected knees. *Clin Orthop Relat Res.* 2000;10(379):195-208.

55. Barrack RL. Evolution of the rotating hinge for complex total knee arthroplasty. *Clin Orthop Relat Res.* 2001;11(392):292-299.

56. Pour AE, Parvizi J, Slenker N, Purtill JJ, Sharkey PF. Rotating hinged total knee replacement: use with caution. *J Bone Joint Surg Am.* 2007;89(8):1735-1741.

57. Burnett RS, Aggarwal A, Givens SA, McClure JT, Morgan PM, Barrack RL. Prophylactic antibiotics do not affect cultures in the treatment of an infected TKA: a prospective trial. *Clin Orthop Relat Res.* 2010;468(1):127-134.

58. Colombel M, Mariz Y, Dahhan P, Kenesi C. Arterial and lymphatic supply of the knee integuments. *Surg Radiol Anat.* 1998;20(1):35-40.

59. Haertsch PA. The blood supply to the skin of the leg: a post-mortem investigation. *Br J Plast Surg.* 1981;34(4):470-477.

60. Adam RF, Watson SB, Jarratt JW, Noble J, Watson JS. Outcome after flap cover for exposed total knee arthroplasties. A report of 25 cases. *J Bone Joint Surg Br.* 1994;76(5):750-753.

61. Hierner R, Reynders-Frederix P, Bellemans J, Stuyck J, Peeters W. Free myocutaneous latissimus dorsi flap transfer in total knee arthroplasty. *J Plast Reconstr Aesthet Surg.* 2009;62(12):1692-1700.

62. Gold DA, Scott SC, Scott WN. Soft tissue expansion prior to arthroplasty in the multiply-operated knee. A new method of preventing catastrophic skin problems. *J Arthroplasty.* 1996;11(5):512-521.

63. Lonner JH, Desai P, Dicesare PE, Steiner G, Zuckerman JD. The reliability of analysis of intraoperative frozen sections for identifying active infection during revision hip or knee arthroplasty. *J Bone Joint Surg.* 1996;78(10):1553-1558.

64. Bauer TW, Parvizi J, Kobayashi N, Krebs V. Diagnosis of periprosthetic infection. *J Bone Joint Surg.* 2006;88(4):869-882.

65. Garvin KL, Scuderi G, Insall JN. Evolution of the quadriceps snip. *Clin Orthop Relat Res.* 1995;(321):131-137.

66. Barrack RL, Smith P, Munn B, Engh G, Rorabeck C. The Ranawat Award. Comparison of surgical approaches in total knee arthroplasty. *Clin Orthop Relat Res.* 1998;11(356):16-21.

67. Trousdale RT, Hanssen AD, Rand JA, Cahalan TD. V-Y quadricepsplasty in total knee arthroplasty. *Clin Orthop Relat Res.* 1993;1(286):48-55.

68. Whiteside LA, Ohl MD. Tibial tubercle osteotomy for exposure of the difficult total knee arthroplasty. *Clin Orthop Relat Res.* 1990;11(260):6-9.

69. Dennis DA. Removal of well-fixed cementless metal-backed patellar components. *J Arthroplasty.* 1992;7(2):217-220.

70. Partington PF, Sawhney J, Rorabeck CH, Barrack RL, Moore J. Joint line restoration after revision total knee arthroplasty. *Clin Orthop Relat Res.* 1999;10(367):165-171.

71. Stiehl JB, Abbott BD. Morphology of the transepicondylar axis and its application in primary and revision total knee arthroplasty. *J Arthroplasty.* 1995;10(6):785-789.

72. Servien E, Viskontas D, Giuffre BM, Coolican MR, Parker DA. Reliability of bony landmarks for restoration of the joint line in revision knee arthroplasty. *Knee Surg Sports Traumatol Arthrosc.* 2008;16(3):263-269.

73. Laskin RS. Management of the patella during revision total knee replacement arthroplasty. *Orthop Clin North Am.* 1998;29(2):355-360.

74. Bottros J, Gad B, Krebs V, Barsoum WK. Gap balancing in total knee arthroplasty. *J Arthroplasty.* 2006;21(4 suppl 1):11-15.

75. Jiranek WA, Hanssen AD, Greenwald AS. Antibiotic-loaded bone cement for infection prophylaxis in total joint replacement. *J Bone Joint Surg Am.* 2006;88(11):2487-2500.

76. Chiu FY, Lin CF. Antibiotic-impregnated cement in revision total knee arthroplasty. A prospective cohort study of one hundred and eighty-three knees. *J Bone Joint Surg Am.* 2009;91(3):628-633.

77. Ritter MA, Herbst SA, Keating EM, Faris PM. Radiolucency at the bone-cement interface in total knee replacement. The effects of bone-surface preparation and cement technique. *J Bone Joint Surg Am.* 1994;76(1):60-65.

78. Bugbee WD, Ammeen DJ, Engh GA. Does implant selection affect outcome of revision knee arthroplasty? *J Arthroplasty.* 2001;16(5):581-585.

79. Brooks PJ, Walker PS, Scott RD. Tibial component fixation in deficient tibial bone stock. *Clin Orthop Relat Res.* 1984;4(184):302-308.

80. Mabry TM, Vessely MB, Schleck CD, Harmsen WS, Berry DJ. Revision total knee arthroplasty with modular cemented stems: long-term follow-up. *J Arthroplasty.* 2007;22(6 suppl 2):100-105.

81. Whaley AL, Trousdale RT, Rand JA, Hanssen AD. Cemented long-stem revision total knee arthroplasty. *J Arthroplasty.* 2003;18(5):592-599.

82. Fehring TK, Odum S, Olekson C, Griffin WL, Mason JB, McCoy TH. Stem fixation in revision total knee arthroplasty: a comparative analysis. *Clin Orthop Relat Res.* 2003;11(416):217-224.

83. Wood GC, Naudie DD, MacDonald SJ, McCalden RW, Bourne RB. Results of press-fit stems in revision knee arthroplasties. *Clin Orthop Relat Res.* 2009;467(3):810-817.

84. Bertin KC, Freeman MA, Samuelson KM, Ratcliffe SS, Todd RC. Stemmed revision arthroplasty for aseptic loosening of total knee replacement. *J Bone Joint Surg Br.* 1985;67(2):242-248.

85. Gofton WT, Tsigaras H, Butler RA, Patterson JJ, Barrack RL, Rorabeck CH. Revision total knee arthroplasty: fixation with modular stems. *Clin Orthop Relat Res.* 2002;11(404):158-168.

86. Haas SB, Insall JN, Montgomery W 3rd, Windsor RE. Revision total knee arthroplasty with use of modular components with stems inserted without cement. *J Bone Joint Surg.* 1995;77(11):1700-1707.

87. Completo A, Simoes JA, Fonseca F. Revision total knee arthroplasty: the influence of femoral stems in load sharing and stability. *Knee.* 2009;16(4):275-279.

88. Bourne RB, Finlay JB. The influence of tibial component intramedullary stems and implant-cortex contact on the strain distribution of the proximal tibia following total knee arthroplasty. An in vitro study. *Clin Orthop Relat Res.* 1986;(208):95-99.

89. Emerson RH Jr, Ayers C, Head WC, Higgins LL. Surgical closing in primary total knee arthroplasties: flexion versus extension. *Clin Orthop Relat Res.* 1996;10(331):74-80.

90. Emerson RH Jr, Ayers C, Higgins LL. Surgical closing in total knee arthroplasty. A series followup. *Clin Orthop Relat Res.* 1999;11(368):176-181.

91. Pulido L, Parvizi J, Macgibeny M, et al. In hospital complications after total joint arthroplasty. *J Arthroplasty.* 2008;23(6 suppl 1):139-145.

92. Kearon C, Kahn SR, Agnelli G, Goldhaber S, Raskob GE, Comerota AJ. Antithrombotic therapy for venous thromboembolic disease: American College of Chest Physicians Evidence-Based Clinical Practice Guidelines. 8th ed. *Chest.* 2008;133(6 suppl):454S-545S.

93. Lenssen TA, van Steyn MJ, Crijns YH, et al. Effectiveness of prolonged use of continuous passive motion, as an adjunct to physiotherapy, after total knee arthroplasty. *BMC Musculoskeletal Disorders.* 2008;9:60.

8

全膝关节翻修术中的关节线高度

Kirby D. Hitt, MD

全膝关节翻修术（TKA）的原则就是矫正下肢和髌骨的对位对线，以及矫正假体的旋转，重建屈伸稳定性，同时恢复关节线解剖位置。预计 2030 年膝关节翻修术的数量将比 2005 增长 601%[1]，将有越来越多的关节外科医生在实现以上目标时将面临严峻挑战。根据以往报道的结果，全膝关节翻修术的效果没有初次置换术的效果好[2]，简单来说，就是可重复的膝关节翻修手术技术应该能够提高假体寿命和关节功能，并消除与初次关节置换术后效果的差距。由于翻修手术时正常骨性标志的缺失、韧带的瘢痕挛缩或缺损使得重建关节间隙的解剖位置变得复杂起来。全膝关节翻修术后的随访研究已经证明手术效果与关节间隙重建位置的准确程度直接相关[3-18]。

为什么我们需要重建关节线

证据表明，翻修时如果不能准确地矫正关节线的位置会导致中屈位不稳、伸肌肌力减弱、膝前方疼痛、髌骨弹响和卡压综合征、髌骨不稳、膝关节活动度减小从而影响手术的临床效果。

Figgie 等人[7] 已发现差强人意的翻修手术结果与关节线位置上移超过 8mm 有关。膝关节功能评分、膝关节活动度、髌前痛、机械性问题、翻修率，以及需要手法松解都和关节线的提高有关。Ryu 等人也报道认为膝关节活动度与关节线的位置相关。活动度较好的病人的关节线偏离的平均值为 2.1mm，然而活动度较差病人的关节线位置偏离的平均值高达 5.7mm 或大约是活动度较好病人的 3 倍之多[14]。膝关节屈曲度的降低与关节线偏离 2mm 或者更多有关[19]。

同样，Partington 等人[12] 认为关节线位置上移超过 8mm 会导致 KSS 评分平均较对照组降低 15 分，而翻修术后关节线恢复到 8mm 以内时，该评分提高了 10 分。在该研究中，有 79% 的案例中出现关节线的上移。

已发现当关节线上移超过 2mm 会引起股四头肌肌力传导的改变和髌股关节内压力的增大 [6]。日常行走和爬楼梯时髌股关节和胫股关节压力的增高与 TKA 翻修时关节线的抬高直接相关。这些增高的压力可以引起胫骨和股骨假体磨损加快、膝前疼痛、髌骨松弛、髌骨不稳、功能受限。类似的，Singerman[17] 等人发现关节线每上移 1mm 将会使髌股关节压力增加 3%。

Porteous 等人 [21] 在一个研究中报告 114 个膝关节翻修病人有 73 位（64%）患者进行了关节线位置的重建，其中 41 例（36%）患者的关节线是上移的。关节线恢复后偏移在 5mm 范围内可以提高 Bristol 膝关节功能评分和总体临床疗效。Martin 和 Whiteside[10] 通过一项尸体标本的实验研究发现屈曲位关节线前移 5mm 将会引起膝关节中屈位不稳。

恢复关节线的位置使其偏移小于 5mm 需要减小假体的限制性程度，从而提升假体的长期寿命 [22]。虽然关节线的上移更常见，但下移的关节线也会加大髌骨半脱位和髌前疼痛的风险 [5]。

Hofmann 等 [23] 通过连续 89 例的 TKA 翻修术的影像学和临床分析研究认为，临床治疗效果与关节线的位置相关。翻修术后病人关节线相对初次置换术前偏移在 ±4mm 之内的 KSS 评分、屈膝和伸膝以及关节活动度都会得到提升 [23]。

关节线在哪？

许多研究已经报道膝关节翻修术会出现关节线的上移。而造成关节线出现上移的因素，是在翻修术中股骨末端骨质存在缺损，且直接在骨质缺损的情况下安放翻修假体而忽视了对关节线位置的解剖重建。在翻修时屈膝间隙常大于伸膝间隙，为了平衡屈伸间隙可能会导致股骨远端不合理的截骨。准确地恢复股骨的前后径需要填充屈膝间隙，只有这样才能避免对已经缺损的股骨末端的进一步截骨，从而避免关节线的进一步上移。

在膝关节翻修时，关节线恢复的准确与否可以由两个术中方法决定。移除磨损假体之前，在骨质的远端和近端进行标记再根据现存假体测量关节线位置。该方法假定前一次手术时的关节线重建的位置是准确的。

医生必须避免利用初次置换术后关节线位置作为翻修时关节线重建位置的唯一参考。因为许多研究已发现不同的假体设计会导致关节线位置测定的偏倚 [5,7,13,15,24]。

我们需要一个术中容易暴露的、易辨别的解剖学标记，以准确确定关节线位置。常用解剖学标记包括：股骨外侧髁上或内侧髁上，半月板残留瘢痕，髌骨下极，胫骨结节，腓骨头，收肌结节，髁上轴线。因为之前手术导致软组织的解剖改变，所以软组织作为标记是不准确的。骨性标记为重建关节线位置提供了更可靠的参考。

　　髌骨不是膝关节翻修时用于确定关节线位置的良好标志。髌韧带和股四头肌肌腱的瘢痕化及病理改变能够造成髌骨位置的异常。在翻修时需要恢复关节线的位置和调整韧带平衡来实现屈伸膝关节时的稳定性，髌骨的位置需要根据由可预见的解剖学标志确定的关节线位置做出调整。

　　到腓骨头的距离曾被视为用于确定关节线位置的可靠指标，然而测量时的变异太大，表明其不适合作为翻修时确定关节线位置的参考[25-27]。术前利用影像学检查对侧下肢腓骨小头到关节线距离的测量也许可以减小这种误差。

　　股骨内上髁被认为是最可靠的标记点，其到关节线的距离平均为 28mm，Stiehl 和 Abbott[28] 也报道了类似的发现。他们研究发现股骨内上髁到关节线的距离平均为 30.8mm，股骨外上髁到关节线的距离为 25.3mm。Griffin 等 [29] 同样也报道了类似发现，利用 MRI 对使用解剖标志物参考膝关节翻修时确定关节线位置进行了可靠性分析，得出关节线到股骨外上髁的距离平均为 23mm，到内上髁的平均距离为 28mm。髁上到关节线的距离变异与性别以及身高有关，故作者建议关节线的位置可以通过股骨宽度算出，后者就是股骨内外上髁之间的距离。股骨外侧髁到远端关节线的距离为所测得的股骨宽度的 28%，而到后侧关节线的距离为股骨宽度的 29%。股骨内上髁通常认为没有外上髁可靠，部分是因为在 MRI 下确定股骨内上髁的位置有一定的难度[25]。一项基于影像学和计算机技术的相关研究证实了以上观点，该研究认为股骨髁上轴与关节线之间有固定比例关系，在手术中可以运用这种关系[30]。作者总结出关节线的位置可以由测得的股骨内外髁上连线的长度除以 3.4 算出。股骨内上髁到关节线的平均距离为 28.6mm，外上髁到关节线的距离平均为 25.7mm。Romero 和其同伴 [31] 发现膝关节翻修术后关节线位置上移的发生率为 59%。他们提出一个在确定翻修手术方案之前先利用影像学图像来可靠地确定关节线位置的方法，该方法不需区分男性和女性。他们的估算方法为：股骨内上髁到关节线的距离为通髁线的长度 ×0.4，到外侧髁的距离为通髁线长度 ×0.3。股骨内上髁到关节线的垂直距离平均为 31.6mm±2.5mm，外上髁到关节线的垂直距离平均为 25.1mm±2.7mm。胫骨结节近端也同样被当做一个可能的确定关系线位置的骨性标志[7,25]。可在矢状位 X 线片上测量胫骨结节前端到胫骨假体的垂直距离（假设初次手术时充分恢复了关节线的位置）。在关节远端操作时，胫骨结节是用来确定关节线位置最可靠的标志物。

　　伸直位时的关节线位置已经被广泛地研究过，而关于屈膝时关节线的文章却很少。已经证实股骨后髁偏距的保留与否与术后关节活动度的大小有关[32-33]。Sato 等人 [34] 在 20 例初次膝关节置换病例中有 17 例（85%）术后出现了后方关节线前移的情况。为了获得更佳的手术效果，术者也要将屈膝时的关节线考虑在内。股骨外上髁到股骨后外侧髁的距离约是 24mm。同样，股骨内上髁到股骨后内侧髁和股骨内侧髁远端的平均距离为 28mm。

底线

股骨内上髁是用来作为术中确定关节线位置最易辨别和最为可靠的骨性标志，它的变异性最小。许多研究表明把关节放置在离股骨内上侧髁 28mm 的位置可以容许由大小和性别带来的差异性并使重建的关节线位置偏移在 3 ~ 5mm 之内[26,28-30,35]。又或者将股骨侧假体安放在离股骨外上侧髁 25mm 的地方也可以准确恢复关节线的位置[26,28-30]。通过新仪器的辅助测量股骨通髁线的长度再乘以已确定的系数也可以用来确定关节线的重建位置并且能避免性别带来的潜在偏倚。如果术中股骨远端骨因骨性标志的缺损无法进行关节线预测，那么术者必须在关节远侧想办法，这时胫骨结节是确定关节线位置最可靠的参考点。

避免关节线上移

膝关节翻修术中关节线上移的发生率高达 79%[12]。只有术者理解导致关节线上移的原因才能避免这种偏差的发生。移除松动的或者良好固定的股骨端假体常会造成股骨末端骨质的缺失。可考虑翻修时股骨末端增强块的常规使用，如果没有明显的标志物提供参考，术者需要反复验证重建的关节线位置是否正确。同样，由于股骨后髁骨质的缺损，术者选择股骨假体时有使用小号假体的趋势。因为选择小号股骨假体可以使假体与残留股骨更加契合但却有使伸膝和屈膝时关节线上移的风险。需要厚一点的胫骨垫片来填补伸膝和屈膝间隙。为了避免屈伸间隙的不匹配，在选择股骨端假体时需要考虑对原有前后径的重建，这一点是很重要的。在旧假体移除和关节清理后，经常会出现屈膝间隙远大于伸膝间隙的情况。这种情况是由于翻修手术时关节囊韧带如果发生损伤，其对屈膝间隙的影响大于伸膝间隙。使用厚的胫骨垫片填补屈膝间隙势必造成伸膝间隙过紧，这样会导致术者为了平衡屈伸间隙而对股骨末端进行过分截骨。为了避免屈伸间隙不平衡的发生，股骨假体需要恢复膝关节原始的前后直径，术者手术时要对后方的瘢痕组织从股骨髁上进行充分松解，如果未能落实这点会造成股骨末端的过分截骨。

手术技巧

各种各样的技巧都已经被报道用于膝关节翻修术和关节屈伸间隙的平衡[36-43]。虽然有些学者提倡翻修手术时关节屈伸间隙的平衡先确定伸膝间隙，但更为简单的方法是先确定屈膝间隙，一旦屈膝间隙被初步确定，术中只需再去确定伸膝间隙是否合适即可。

翻修术时对软组织进行松解时需要避免对内侧副韧带的纵形前部进行松解或损伤。因为这可能会增大屈膝间隙，导致平衡屈伸间隙的难度加大。

正确的股骨假体尺寸不能根据移除假体和关节清理后残存的股骨前后轴的直径进行确定。在假体尺寸位于两个号之间时，为了获得最大的屈膝稳定性，需要选择大一号尺寸的假体以避免由于后方骨质的截除造成的股骨后髁偏距的减少。股骨假体放置时需要与前方骨皮质平齐以达到对屈膝间隙充填的最大化。

长的压配式延长杆的使用会造成股骨端假体处于伸展位并使屈膝间隙加大，在这种情况下股骨假体的前移会造成前方间室的过度填充，而偏心延长杆的使用则能避免此种情况的发生，避免了股骨假体的前移和屈膝间隙的增大。骨质的缺损和内外侧副韧带的受累会导致股骨假体安放时出现旋转错误而造成术后关节功能低于预期。

术者不能指望初次手术时关节线的位置都是恰好适当的，因为关节线位置的错误也是造成日后需要行翻修手术的原因之一。

已经有两种方法可用于术中准确恢复关节线的位置。屈伸间隙平衡技术确定屈曲间隙，而股骨内上髁参考法则可初步确定伸膝间隙。作者提出一个结合以上两种方法的翻修方法，但是该方法偏好于先确立屈膝间隙。

文献表明翻修手术效果差于初次置换手术，一种简化的、可重复的、步序分明的翻修手术方法也许可以提升现有的手术效果。在完成暴露、移除原有假体和关节清理后，接下来的步骤就是胫骨的准备。

胫骨的准备

无论是髓内还是髓外的器械都可以用来对胫骨近端进行清扫式截骨。目的就是要使胫骨的近端有一个平整的表面，同时保持零度后倾和中立位机械轴对线。胫骨近端的表面在需要时可以使用骨移植物或者增强块来进行重建，使之形成一个平整的平面。术者需要注意避免对胫骨的过度截骨，否则容易出现与股骨尺寸不匹配的情况。这时可以进行近端龙骨槽位和延长杆准备，并安放胫骨托试模，与预先计划好的增强块试模一起进行预安装（图 8-1）。为了节省操作时间，股骨和胫骨延长杆的准备可以根据应用指征同时完成。在这个步骤不需要考虑关节线位置的问题，而且术中不应该再返回重新调整胫骨端的部分。因为胫骨假体对屈膝间隙和伸膝间隙的影响是相同的。术者需要理解软组织平衡和关节线位置的控制是通过对股骨假体安放位置的调整实现的，而与胫骨端的重建无关。

屈膝位股骨端的准备：
大小、旋转、关节线、稳定性

术者在首次置换术前应力求恢复股骨初始的前后径，虽然初始的侧位片可以用来辅助判断股骨的初始前后径，但翻修时术者都经常得不到这些初始影像学资料。利用移除的假体尺寸来决定新假体的大小，前提是初次置换术时安放的假体大小是合适的。但事实常常并非如此，而且初次手术时不合适的假体大小有可能是造成需要翻修的原因之一（图 8-2）。

　　虽然在翻修的膝关节中股骨末端和后方的骨质缺损很常见，但内外侧的骨质经常得以保留。人体测量获得的数据被用于假体设计以获得改进后的前后 / 内外径。也有器械被设计用于测量股骨的内外侧横径以辅助确定合适的前后径（图 8-3）。第二种方法是，通过测量股骨内上髁到股骨后内髁的距离，以确定股骨假体的大小是否合适，该距离大约为 28mm（图 8-4）。在假体尺寸测量结果在两号之间时，在确保不会造成两侧假体外悬的情况下，选择可能的最大号假体，以避免对后髁的过多截骨并最大限度地

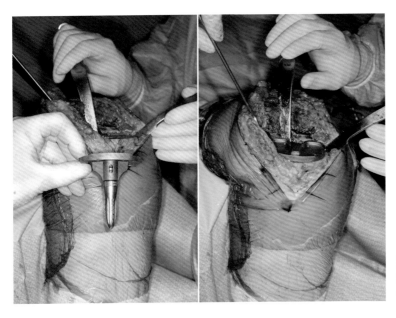

图 8-1　安放带有延长杆和计划的增强块的胫骨平台试模

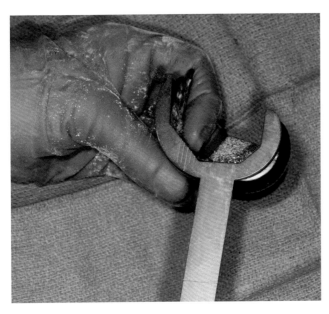

图 8-2　利用取下来的股骨假体来确定尺寸经常不准确

改善屈曲稳定性。由于在假体松动和移除的过程中常会造成股骨后方骨质的缺损，经常需要使用后髁的增强块（图 8-5）。

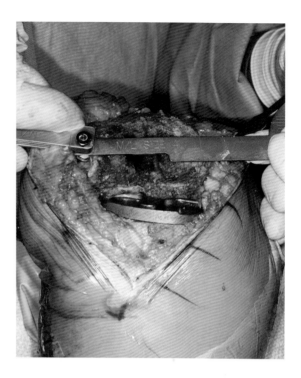

图 8-3 最准确的确定原始前后径的方法是通过完整的内外径的测定

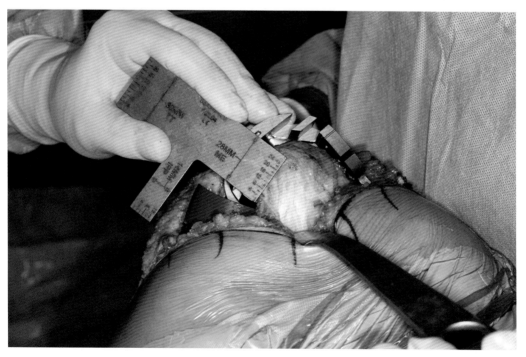

图 8-4 为了确定股骨前后径是否恢复，后方关节线到股骨内上髁的距离应该大约为 28mm

　　首次置换时常用到的解剖标志比如通髁线和 Whiteside 线常用于确定股骨假体的旋转，但由于骨质缺失和瘢痕的存在，翻修时很难实现。股骨假体的旋转通过在屈膝 90 度时膝关节内外侧结构紧张的情况下，与胫骨假体取得平行来确定。以上可以通过利用撑开器、胫骨托试模、紧张器 / 平衡器或者截骨导向器来完成，这样可以使得在任何截骨之前就能完成平衡（图 8-6）。接着使用不同的垫片试模充填屈膝间隙直到获得理想的稳定性。通过先平衡屈膝间隙，使得重建屈伸间隙平衡的工作变得简化起来（图 8-7）。接着将膝关节置于伸直位，由于屈膝间隙已经确定且平衡好，伸膝间隙只有三种可能情况：太松、太紧、或者刚刚好，如果伸膝间隙相对屈膝间隙太松，就需要用到股骨末端的增强块。在伸膝间隙太紧的病例，可以通过使用小一号的股骨远端增强块或者对股骨远端增加截骨来解决。因为股骨远端骨质的缺损很常见，在面对需要对股骨末端进行更多截骨时，术者首先需要确定后方关节囊是否已经进行了充分的松解，因为如果未松解彻底也会造成伸膝间隙过紧（图 8-8）。将准备好的延长杆连接在股骨假体试模或翻修截骨导向器后插入股骨髓腔，再伸直膝关节挤压试模直至膝关节完全伸直（图 8-9）。在伸膝间隙平衡好后，术者需要评估伸膝位时的关节线位置离股骨内上髁的位置是否处在 28±5mm 的范围内（图 8-10）。在极少数出现伸膝位关节线位置超出了 28±5mm 范围的情况时，可以通过更换不同型号的带有偏心延长杆的股骨假体进行调整，以获得伸膝位和屈膝位时合适的关节线位置。在任何股骨截骨后（图 8-11），都需要放入股骨假体试模和先前确定好的胫骨试模以评估关节的稳定性。评估时最好使用非限制性假体试模测试稳定性。在尽力平衡之后还达不到预期效果的情况

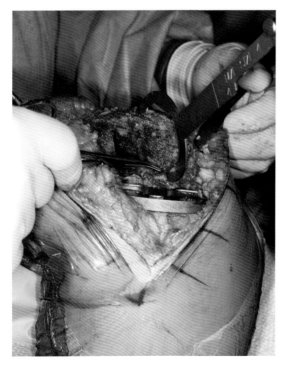

图 8-5　前后径测定模板显示后方骨质的缺损，需要使用后方增强块

下，可以考虑安放限制性假体，然后活动膝关节以检查是否存在立柱撞击。

虽然有部分学者提倡优先伸膝位重建膝关节线位置，然后再通过更换不同大小的股骨假体来平衡屈膝间隙[11,40]，但是优先确定屈膝间隙的方法降低了重建的难度。

在大部分情况下，通过以上技术可以实现对屈伸间隙的平衡，但也有些病例，虽然尽力平衡屈伸间隙，但屈伸间隙的平衡并不能实现，这时需要考虑使用一定限制性的假体。通过对关节线位置的重建使之更加接近解剖标准，可以使翻修后的关节获得更好的稳定性和力学性能，并减少限制性假体的使用。

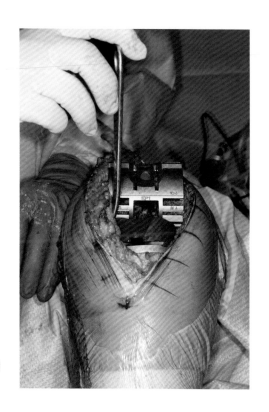

图 8-6　利用试模式截骨导向器来平衡屈膝间隙和确定股骨假体的旋转

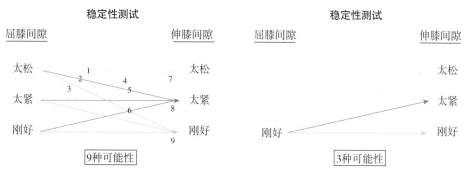

图 8-7　通过先确定屈膝间隙，使问题变得简单化

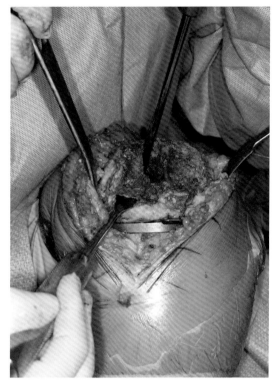

图 8-8 后方关节囊需要从后髁上进行剥离

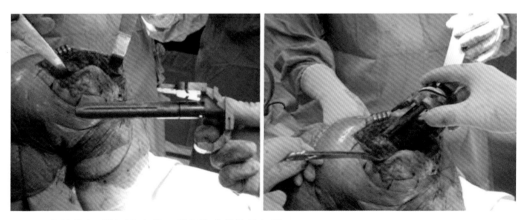

图 8-9 安放带有预制延长杆的股骨假体或截骨导向器

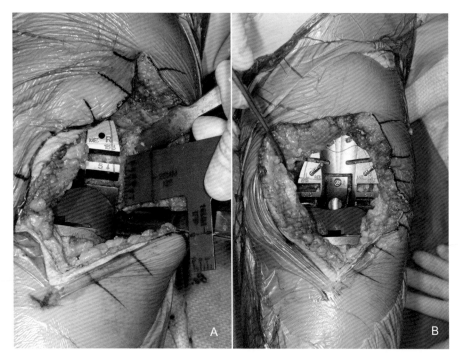

图 8-10 使用同样的垫片来平衡屈膝和伸膝间隙，确认重建的关节线位置距离股骨内上髁的距离大约为 28mm，截骨导向器可以被固定住以维持位置不变

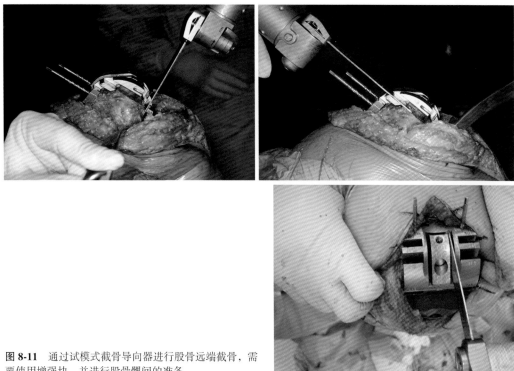

图 8-11 通过试模式截骨导向器进行股骨远端截骨，需要使用增强块，并进行股骨髁间的准备

参考文献

1. Kurtz S, Ong K, Lau E, Mowat F, Halpern M. Projections of primary and revision hip and knee arthroplasty in the United States from 2005 to 2030. *J Bone Joint Surg Am.* 2007;89:780-785.

2. Ritter MA, Carr KD, Keating EM, Faris PN, Bankoff DL, Ireland PM. Revision total joint arthroplasty: does Medicare reimbursement justify time spent. *Orthopedics.* 1996;19:137-139.

3. Chao EY, Neluheni EV, Hsu RW, Paley D. Biomechanics of malalignment. *Orthop Clin North Am.* 1994;25:379-386.

4. Chiu KY, Ng TP, Tang WM, Yau WP. Review article: knee flexion after total knee arthroplasty. *J Orthop Surg (Hong Kong).* 2002;10:194-202.

5. Cope MR, O'Brien BS, Nanu AM. The influence of the posterior cruciate ligament in the maintenance of joint line in primary total knee arthroplasty: a radiologic study. *J Arthroplasty.* 2002;17:202-208.

6. Emodi GJ, Callaghan JJ, Pedersen DR, Brown TD. Posterior cruciate ligament function following total knee arthroplasty: the effect of joint line elevation. *Iowa Orthop J.* 1999;19:82-92.

7. Figgie HE 3rd, Goldberg VM, Heiple KG, Moller HS 3rd, Gordon NH. The influence of tibial-patello-femoral location on function of the knee in patients with the posterior stabilized condylar knee prosthesis. *J Bone Joint Surg Am.* 1986;68:1035-1040.

8. Goldberg VM, Figgie HE 3rd, Figgie MP. Technical considerations in total knee surgery. Management of patella problems. *Orthop Clin North Am.* 1989;20:189-199.

9. Grelsamer RP. Patella baja after total knee arthroplasty: is it really patella baja? *J Arthroplasty.* 2002;17:66-69.

10. Martin JW, Whiteside LA. The influence of joint line position on knee stability after condylar knee arthroplasty. *Clin Orthop Relat Res.* 1990;259:146-156.

11. Mihalko WM, Krackow KA. Posterior cruciate ligament effects on the flexion space in total knee arthroplasty. *Clin Orthop Relat Res.* 1999;360:243-250.

12. Partington PF, Sawhney J, Rorabeck CH, Barrack RL, Moore J. Joint line restoration after revision total knee arthroplasty. *Clin Orthop Relat Res.* 1999;367:165-171.

13. Ritter MA, Montgomery TJ, Zhou H, Keating ME, Faris PM, Meding JB. The clinical significance of proximal tibial resection level in total knee arthroplasty. *Clin Orthop Relat Res.* 1999;360:174-181.

14. Ryu J, Saito S, Yamamoto K, Sano S. Factors influencing the postoperative range of motion in total knee arthroplasty. *Bull Hosp Jt Dis.* 1993;53:35-40.

15. Scuderi GR, Insall JN. Total knee arthroplasty. Current clinical perspectives. *Clin Orthop Relat Res.* 1992;276:26-32.

16. Shoji H, Solomonow M, Yoshino S, D'Ambrosia R, Dabezies E. Factors affecting postoperative flexion in total knee arthroplasty. *Orthopedics.* 1990;13:643-649.

17. Singerman R, Heiple KG, Davy DT, Goldberg VM. Effect of tibial component position on patellar strain following total knee arthroplasty. *J Arthroplasty.* 1995;10:651-656.

18. Yoshii I, Whiteside LA, White SE, Milliano MT. Influence of prosthetic joint line position on knee kinematics and patellar position. *J Arthroplasty.* 1991;6:169-177.

19. Carpenter CW, Cummings JF, Grood ES, Leach D, Paganelli JV, Manley MT. The influence of joint line elevation in total knee arthroplasty. *Am J Knee Surg.* 1994;4:164-167.

20. Konig C, Sharenkov A, Matziolis G, et al. Joint line elevation in revision TKA leads to increased patellofemoral contact forces. *J Orthop Res.* 2010;28:1-5.

21. Porteous AJ, Hassaballa MA, Newman JH. Does the joint line matter in revision total knee replacement? *J Bone Joint Surg.* 2008;90:879-884.

22. Mahoney OM, Kinsey TL. Modular femoral offset stems facilitate joint line restoration in revision knee arthroplasty. *Clin Orthop Relat Res.* 2006;446:93-98.

23. Hofmann AA, Kurtin SM, Lyons S, Tanner AM, Bolognesi MP. Clinical and radiographic analysis of accurate restoration of the joint line in revision total knee arthroplasty. *J Arthroplasty.* 2006;21:1154-1162.

24. Kawamura H, Bourne RB. Factors affecting range of flexion after total knee arthroplasty. *J Orthop Sci.* 2001;6:248-252.

25. Servien E, Viskontas D, Giuffre BM, Coolican MR, Parker DA. Reliability of boney landmarks for restoration of the joint line in revision knee arthroplasty. *Knee Surg Sports Traumatol Arthrosc.* 2008;16:263-269.

26. Mason M, Belisle A, Bonutti P, Kolisek FR, Malkani A, Masini M. An accurate and reproducible method for locating the joint line during a revision total knee arthroplasty. *J Arthroplasty.* 2006;21:1147-1153.

27. Havet E, Gabrion A, Leiber-Wackenheim F, Vernois J, Olory B, Mertl P. Radiological study of the knee joint line position measured from the fibular head and proximal tibial landmarks. *Surg Radiol Anat.* 2007;29:285-289.

28. Stiehl JB, Abbott BD. Morphology of the transepicondylar axis and its application in primary and revision total knee arthroplasty. *J Arthroplasty.* 1995;10:785.

29. Griffin FM, Math K, Scuderi GR, Insall JN, Poilvache PL. Anatomy of the epicondyles of the distal femur: MRI analysis of normal knees. *J Arthroplasty.* 2000;15:354-359.

30. Mountney J, Karamfiles R, Breidahl W, Farrugia M, Sikorski JM. The position of the joint line in relation to the trans-epicondylar axis of the knee: complementary radiologic and computer-based studies. *J Arthroplasty.* 2007;22:1201-1207.

31. Romero J, Seifert B, Reinhardt O, Ziegler O, Kessler O. A useful radiologic method for preoperative joint-line determination in revision total knee arthroplasty. *Clin Orthop Relat Res.* 2009;463:97-120.

32. Bellemans J, Banks S, Victor J, et al. Fluoroscopic analysis of the kinematics of deep flexion in total knee arthroplasty. Influence of posterior condylar offset. *J Bone Joint Surg Br.* 2002;84:50.

33. Banks S, Bellemans J, Nozaki H, et al. Knee motion during maximum flexion in fixed and mobile-bearing arthroplasties. *Clin Orthop Relat Res.* 2003;410:131.

34. Sato T, Koga Y, Dobue T, Omori G, Tanabe Y, Sakamoto M. Quantitative 3-dimensional analysis of pre-operative and postoperative joint lines in total knee arthroplasty: a new concept for evaluation of component alignment. *J Arthroplasty.* 2007;22:560-568.

35. Laskin RS. Joint line position restoration during revision total knee replacement. *Clin Orthop Relat Res.* 2002;(404):169-171.

36. Mihalko WM, Krackow KA. Flexion and extension gap balancing in revision total knee arthroplasty. *Clin Orthop Relat Res.* 2006;446:121-126.

37. Vince KG, Droll KP, Chivas D. Your next revision total knee arthroplasty: why start in flexion? *Orthopedics.* 2007;30:791-792.

38. Vince KG. A step-wise approach to revision TKA. *Orthopedics.* 2005;28:999-1001.

39. Vince K, Droll K, Chivas D. New concepts in revision total knee arthroplasty. *J Surg Orthop Adv.* 2008;17:165-172.

40. Masini MA, Kester MA. The joint reduction method of revision total knee arthroplasty. *Orthopedics.* 2004;27:813-816.

41. Whiteside LA. Ligament balancing in revision total knee arthroplasty. *Clin Orthop Relat Res.* 2004;(423):178-185.

42. Dennis DA. A stepwise approach to revision total knee arthroplasty. *J Arthroplasty.* 2007;22(4 suppl 1):32-38.

43. Fehring TK, Christie MJ, Lavernia C, et al. Revision total knee arthroplasty: planning, management, and controversies. *Instr Cours Lect.* 2008;57:341-363.

限制型和铰链式假体在全膝关节翻修术中的使用决策

Dermot Collopy, MBBS, FRACS

在世界各地，初次全膝关节置换术（TKR）及其翻修术已经成为一个越来越常见的外科手术。手术技术的不断细化，以及假体设计的进步，使得外科医生可以在大多数病例中获得良好的预后 [1-2]。TKR 术后的功能由植入物的设计特点所决定，而植入物的寿命和性能都被反复证明依赖于植入物的对线、关节线高度的保留、机械轴的恢复以及韧带的平衡 [3-5]。关节最大活动度和可预见的运动性能的获得，依赖于准确的假体定位和合适的韧带紧张程度。

在初次 TKR 中，这些目标是通过利用精准的工具、成熟的手术技术，应用测量截骨和间隙平衡技术来实现的。然而，骨性标志的改变、韧带功能缺失、不对称的骨丢失以及感染后的改变常给 TKR 翻修带来巨大挑战，重新建立一个稳定的关节变得非常困难（图 9-1）。在关节平衡较差或生理性限制减退的情况下，外科医生被迫选择一定程度上具有"内在"机械稳定性或限制性的假体来重建关节的稳定，并保证运动功能的良好预后。

对于非限制型、半限制型以及高限制型假体的相对优点一直存在争议。历史告诉我们过多的限制可能会导致活动度受限，以及聚乙烯界面的磨损和假体松动。反之，假如限制不足，特别是在软组织受损的情况下，可能会导致不稳定的疼痛，加速磨损，甚至胫股关节脱位。本章尝试给医生提供各种限制性假体的选择，并给出一些合理使用的解读。

不稳定性

在过去的 40 年里，随着假体的设计和手术技术的发展，近 10 年 TKR 的成功率已

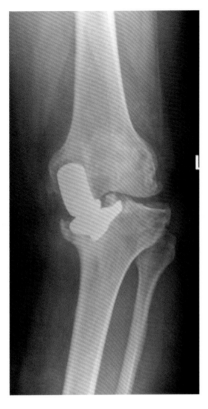

图 9-1　在单髁骨水泥胫骨假体中的假体下沉松动和关节内翻畸形

经接近 95%[1-2]。外科医生很早就已经意识到不稳会造成病人对膝关节置换术的不满。然而，最近的一些文章提出全膝关节翻修术（TKA）后胫股关节不稳正在成为一个越来越普遍的问题，占膝关节早期翻修手术原因的 22% ~ 27%[6-7]。

膝关节置换的稳定性是通过股骨和胫骨假体 - 假体接触面的几何面积、剩余的软组织限制力以及下肢的力线之间复杂的相互作用而实现的。在某些情况下，如果假体几何形态不匹配，或者重要的软组织稳定作用不足，就有可能导致置换术后关节不稳[8,9]。下肢对线不良则会加重这种不稳[10]。总的来说，多数假体设计出现的不稳定类型大致相同，偶尔会出现某些假体类型特有的不稳，如后叉韧带保留型（CR）假体中出现中屈位的不稳，在带轮柱结构的后稳定型膝关节（PS）或内外翻限制性假体上的后脱位，以及活动平台假体中出现内衬脱出造成的不稳。

软组织限制

在正常膝关节中，稳定性在很大程度上不是依靠相互接触的关节面，而是依靠稳固的软组织——韧带、肌腱和关节囊等连接股骨和胫骨的结构来提供。由于解剖变异决定每个独立稳定结构对膝关节整体稳定性的贡献不尽相同，但总的在一起为膝关节在进行成角、平移和旋转运动中提供限制作用[11-13]。这些支撑结构中任意一项的缺失都会导致膝关节不稳定，其后果可导致近期膝关节出现功能性不稳，而从长期角度讲，会产生早期的关节炎。也许前交叉韧带的断裂就是最好的例子，这将导致反常胫股运动，并在关节面产生过多的剪切力，随着时间的推移，会导致半月板的磨损，加速关节软骨的破坏，最终出现继发性骨关节炎。毫无疑问，当关节不稳出现后，这些异常运动模式会在人工关节中产生类似的剪切力，同样会对胫骨聚乙烯表面造成破坏。

众多解剖、尸体标本和临床研究试图定义这些支持结构对置换的膝关节稳定性和力线的确切作用[13-20]。这些研究共同的目标是明确有选择性的软组织松解顺序，以实现平衡及力线良好的膝关节置换。这些研究对于术者在进行"软组织平衡"的实际操作过程中可能造成潜在的关节不稳，也给出了一些分析和解释。

内侧副韧带：这是膝内侧主要的稳定韧带，并在整个屈曲的范围都发挥稳定作用。因为它在胫骨内侧表面的近端有一个广泛的附着点，一些作者提出其前部和后部存在功能性差异[19]。在膝关节弯曲时，由于股骨后滚，导致内侧副韧带前束的胫骨止点距离其股骨内上髁止点增大，导致纤维束紧张度增高，因此在屈曲位（60°～90°）对于外翻有相对较大的对抗力。而后部纤维在膝关节伸直位对于限制外翻有更大的作用（0～30度）。

后斜韧带：类似的，当内侧副韧带的这些后部纤维更多向后附着在胫骨上，它们在伸直过程中也相对更紧（0°～30°）。

外侧副韧带：膝关节的主要外侧稳定结构，外侧副韧带在整个屈曲（0°～90°）的范围内对抗内翻应力。它也提供限制胫骨内旋和外旋的阻力，特别是在屈膝位时。

髂胫束：其只在伸直位时被拉紧，是第二重要的在伸膝阶段（0°～30°）限制膝关节内翻的稳定结构。在膝关节屈曲时，它对抗胫骨内旋，但不具有限制内翻的作用。

腘肌腱：在整个屈曲（0°～90°）的范围内提供内翻阻力，也是对抗胫骨外旋的重要稳定结构。

后外侧角：这是后外侧囊的局部增厚，紧紧附着在外侧副韧带后面，直至股骨外侧髁。它在整个屈伸范围内尤其在伸膝时（0°～30°）提供了外侧稳定性。

后关节囊：在伸展和屈曲过程中，后内侧和后外侧囊提供一些内侧和外侧的限制，但主要是在伸直位起作用。

不稳定的原因

全膝关节置换术后不稳定可能是由多种因素造成的，其中包括迟发的韧带松弛、屈伸间隙不匹配、不正确的假体尺寸或位置、假体松动、骨丢失、广泛的软组织松弛、内外侧副韧带张力的不平衡、及错误的肢体力线[10]。

韧带蠕变

随着年龄的增加，有些人会出现弹力蛋白、胶原和其他连接性结缔组织结构在微观结构上的进行性变化，可能导致韧带和关节囊功能完整性的缺失。有些情况，如风湿性关节炎、胶原血管疾病和长期类固醇的使用可能会产生类似的变化。其结果常是组织支撑力降低，在人工膝关节置换术后，这种病变肯定会导致迟发的韧带松弛和关节不稳。这种情况常见于 20 世纪 80 年代末 90 年代初，那些接受非限制性的平面对平面、弧面对平面假体的患者。这些病人在经过 10 ～ 12 年后，可出现置换的膝关节广泛性松弛，聚乙烯表面磨损和关节不稳。有限的翻修时只增厚聚乙烯衬垫的厚度、使软组织恢复应有的张力，可暂时改善这种情况，但软组织还会继续发生蠕变，因此将来很可能还需要进一步的手术[21]。相比于较厚的聚乙烯内衬，这些情况需要使用限制性更高的假体来吸收导致软组织蠕变的应力。

此外，保留后交叉韧带的假体设计在理论上需要依靠韧带在整个假体寿命中的完整性。组织学研究表明后交叉韧带往往在关节炎疾病病程中逐渐损伤[22,23]，导致出现韧带功能不全，或磨损断裂，使膝关节在矢状平面中出现不稳（图 9-2）。

屈伸间隙平衡

屈伸间隙平衡的概念最早是在 20 世纪 60 年代末和 70 年代初由 Freeman 等[24] 和 Insall 等[25] 提出，并且如今仍然是 TKA 技术的基石。从后方和远端精确的股骨髁截骨，并从胫骨平台近端，垂直于肢体的机械轴形成截骨表面。由此产生的"间隙"将由假体填充，从而使软组织袖套恢复张力。只有当该间隙与内侧和外侧膝关节距离相等时（即为矩形），各侧副韧带才会产生同样的张力。相反，如果该间隙是不对称的或梯形的形状，则韧带不会均匀紧张，被认为是间隙不平衡（图 9-3）。为了实现韧带在整个运动范围内相等的张力，这种间隙必须在伸直和 90° 屈曲时都能保持矩形的形状（理论上在这之间的任一角度）不变。如果达不到这种要求，则屈曲或伸直间隙（或两者）会松弛，关节不稳可能会随之而来。

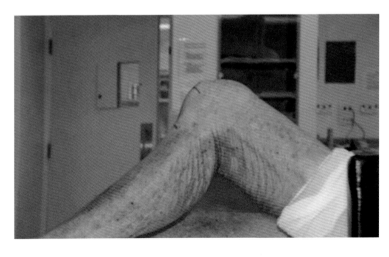

图 9-2　由于迟发的后叉韧带失效导致后叉韧带保留型假体的矢状位不稳

假体的尺寸和定位

重建关节的主要参数需要精确的假体尺寸，以此提供足够的骨性支撑来保证假体的稳定，并重建正常的股骨后髁的偏心距，这对于实现平衡屈曲间隙是必要的。在翻修手术中，股骨假体过小可能会导致的屈曲间隙充填不够充分，产生矢状位的不稳定。同样，从后端或远端过多或过少的股骨截骨可能造成屈膝与伸膝间隙的不平衡。

松动和骨丢失

感染性或无菌性松动，可能会发生假体下沉，这将造成关节不稳定。这种情况常见于松动胫骨假体的非对称下沉（通常是内翻）或松动股骨假体向近端的移位（图9-4）。

间隙不平衡：通向不稳的共同途径

考虑到了所有这些原因，Krackow[10] 提出了一个非常实用的方法来诊断和治疗TKA术后的关节不稳。他认为所有的不稳定性无非是由副韧带不平衡（所谓的间隙不对称）或屈伸间隙不匹配（所谓的间隙不相等）所引起。因此，通过密切关注间隙的对称性和屈伸间隙的匹配，外科医生应能认识到术中的一些可能会造成术后关节不稳的因素。在轻度畸形的情况下，按部就班的软组织松解可在0°和90°的范围内实现各不相同但可预测的屈伸间隙和内外侧间隙的近似平衡。然而，这种治疗方法对于畸形角度更大或创伤后的畸形的治疗作用则不够确切，如对于胫骨高位截骨（HTO）或关节周围畸形愈合。而且间隙平衡和间隙对称情况在30°～60°与0°～90°是很不同的。很多人都有过"按部就班"的软组织松解导致膝关节变得非常不稳的经验教训，比如在紧张的外翻膝中，当后外侧角最后一丝纤维被切断时，外侧屈曲间隙突然张开，致使膝关节在内翻应力下变得非常不稳定，特别是在屈曲90°的时候。

分类

大多数外科医生喜欢根据膝关节出现不稳定时的膝关节体位进行分类。因此，4个主要的不稳类型如下：

1．伸膝不稳
2．屈膝不稳
3．膝关节反屈
4．全局不稳

伸膝不稳

内翻 - 外翻不稳定是通常在膝关节伸直位时出现，这在临床查体过程中很容易被发现。副韧带功能不全或不平衡是主要原因，通常是由于畸形凹侧的挛缩结构没有被完全松解造成的（图9-3）[8]。有时候这些结构的过度松解会导致矫枉过正的结果——医源性松弛。副韧带的蠕变可随着时间的推移而发展，特别是在初次手术时机械轴不

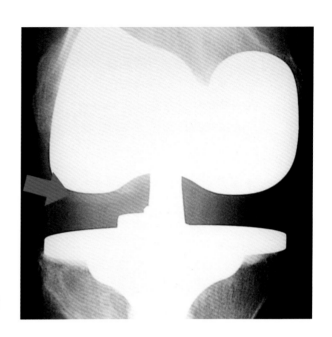

图 9-3 由于内翻膝中内侧松解不充分导致的股骨外侧髁的跳跃

正确的情况下。在极少数情况下，外伤可能会导致副韧带的完全断裂。

屈膝不稳

矢状面松弛在 90°屈曲时最容易诊断，并主要表现为胫骨向后的半脱位（见图 9-2）。这种不稳定性也许容易被要求低的患者接受，但是会造成中高要求的患者出现

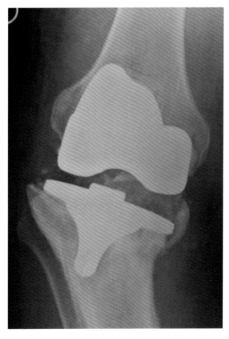

图 9-4 松动的胫骨假体内翻位下沉

症状，尤其是在下楼梯或从座位起立的运动时 [8]。这种情况常在 CR 膝关节置换术后由于不平衡的屈膝间隙或后交叉韧带不全的患者中出现。这可能由于后倾过大的胫骨截骨或股骨后髁假体较小造成股骨后髁偏心距不足造成的。

膝关节反屈

膝关节极度过伸，通常是由于股四头肌无力致使的伸膝装置功能缺陷（神经肌肉疾病如小儿麻痹症和椎管狭窄症）或髌腱断裂造成的。它也可能是医源性的股骨远端截骨过多造成的。膝过伸往往呈渐进性发展，并可能会导致更严重的松弛和不稳定。

全局不稳

在一个以上平面的不稳定通常导致包绕在膝关节周围软组织的逐渐退变，最终导致膝关节的多向不稳，全局性松弛通常会导致膝关节反屈，伸膝位内外翻不稳，和屈曲位矢状面上的不稳。

限制型假体

当可利用的韧带和软组织，结合假体关节设计和下肢力线，无法满足正常生理活动时膝关节所需要的应力需求时，则会出现膝关节不稳 [26]。为了解决生物软组织限制的不足，出现了自带不同程度机械限制性的植入物。这些设计通过股骨髁和髁间与胫骨相应聚乙烯接触面的复杂交互与构型来实现稳定性。

工程设计师用来提高假体自机械限制性的三种基本机制：

1．使股骨和胫骨髁面之间接触面的形合度更高。

2．在胫骨衬垫的中央增加一个垂直聚乙烯柱形延长，使之嵌入改良的股骨假体的髁间部。

3．轴向铰链连接的股骨和胫骨假体。

几何表面的形合度

通过改变股骨的弧形剖面和胫骨假体的表面间的形合度，设计师可以改变膝关节假体设计的自带机械稳定性（限制性）。

多年以来，股骨假体的矢状面轮廓已接近解剖，尽管市场宣传不同，但许多假体设计之间几乎没有差别。相反，胫骨聚乙烯内衬矢状凹面在设计上已经有很大的差异性。早期的后交叉韧带保留型胫骨假体在矢状面是相当平的，假定在保留后交叉韧带将稳定地引导股骨后滚，扁平的植入物将允许屈曲过程中的生理性旋转。单纯依靠软组织的稳定提供限制，这些弧面对平面和平面对平面的设计只能提供很小的限制旋转和平移的阻力，常在异常运动中造成应力冲击，致使磨损和不稳定，导致很高的手术失败率。

更现代的胫骨假体聚乙烯衬垫通过微妙地增加矢状面曲率来增加与股骨假体的形

合度。有些膝关节系统已经更进一步，通过增加聚乙烯衬垫前后（高形合度或深碟植入物）部分的高度来对抗股骨前向的矛盾运动。更高的适配程度对增强前后和旋转的稳定性有利，但这是以降低活动度和增加作用于假体 - 骨水泥 - 骨界面剪切应力为代价。为了缓和在该设计假体运动中产生的高应力，公司已经开发出专利设计，允许聚乙烯平台进行生理性旋转。冠状位内外侧单一曲率的股骨假体和带有椭圆形旋转弧的胫骨聚乙烯假体，是两个在矢状位限制性增高，同时允许胫股关节旋转的创新设计。其他设计都通过活动的胫骨假体以实现此目标。

髁间稳定

实现在全膝设计中增强机械性限制的另一技术，是在股骨和胫骨假体之间增加一个额外的接触面，以实现在一个或多个方向起到导向或限制作用。这是通过一个垂直于胫骨聚乙烯衬垫的柱或脊状结构与股骨髁间的横形凸轮或者与髁间的盒式结构相关节来实现的（图 9-5）。

早期的髁型假体设计由于存在胫骨向后半脱位的后向不稳定趋势以及后方撞击造成活动度的减少被后稳定型假体所替代 [27]。要解决这个问题，工程师开发了一种轮柱结构来限制胫骨的后移，以此来增加活动范围和改善稳定性 [27]。在第一代设计中，如全髁 II 型假体，股骨髁间结构中的凸轮是盒式结构的一部分。不过，很快就认识到，胫骨柱状结构与股骨髁间盒内的顶部及前凸轮不受控制的接触时有发生。这种不必要的接触是通过将髁间盒状结构转换为单一横向髁间凸轮来消除的，这样才诞生了后稳定型的全髁假体（后来演变成非常成功的 Insall - Burstein 膝关节）。现在存在多种由这种原始的后 - 髁间轮柱机制演变而来的新产品，他们只在设计和运动学上有着细微的差别。大多数装置在屈膝 60°～ 90°时轮柱结构会发生接触，之后随着进一步的屈曲股骨将被引导出现后滚。假体的设计参数如立柱的前后相对位置、高度、角度和凸

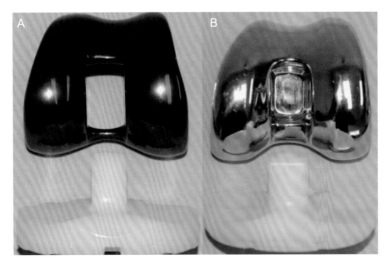

图 9-5 髁间稳定型设计。A. 盒 - 凸轮设计；B. 柱 - 盒容纳设计

轮的位置及轮廓，和其在股骨前翼的位置都被证明会对膝关节功能和寿命产生潜在的影响。

尽管存在问题，但由于凸轮与盒体侧壁之间更多的接触可能对患者内外翻稳定性有益，所以胫骨立柱与股骨髁间盒状容纳的设计并没有被完全抛弃[27]。因此全髁Ⅲ型假体诞生了，有一个更高、更粗壮的胫骨立柱紧密贴合在股骨盒状容纳的内部。后面的迭代包括限制性髁型假体，内外翻限制性假体，以及全限制性假体设计。所有设计只允许非常有限的内翻，外翻和旋转，但允许不受限制的屈曲。虽然在许多情况下成功限制内外翻、矢状、旋转的不稳定，这些髁间稳定的设计仍由于其增加的限制性存在固有问题。假体松动，胫骨凸轮的磨损和断裂，锁定机构失效，和胫股脱位都曾被报道过。

假体连接（铰链设计）

产生附加的限制性和稳定性的最后一种方法是直接连接股骨和胫骨假体，通常是通过一个通过股骨假体髁体部的轴向铰接结构来进行连接。这些铰链的设计可以是刚性的，并几乎没有内外翻或旋转的动度，或者他们可以轻微的允许 2°～5° 内外翻和旋转运动，这取决于连接部位的设计刚度。铰链式膝关节自 20 世纪 50 年代面世，但第一代及第二代铰链膝其由于刚度过大而导致过高的失败率，失败的主要原因是松动和感染。随着微动铰链以及最新的旋转铰链设计的出现，已较之前获得了更好的结果（图 9-6）。

限制型假体的优点

20 世纪 50 年代和 60 年代的早期膝关节置换术的设计通常因过高的限制性而失败，

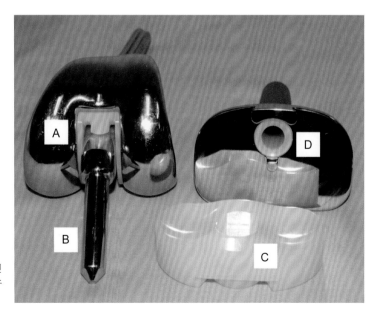

图 9-6 一例现代旋转铰链设计。A. 髁间连接；B. 垂直铰链延长杆；C. 活动聚乙烯的表面几何塑形；D. 胫骨托中央的胫骨假体井

且胫骨松动和较差的活动范围的发生率很高。假体设计由高限制型向低形合度的时代转变，平面对平面和弧面对平面的假体设计在 20 世纪 80 年代和 90 年代初开始出现。虽然他们改善了活动范围，但是这些非限制型的假体设计经常表现出明显的异常运动。

改进的运动学

尽管设计工程师经过超过 40 年的努力，TKA 仍然无法复制膝关节的正常运动学。通过增加矢状曲率和形合度，以及通过使用髁间的轮柱结构，设计者试图提高这种部分限制性假体在三个维度的稳定性并消除膝关节的反常运动。多项研究通过对功能良好的 TKR 术后患者的在体透视证明 TKR 术后患者较常人存在明显异常的运动，包括股后回滚的减少，反常的股骨前移，轴向的反常旋转，股骨髁跳跃[28-31]。CR 设计的假体表现最糟糕。高限制性的内衬，虽然谈不上完美，但确实减少了运动轨迹的变异和不同术者手术的差异。高形合度的活动平台假体设计被证明比任何 PS 或 CR 设计假体的预后都更加确切。

低失败率

有几篇论文已经研究了膝关节置换术后翻修患者的假体生存情况和再手术率，结果显示不同限制性的假体有不同的生存率[32-33]。限制性更高的内植物翻修在所有结果中都显示出更好的效果。许多文章表明 CR（非限制性）内植物有较高的失败率[34-35]。

限制型假体的缺点

限制型内衬的关节面之间增加接触的直接结果，是假体将受到明显增加的剪切和旋转力矩。在正常的膝关节中，软组织能够限制和消散这些应力，但在缺乏软组织支撑的翻修后膝关节中，这类应力将直接来自于这些限制性结构，后者包括高度形合的胫骨聚乙烯衬垫，轮柱结构中的立柱或铰链式假体的轴向铰链。毫不奇怪，我们看到很多因应力增加而失败的案例。

松动

限制型假体的内植物承受由假体链接点或髁面向内植物固定界面传递的高扭转及剪切力负荷，无论是在非骨水泥固定的假体 - 骨界面或骨水泥固定的骨水泥 - 骨界面。如果这种周期性负载超过某一阈值，将导致内植物过早松动[36]。限制的程度越大，松动就越有可能会发生。这是一个 1950 和 1960 年代早期铰链式膝关节植入物松动的病例，其铰链是采用刚性铰链的单轴设计，假体之间没有旋转以及内外翻的自由度。松动非常常见（图 9-7）。据报道，并发症的发生率为 23%[37] ～ 70%[38]，1 ～ 3 年的松动率为 27%[39]，内植物的碎裂率达到 10%[40]。当代铰链设计允许轴向旋转并且已经证实改善了预后[41-42]。即使在非连接型限制型假体设计中，大量报道援引骨水泥和非骨水泥股骨和胫骨假体的进展性透亮线和无菌性松动发生率的证据，其发生率为 30% 到

70% 之间 [36,43-45]。

立柱磨损

　　胫骨聚乙烯立柱和髁间凸轮或盒状容纳之间的接触在缺乏软组织支持的情况下增加了机械稳定性。然而，也有认为在某些情况下可能会导致立柱与凸轮或盒状容纳结构之间的过度接触，并产生有害的结果。由 Insall 及其同事于 19 世纪 70 年代中期引入 PS 设计后，这种情况很快出现了首次报道 [25]。过去十年的很多文章报道了可持续观察到立柱与髁间盒状容纳结构表面的不良接触，以及明显的聚乙烯磨损和立柱变形 [46]（图 9-8）。股骨假体前翼的远端缘在 PS 假体 [47-48] 和限制型髁假体 [49-50] 中反复撞击胫骨棘（在足跟落地相同时膝过伸）导致聚乙烯磨损，疲劳失效和立柱破损。使内植物出现这样设计和技术 [51-52] 的因素，包括股骨假体屈曲位安装，过大的胫骨后倾角，胫骨假体相对前置，或过大的伸膝间隙导致的膝反屈。

背面磨损

　　现代膝关节翻修系统都提供了模块化的胫骨聚乙烯内衬，让术者在处理不同屈伸间隙的大小，以及提供内植物限制性的选择上多了灵活性。这些内植物通过多种的锁扣装置固定到金属胫骨托上，虽然一般来说这些锁定装置都是有效的，但也不是绝对万无一失的。且聚乙烯衬垫相对于金属基板的活动度也有所不同。而在广义上的有效范围内，目前没有锁扣装置设计是万无一失的，金属托和聚乙烯衬垫之间也有不

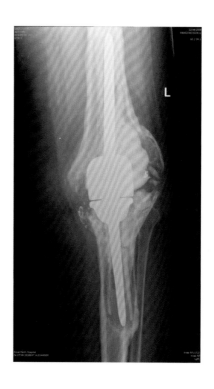

图 9-7　铰链膝由于骨质溶解导致明显的松动

同程度的微动 [53]，并存在胫骨内植物底面潜行磨损（也称为背面磨损）和骨溶解。Wasielewski[54] 在实验中表明衬垫的剪切微动会随着限制性的增加而增大。

锁扣装置失效

以类似的方式，锁扣装置需要吸收来自胫股接触增大的前后向，内外翻以及旋转应力。尽管最新锁扣装置的刚度有所改善，但其失效案例在文献中多次被报道，无论伴有或不伴有内衬的脱出（图 9-9）。其结果是，在胫骨立柱中融合了垂直金属杆和（或）锁定螺钉作为增强的二级锁扣，加强了胫骨立柱的同时，也提供聚乙烯更强的抗变形能力。许多文献也报道了这些锁定螺钉的松动和移位，无论是在 PS 假体 [55] 还是髁限制性假体中 [56]。

脱位

在 PS 和髁限制性假体设计中，胫骨立柱有双重作用。它不仅提供刚性制动阻止胫骨向后半脱位，还通过其与横向髁间凸轮相互作用引导股骨后滚。在许多内植物设计中，当股骨屈曲程度增加（90°或更高），髁间凸轮可能会沿着胫骨嵴后表面骑跨并跃过胫骨立柱上缘，导致胫骨在股骨上的后脱位 [57]。这通常只发生在屈曲间隙极度不平衡或是伴有屈曲 - 旋转松弛的情况下。凸轮的跳跃高度在不同的假体中并不相等，并且受立柱高度、凸轮位置、立柱的前后相对位置，股骨后髁的曲率半径和髁间凸轮几

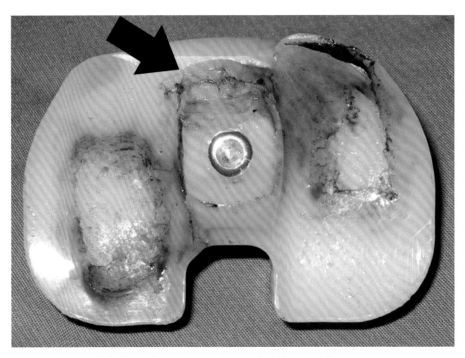

图 9-8　明显的立柱磨损，尤其是其后面，由于屈膝与凸轮相互对抗导致的磨损

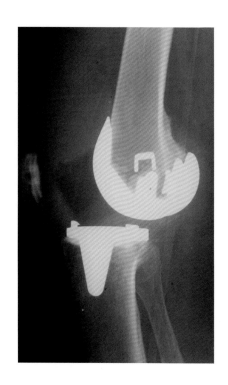

图 9-9 锁扣装置失效导致胫骨内植物脱位

何形状的影响。膝关节屈曲超过90°后通常会降低髁间凸轮跳跃高度的阈值，增大深屈膝关节发生后脱位的风险。

模块化衬垫的限制型选项

由于模块化的胫骨托的到来，大多数厂商都为医生提供了一些胫骨关节面的备选外形。最近也看到有可选择限制性水平的衬垫设计。

非限制型

保留交叉韧带内植物

CR型内衬在矢状面的形合度很低，最多有个中度增高的前唇，且中间碟形凹陷的深度和后缘的高度通常也很小。新的高屈曲度假体设计中矢状面上后缘高度更低（也被称为后释放），以允许深度屈曲时更大的股骨后滚和胫骨旋转。

传统上，所有的CR内植物都是为初次TKR而设计的。其成败依赖于功能完好的副韧带和后叉韧带等结构以及平衡的屈膝及伸膝间隙。正如本章前面叙述，即使在理想的情况下，CR的设计也可能会出现不可预测的运动。对于在TKR翻修术中使用的CR内植物——无论是单独的聚乙烯衬垫更换或作为一个完整翻修手术的一部分——都应当受到限制。已有的结果表明单独替换聚乙烯衬垫治疗关节不稳是相当糟糕的选择。

Pagnano 等 [8] 报道了一系列屈膝不稳的患者，其中 3 人予以单独的胫骨聚乙烯衬垫替换治疗 3 人中有 2 人的治疗失败并予以再次翻修。在另一个类似的报道中，Engh 等 [34] 对 8 例屈曲不稳的患者进行单独的胫骨聚乙烯置换处理，结果只有 4 例稳定。Babis 等人 [35] 在梅奥诊所进行了大样本调查，报道了 27 例治疗单独的胫骨聚乙烯置换不稳定的患者，在随后 3 年的随访中整体的失败率为 44%，再翻修率为 30%。

适应证

在 TKR 翻修中使用 CR 内植物的指征与初次 TKR 保持一致：功能完好的副韧带和后叉韧带等结构以及平衡相等的屈膝及伸膝间隙。屈伸间隙平衡的定义有点含糊，因为外科医生可能对于韧带的紧张程度和间隙的不对称程度的要求有所不同。但是，一组有效的数据表明，大多数外科医生认为在选择使用 CR 型假体时理想的可接受的间隙不对称程度为 2 ~ 3mm，屈 - 伸间隙相差在为 2 ~ 3mm。在老人或低需求的患者中，对于衬垫磨损并伴有极轻度不稳的膝关节翻修——或对于失败的单髁置换——可以满足以上要求。然而，在大多数其他情况下，笔者建议使用限制性更高的假体。

半限制型

后稳定型内衬

这些内植物也适合初次 TKR，且同样要求完整副韧带和屈伸间隙的平衡 [59]。这些内植物与 CR 内植物相比，通常有一个略微凹陷的碟形设计，通过髁间凸 - 柱机构甚至可以在后缘有较小的唇型突起的情况下也能促使股骨后滚。胫骨立柱和股骨凸轮的相对位置决定了凸轮咬合的屈曲角度及其在立柱上的运动轨迹。在很多设计中，随着膝关节屈曲增加，髁间凸轮不可避免地会运动到胫骨立柱的上缘，使得脱位的阈值随之减小 [57]。因此，许多新的设计试图维持髁 - 柱的在胫骨平台的基底部进行接触。

虽然存在轮 - 柱结构的差异，大多数 PS 设计解决了由于功能不全或手术切除后交叉韧带所造成的矢状面中度不稳定（因此又称为后交叉韧带替代型设计）。当屈膝间隙不平衡或不对称时，这些 PS 型假体就不足以解决矢状面不稳定的问题，这个问题必须被理解和重视。PS 设计的膝关节的大多数并发症大多是由于屈膝间隙未充分平衡所导致的，其中在中期和后期的屈曲过程中会出现明显内外翻和旋转，胫骨立柱在股骨髁间也会发生难以控制的撞击（图 9-10）。其结果是可能出现立柱磨损、锁扣机制失效以及轮柱结构的脱位。

适应证

对于 PS 内衬在翻修中的使用，笔者认为需要平衡良好的屈伸间隙，间隙不对称小于 2 ~ 3mm，以及屈伸间隙高度差异在 2 ~ 3mm。任何不对称性间隙大于此标准，都有出现内外翻不稳定的风险，而超过 2 ~ 3mm 有屈曲松弛及立柱磨损和脱位的风险。这是被其他作者所认可的 [59]。

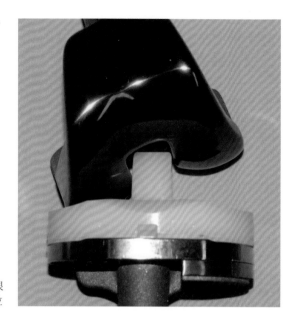

图 9-10　后稳定的设计不提供任何内外翻或旋转的限制性，在屈膝间隙不平衡时有可能会发生立柱的脱位

深碟形内衬

在矢状位中度不稳的情况下，可用另一种形合度极高的设计或者称为深碟形内衬。正如其名称所示，这些内植物通过强化的前后矢状位形状（图 9-11），在微屈和中屈位阻止股骨前移，并在屈曲 90°位阻止胫骨后脱位。早期转动及中期屈曲和 90°胫后半脱位时提供更大的阻力。由于其增加了形合度，它们也提供一些有限的抗旋力。从概念上讲，这些内植物表现为保留交叉韧带和切除交叉韧带设计理念的混合体。他们最近变得越来越流行，并且可以提供类似 PS 的效果，而不需要一个髁间凸 - 柱结构[60]。

适应证

这些衬垫通常用于 CR 关节出现后方不稳定的患者，不管是因为初次手术时后交叉韧带损伤或后期出现的后交叉韧带失效。半限制性衬垫、PS 假体内衬及深碟形内衬都需要一个平衡良好的屈曲间隙。

高限制假体

髁间限制型假体

通过增加胫骨聚乙烯立柱的高度与宽度，植入后使其与股骨假体髁间窝的大小尽量相匹配，假体设计工程师们设计和生产了机械稳定增强型的模块化内衬，如图 9-12。它们通常被冠以髁限制性假体或内外翻限制型假体的名称，这些假体提供了成角、旋转和平移的限制性，是目前能得到的限制性最高的衬垫。有时它们被错误地称为不连接的铰链。

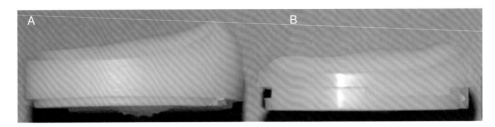

图 9-11　例：深碟型垫片（A）与 CR 型假体的垫片（B）相比。注意前缘增厚的 4 ~ 7m 聚乙烯材料以阻挡股向前移位。

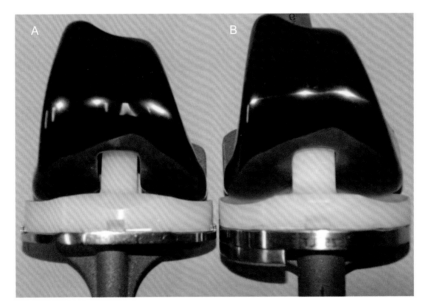

图 9-12　后稳定型假体（A）与髁限制性假体（B）的胫骨假体后径以及相应的髁间填充情况的比较

虽然不同的设计之间存在一些变化，但多数这种髁限制型假体容许存在 2° ~ 5° 的内外翻成角和同样大小的旋转。外科医生需要意识到胫骨立柱被股骨髁间盒包容的程度是可以变化的，且随着膝关节屈曲度的增加，立柱将不再被覆盖且不再与髁间盒发生关系。这在胫骨立柱为圆形、斜形或位置较靠前的设计中尤为明显。尽管在不同的设计之间胫骨立柱的高度存在变化，但是单纯依靠胫骨立柱的高度既无法提供内外翻限制性，也不能防止关节脱位。相对于低限制性的后叉保留和后稳定假体，许多现代髁限制型关节的设计增加了一些外形特征来进一步加强对于旋转的限制，使之与限制性较低的 CR 和 PS 型假体相比，其在屈曲和伸直位时，矢状面和冠状面的形合度更高。增加这些特性的目的是为了分担负荷和减少胫骨立柱柱的压力。髁限制型假体的设计保证了在正常软组织稳定结构明显损伤时仍具有足够的机械稳定性，比如在单侧或双侧的副韧带松弛、重要部位的骨质丢失累及软组织附着点或需要广泛的松解来纠正成角畸形时。髁限制型假体设计在屈伸间隙很难或无法平衡的情况也很有帮助，比如多次膝关节术后或膝关节全局不稳的病例。在一些翻修病例中，对于假体内在的绝对机械性限制的需求时间很短，仅在术后的最初几个月存在，在软组织袖套愈合后，髁间立柱作为内在支撑，吸收内外翻和旋转应力。其他情况下，软组织的限制结构无法自我修复，而内植物需要为假体终身提供内在的机械限制力。这些情况下我们有时会发现这些假体的失败。无论是因为磨损、创伤或医源性损伤造成的内侧副韧带功能完全丧失，都会引起复杂的多方向不稳定，即伸直和屈曲位的内外翻不稳，伴随旋转松弛。在这种情形下，髁限制型假体将提供足够的内在稳定性，但是随着时间的推移，反复的不稳会持续进展，往往带来灾难性的后果[41]。

适应证

髁限制型假体适用于伴有主要的侧副韧带功能不全、存在屈伸间隙中度失衡和需要纠正大角度畸形的患者。虽然每个外科医生的评判标准不同，但是屈曲间隙松弛大于 4 ~ 5mm 而小于 10mm，且成角畸形大于外翻 15°或内翻 20°的患者最好应用髁限制型假体。

铰链设计

一个有趣的发现是铰链膝关节设计事实上是第一种应用于 TKR 手术的假体并取得了成功的商业化推广，早在 1951 年 Walldius 就因第一次应用其中一种铰链式假体而载誉。铰链假体在欧洲一直很受欢迎，但是因为其近期和中期的失败率高（如图 9-7），北美和其他地区的外科医生很快对铰链假体不再热衷。他们转而选用 20 世纪 70 年代中期出现的解剖型髁式全膝假体，这种假体显示出了良好的疗效。然而在最近 15 年中，铰链假体的设计应用在某种程度上再次受到了欢迎，因为关节外科医生正面对越来越多的合并高度膝关节不稳定的翻修患者。

铰链的概念

所有铰链设计的基本概念是假体在内翻、外翻和平移应力作用下具有内在稳定性，不需要侧副韧带或关节囊的支撑，而后者对于低限制性假体是至关重要的。不同的是，假体稳定性是通过股骨和胫骨假体的直接连接而获得假体稳定性，这种连接通常是轴向的铰链[62]。

在固定铰链（刚性铰链）的设计上，这种连接是通过一个简单的单轴铰链来完成，假体可以在这个轴向上自由的屈曲和伸直但是无法旋转。而在旋转铰链膝的设计中，横向单轴的铰链同时具备一个允许旋转的次级关节，这种设计通常是通过一个垂直的铰链延长臂插入胫骨组件的中井（图 9-6）。提供轴向旋转自由度，这种旋转铰链设计减少了扭力对铰链、假体 - 骨固定界面的传递，因而减少了磨损和松动的发生。这种铰链可以是一种覆盖整个股骨假体宽度的铰链，称之为跨髁铰链，或者是一种完全位于髁间的轻巧铰链，也被称为髁间铰链（图 9-13）。

历史回顾

传统上说，铰链膝关节假体的设计经历了三个时代。第一代假体设计包括 Walldius（1951），Shiers（1953），Young（1958），Stanmore（1969）和 GUEPAR（1969），这些设计属于高度限制性金属对金属界面的刚性铰链。不幸的是，虽然程度有所不同，但所有的这些假体都表现出较高的松动（图 9-7），植入物失效，感染（最后几乎肯定是由于假体金属铰链慢性磨损颗粒诱导的结果）等失败。很快刚性铰链假体概念的问题得到确认，因此第二代设计逐渐出现并改进了假体所用的材料来尽可能的替代金属对金属界面。所有的假体都允许一定的旋转，比如 20 世纪 70 年代后期的 Sheehan（1971），Sphereocentric（1973），Attenborough（1974）设计的膝关节，后来又加入了 Noiles 和 Kinematic 的假体。这些设计很成功，但是仍旧出现了比预期更多的并发症，尤其是松动和髌股关节的问题。因此，最近的第三代假体设计，比如 S-ROM 铰链假体、Finn 假体和 NextGen RH 假体，完全颠覆了过去的限制性铰链假体设计，现在有了更多的尺寸进行选择，有了应力分散型高形合度髁假体、组配式金属增强块和延长杆，甚至干骺端充填袖套（图 9-14）。

现代铰链膝的设计特点

简要回顾现代铰链假体的设计特点对我们是很有帮助的，因为每一个特点都会影响到最终的膝关节功能 [62]。

链接机制

如前所述，股骨远端和胫骨近端通过一些轴向的铰链设计进行链接。在跨髁铰链假体中，坚固的铰链轴心通常从股骨内侧髁到外侧髁然后被胫骨立柱垂直穿桩。这种大块状的金属髁假体置换需要在远端和后侧相当大的截骨（如图 9-13）尤其是当屈曲

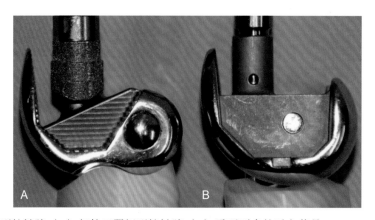

图 9-13 经髁型铰链膝（A）相较于髁间型铰链膝（B）需要更多的后方截骨

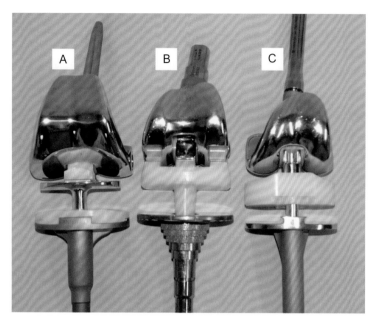

图 9-14 不同类型的旋转铰链膝设计：A. Kinematic 旋转铰链膝；B. S-ROM；C. NextGen 旋转铰链膝

轴线接近髁上轴时。髁间铰链作为一种替代设计显得更为轻巧，但是一些作者已经报道了有些情况下连接的强度可能会不足。

屈曲轴的位置

如果屈曲的解剖轴线保持接近髁上轴，胫股关节和髌股运动学可以达到最优。但是，一些经髁假体的屈曲轴线向远端平移，以此来达到减少过多截骨的目的。这可能会导致异常运动，出现"开书"样运动或髌股关节轨迹的问题。

旋转和限制旋转的机制

胫骨的内旋和外旋通过围绕一个出髁间直达胫骨平台中井的垂直铰链延长杆来实现。这通常是一种柱 - 井状设计，不同的设计中，每个部件的形状和对应的材料存在相当大的变化（图 9-14）。柱的长度和与井的匹配度具有在轴向上防止脱位的机制。有研究表明，短的、锥形立柱的设计，尤其是单纯聚乙烯材料的假体，更易于发生假体分离[65]。许多现代的假体加入了限制聚乙烯衬垫旋转的设计，这样可以减少髌骨不稳的发生率。

荷载转移

事实上，早期的铰链假体设计通过轴向铰链 100% 传递胫股载荷，而许多这样的设计最终带来了铰链的磨损和髁部的断裂。新的设计加入了之前提到的高形合度的髁限制型假体的特性，这使得股骨远端和胫骨近端运动时紧密接触（图 9-13、9-14）。

骨保护

根据假体的类型和铰链具体的位置以及屈曲轴的定位，股骨远端用于假体安放的截骨量也有所不同（图 9-14）。早期的跨髁铰链假体设计需要相当量的股骨远端和后方截骨。最新的髁间铰链假体避免了这些，但适应假体大小的髁间截骨量仍旧是个麻烦，尤其是对于矮小患者。

优点

由于具有高度的内在机械稳定性，这些现代的铰链假体设计，对于需要进行翻修手术而又合并严重的软组织损伤的患者是理想的选择。术者可以接受不完全平衡的屈伸间隙，并且可以忽略侧副韧带的功能不全和膝关节反屈。这些假体提供了可靠的内翻、外翻和旋转稳定性，甚至在内侧副韧带完全缺如时。

不足

假体分离和髌股关节疾病是使用这种假体最常见的并发症。正如前面所述的髁间限制型关节假体一样，铰链组件分担的额外的力量必然传递至假体 - 骨界面，从而带来潜在的松动可能性。大多数学者建议使用这种假体时至少选择中等长度的骨水泥延长杆或更长的生物型压配延长杆 [36]。虽然这些假体对于屈曲间隙不平衡的患者而言是理想的选择，但偶尔也有可能会出现分离或脱位，这种情况一般只发生于关节周围软组织极度松弛、伸肌总腱功能丧失（图 9-15）和肿瘤切除术后的患者。

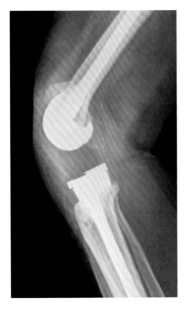

图 9-15　一例由于极度的软组织限制性缺失和慢性的伸膝机制的破坏而需要使用铰链装置进行代偿的病例

限制性小贴士

后交叉韧带功能不全	使用 PS 假体（立柱 - 凸轮结构）或深碟形高形合度假体可以充分弥补后交叉韧带的不足。 区分后交叉韧带缺损造成的矢状面不稳与屈曲间隙不平衡造成的矢状面不稳是非常重要的。 后者需要应用髁限制型假体。
外侧副韧带损伤	只要下肢力线良好，极低限制性假体也能获得出奇的效果。 否则需要髁限制型关节假体。
屈曲间隙松弛	可能是导致失败或早期翻修最常见也最容易忽视的因素，经验法则如下： 1. 轻度松弛（3～5mm）需要纠正间隙的不平衡或使用 PS 假体。 2. 中度松弛（5～10mm）需要髁间限制型关节假体。 3. 重度松弛（大于15～20mm）需要铰链假体。
内侧副韧带损伤	1. 再次说明，这是术者判断最容易重复出现偏差的地方。 2. 内侧副韧带松弛但未断裂时需要髁间限制型假体。 3. 内侧副韧带完全断裂需要铰链假体，没有例外！
伸直间隙松弛	膝关节反屈，如果通过股骨远端植骨无法纠正，需要铰链假体。
伸肌腱功能不全	慢性伸膝装置破坏通常合并周围软组织松弛和广泛不稳，需要使用铰链假体或行膝关节融合。

适应证

铰链式假体最适用于屈曲间隙极度不平衡（大于15～20mm）或内侧副韧带完全断裂的病例。慢性伸膝装置损伤的患者也需要使用铰链假体来避免过伸位不稳。对于大量骨量流失的患者也适用。

小　结

由于 TKR 手术量和难度的持续增加，外科医生面临着越来越多涉及骨量与软组织支撑不足的病例。为了解决这些情况，翻修假体需要有不同程度的自身限制性机制。有经验的外科医生在使用限制型假体时有所不同：一些人提倡简单化原则及最少的限制性，而另一些人则认为越多的限制越好。在这些极端的答案中一定有一个是正确的。外科医生在一些特殊的情况下必须选择适度的限制性来确保膝关节运动时的稳定性，同时要善于处理提高限制性所带来的不良后果。这些涉及假体大小和位置的选择、密切关注屈伸间隙的平衡、增强或重建骨缺损以及使用适当长度和固定方式的延长杆。

最重要的一点是，外科医生在决定假体限制性水平之前，必须要对用膝关节最终的稳定性进行准确的评价。

参考文献

1. Ranawat CS, Flynn WF Jr, Saddler S, Hansraj KK, Maynard MJ. Long-term results of the total condylar knee arthroplasty. A 15-year survivorship study. *Clin Orthop Relat Res.* 1993;286:94-102.
2. Ritter MA, Berend ME, Meding JB, Keating EM, Faris PM, Crites BM. Long-term followup of anatomic graduated components posterior cruciate-retaining total knee replacement. *Clin Orthop Relat Res.* 2001;388:51-57.
3. Benjamin J. Component alignment in total knee arthroplasty. *AAOS Instr Course Lect.* 2006;55:405-412.
4. Berend M, Ritter MS, Meding J, et al. Tibial component failure mechanisms in total knee arthroplasty. *Clin Orthop Relat Res.* 2004;428:26-34.
5. Ritter MA, Faris PM, Keating M, Meding J. Postoperative alignment of total knee replacement: its effect on survival. *Clin Orthop Relat Res.* 1994;299:153-156.
6. Fehring TK, Odum S, Griffin WL, Mason JB, Nadaud M. Early failures in total knee arthroplasty. *Clin Orthop Relat Res.* 2001;392:315-318.
7. Sharkey PF, Hozack WJ, Rothman RH, Shastri S, Jacoby SM. Why are total knee arthroplasties failing today? *Clin Orthop Relat Res.* 2002;404:7-13.
8. Pagnano MW, Hanssen AD, Lewallen DG, Stuart MJ. Flexion instability after primary posterior cruciate retaining total knee arthroplasty. *Clin Orthop Relat Res.* 1998;356:39-46.
9. Schwab JH, Haidukewych GJ, Hanssen AD, Jacofsky DJ, Pagnano MW. Flexion instability without dislocation after posterior stabilized total knees. *Clin Orthop Relat Res.* 2005;440:96-100.
10. Krackow KA. Instability in total knee arthroplasty. *J Arthroplasty.* 2003;16(3 suppl 1):S45-S47.
11. Grood ES, Noyes FR, Butler DL. Ligamentous and capsular restraints preventing straight medial and lateral laxity intact human cadaver knees. *J Bone Joint Surg Am.* 1981;63A:1257-1269.
12. Grood ES, Stowers SF, Noyes FR. Limits of movement in the human knee: effect of sectioning the posterior cruciate ligament and posterolateral structures. *J Bone Joint Surg Am.* 1988;70A:88-97.
13. Whiteside LA. Selective ligament release in total knee arthroplasty of the knee in valgus. *Clin Orthop Rel Res.* 1999;367:130-140.
14. Krackow KA, Mihalko WM. Flexion-extension joint gap changes after lateral structure release for valgus deformity correction in total knee arthroplasty: a cadaver study. *J Arthroplasty.* 1999;14:994-1004.
15. Matsueda M, Gengerke TR, Murphy M, Lew WD, Gustilo RB. Soft tissue release in total knee arthroplasty: cadaver study using knees without deformities. *Clin Orthop Relat Res.* 1999;366:264-273.
16. Krackow KA, Mihalko WM. The effect of medial release on flexion and extension gaps in cadaveric knees: implications for soft tissue balancing total knee arthroplasty. *Am J Knee Surg.* 1999;12:222-228.
17. Peters CL, Mohr RA, Bachus KN. Primary total knee arthroplasty in the valgus knee: creating a balanced soft tissue envelope. *J Arthroplasty.* 2001;16:721-729.
18. Saeki K, Mihalko WM, Patel V, et al. Stability after medial collateral ligament release in total knee arthroplasty. *Clin Orthop Relat Res.* 2001;392:184-189.
19. Whiteside LA, Saeki K, Mihalko WM. Functional medial ligament balancing in total knee arthroplasty. *Clin Orthop Relat Res.* 2000;380:45-57.

20. Kanamiya T, Whiteside LA, Nakamura T, Mihalko WM, Steiger J, Naito M. Effect of selective lateral ligament release on stability in total knee arthroplasty. *Clin Orthop Relat Res.* 2002;404:24-31.

21. Babis GC, Trousdale RT, Morrey B. The effectiveness of isolated tibial insert exchange in revision total knee arthroplasty. *J Bone Joint Surg Am.* 2002;84(A):64-68.

22. Nelissen RG, Hogendoorn PC. Retain or sacrifice the posterior cruciate ligament in total knee arthroplasty? A histopathological study of the cruciate ligament in osteoarthritic and rheumatoid disease. *J Clin Pathol.* 2001;54:381-384.

23. Allain J, Goutallier D, Voisin MC. Macroscopic and histological assessments of the cruciate ligaments in arthrosis of the knee. *Acta Orthop Scand.* 2001;72:266-269.

24. Freeman MA, Todd RC, Bamert P, Day WH. ICHL arthroplasty of the knee: 1968-1977. *J Bone Joint Surg Br.* 1978;60-B:339-344.

25. Insall JN, Binazzi R, Soudry M, Mestriner LA. Total knee arthroplasty. *Clin Orthop Relat Res.* 1985;192:13-22.

26. Morgan H, Battista V, Leopold SS. Constraint in primary total knee arthroplasty. *J Am Acad Orthop Surg.* 2005;13(8):515-524.

27. Insall J, Tria AJ, Scott WN. The total condylar knee prosthesis: the first five years. *Clin Orthop Relat Res.* 1979;145:68-77.

28. Dennis D, Komistek RD, Mahfouz MR, Hass BD, Stiehl JD. Multicenter determination of in vivo kinematics after total knee arthroplasty. *Clin Orthop Relat Res.* 2003;416:37-57.

29. Banks SA, Harman MK, Bellemans J, Hodge WA. Making sense of knee arthroplasty kinematics: news you can use. *J Bone Joint Surg Am.* 2003;85-A(suppl 4):64-72.

30. Dennis DA, Komistek RD, Mahfouz MR, Walker SA, Tucker A. A multicenter analysis of axial femorotibial rotation after total knee arthroplasty. *Clin Orthop Relat Res.* 2004;428:180-189.

31. Mahoney OM, Kinsey TL, Banks AZ, Banks SA. Rotational kinematics of a modern fixed-bearing posterior stabilized total knee arthroplasty. *J Arthroplasty.* 2009;24(4):641-645.

32. Bugbee WD, Ammen DJ, Engh GA. Does implant selection affect outcome of revision knee arthroplasty? *J Arthroplasty.* 2001;16:581-585.

33. Peters CL, Hennessey R, Barden RM, Galante JO, Rosenberg AG. Revision total knee arthroplasty with a cemented posterior-stabilized or constrained condylar prosthesis. A minimum 3-year and average 5-year follow-up study. *J Arthroplasty.* 1997;12:896-903.

34. Engh GA, Koralewicz LM, Pereles TR. Clinical results of modular polyethylene insert exchange with retention of total knee arthroplasty components. *J Bone Joint Surg Am.* 2000;82-A:516-523.

35. Babis GC, Trousdale RT, Morrey BF. The effectiveness of isolated tibial insert exchange in revision total knee arthroplasty. *J Bone Joint Surg Am.* 2002;84-A:64-68.

36. Vince KG, Long W. Revision knee arthroplasty. The limits of press fit medullary fixation. *Clin Orthop Relat Res.* 1995;317:172-177.

37. Hui FC, Fitzgerald RH Jr. Hinged total knee arthroplasty. *J Bone Joint Surg Am.* 1980;62-A:513-519.

38. Hoikka V, Vankka E, Eskola A, Lindholm TS. Results and complications after arthroplasty with a totally constrained total knee prosthesis (GUEPAR). *Ann Chir Gynaecol.* 1989;78:94-96.

39. Jones EC, Insall JN, Inglis AE, Ranawat CS. GUEPAR knee arthroplasty results and late complications. *Clin Orthop Relat Res.* 1979;140:145-152.

40. Springer BD, Hanssen AD, Sim FH, Lewallen DG. The kinematic rotating hinge prosthesis for complex knee arthroplasty. *Clin Orthop Relat Res.* 2001;392:283-291.

41. McAuley JP, Engh GA. Constraint in total knee arthroplasty: when and what? *J Arthroplasty.* 2003;18(3 suppl 1):51-54.

42. Barrack RL. Evolution of the rotating hinge for complex total knee arthroplasty. *Clin Orthop Relat Res.* 2001;392:292-299.

43. Kim YH. Salvage of failed hinge knee arthroplasty with a Total Condylar III type prosthesis. *Clin Orthop Relat Res.* 1987;221:272-277.

44. Rosenberg AG, Verner JJ, Galante JO. Clinical results of total knee revision using the Total Condylar III prosthesis. *Clin Orthop Relat Res.* 1991;273:83-90.

45. Haas SB, Insall JN, Montgomery W 3rd, Windsor RE. Revision total knee arthroplasty with use of modular components with stems inserted without cement. *J Bone Joint Surg Am.* 1995;77-A:1700-1707.

46. Puloski SKT, McCalden RW, MacDonald SJ, Rorabeck CH, Bourne RB. Tibial post wear in posterior stabilized total knee arthroplasty. An unrecognized source of polyethylene debris. *J Bone Joint Surg Am.*

2001;83-A(3):390-397.

47. Mestha P, Shenava Y, D'Arcy JC. Fracture of the tibial post in posterior stabilizes (Insall Burstein II) total knee arthroplasty. *J Arthroplasty.* 2000;15(6):814-815.

48. Mariconda M, Lotti G, Milano C. Fracture of posterior-stabilized tibial insert in a Genesis knee prosthesis. *J Arthroplasty.* 2000;15(4):529-530.

49. McPherson EJ, Vince KG. Breakage of a Total Condylar III knee prosthesis. A case report. *J Arthroplasty.* 1993;8(5):561-563.

50. Lombardi AV Jr, Mallory TH, Fada RA, Adams JB, Kefauver CA. Fracture of the tibial spine of a Total Condylar III knee prosthesis secondary to malrotation of the femoral component. *Am J Knee Surg.* 2001;14(1):55-59.

51. Furman BD, Lipman J, Kligman M, Wright TM, Haas SB. Tibial post wear in posterior-stabilized knee replacements is design-dependent. *Clin Orthop Relat Res.* 2008;466:2650-2655.

52. Li G, Papannagari R, Most E, et al. Anterior tibial post impingement in a posterior stabilized total knee arthroplasty. *J Orthop Res.* 2005;23(3):536-541.

53. Bhimji S, Wang A, Schmalzried T. Tibial insert micromotion of various total knee arthroplasty devices. *J Knee Surg.* 2010;23(3):153-162.

54. Wasielewski RC, Parks N, Williams I, Supranant H, Collier JP, Engh G. Tibial insert undersurface as a contributing source of polyethylene wear debris. *Clin Orthop Relat Res.* 1997;345:53-59.

55. Cho WS, Youm YS. Migration of polyethylene fixation screw after total knee arthroplasty. *J Arthroplasty.* 2009;24(5):825.e5-825.e9.

56. Rapuri VR, Clarke HD, Spangehl MJ, Beauchamp CP. Five cases of failure of the tibial polyethylene insert locking mechanism in one design of constrained knee arthroplasty. *J Arthroplasty.* 2011;26(6):976.e21-976.e24.

57. Kocmond JH, Delp SL, Stern SH. Stability and range of motion of Insall-Burstein condylar prostheses. A computer simulation study. *J Arthroplasty.* 1995;10:383-388.

58. Lombardi AV Jr, Mallory TH, Vaughn BK, et al. Dislocation following primary posterior-stabilized total knee arthroplasty. *J Arthroplasty.* 1993;8:633-639.

59. Dorr LD. Revision knee arthroplasty: how I do it. In: Insall JN, Scott WN, eds. *Surgery of the Knee.* 3rd ed. New York, NY: Churchill Livingstone; 2001:1925-1933.

60. Hofmann AA, Tkach KT, Evanich CJ, et al. Posterior stabilization in total knee arthroplasty with use of an ultracongruent polyethylene insert. *J Arthroplasty.* 2000;15(5):576-583.

61. Walldius B. Arthroplasty of the knee using an endoprosthesis. *Acta Orthop Scand.* 1957;(suppl 2)4:1-112.

62. Walker PS, Sathasivam S. Design forms of total knee replacement. *Proc Instn Mech Engrs.* 2000;214(H):101-109.

63. Rand JA, Chao EY, Stauffer RN. Kinematic rotating-hinge total knee arthroplasty. *J Bone Joint Surg Am.* 1987;69-A:489-497.

64. Shaw JA, Balcom W, Greer RB 3rd. Total knee arthroplasty using the kinematic rotating hinge prosthesis. *Orthopedics.* 1989;12:647-654.

65. Ward WG, Haight D, Ritchie P, Gordon S, Eckardt J. Dislocation of rotating hinge total knee protheses. *J Bone Joint Surg Am.* 2003;83-A:448-453.

10 全膝关节置换术后感染的处理

Mark D. Campbell, MD

    假体周围感染是人工全膝关节置换（total knee arthroplasty，TKA）术后一种灾难性的并发症，给患者、医生乃至整个社会带来了沉重的心理压力和经济负担。感染的全膝翻修关节病情严重而复杂，最终可能会危及术侧的肢体。近期多项研究显示初次TKA术后感染的发生率为 1% ~ 2%[1,2]。在人工膝关节置换尚未普及的早期，关节置换术后感染具有较高的发生率。越来越多的富有针对性的干预措施得以实施，假体周围感染的发生率出现了明显降低 [3-5]。随着对假体周围感染危险因素的了解，术者可以选择性避开一些高风险的病例。

    假体周围感染的诊断较为困难，保持高度警惕显得至关重要。感染的典型症状（如红肿、皮温升高及渗液等）在全膝关节置换术后感染的患者中表现一般不是很明显。

    TKA 术后感染的治疗目标为消除感染、控制疼痛及恢复关节功能。虽然当前有多种治疗方案可用于术后感染的处理，但治疗方案的最终选择取决于宿主因素、致病菌及感染的时间。本章节将从感染的发生率、危险因素、诊断和治疗方案的选择等几个方面作一论述。

发生率

    虽然通常认为当前假体周围感染发生率为 1% ~ 2%，但仍有研究指出感染发生率可高达 12.4%[6-13]。在梅奥诊所，3000 例初次 TKA 中有 1.2% 的患者发生感染 [14]。Bengtson 及助手回顾分析瑞典膝关节置换项目的数据库后指出，骨性关节炎及类风湿关节炎患者全膝关节置换术后感染率分别为 1.7% 和 4.4%[6-8]。在 12 118 例初次全膝关节置换患者中，Blom 及助手比较了在使用较完善的预防性措施前后全膝关节置换患者的感染率[15]。在 1986 年早期的统计中，作者记录了 471 例初次全膝关节置换及 23 例翻修术后感染率分别为 4.4% 和 15%。通过改进预防感染措施后，931 例初次全膝关节置换及 69 例再翻修患者的术后感染率下降到 1% 和 5.8%。作者认为感染率的显著降低归因于术前严格的抗生素使用，手术室垂直层流系统，封闭式手术衣及切口关闭前抗菌液的冲洗。Kurtz 在国家住院病人样本库中统计了当前及过去美国行髋关节和膝关节置换术住院病人发生假体周围感染的发生率、住院费用及住院天数[16]，指出膝关节置换术后感染率显著高于髋关节置换术后（0.92%vs.0.88%）。相对于髋关节及膝关节置换术后的感染发生率，郊区医院为 0.61% 和 0.69%，市区教学医院为 0.73% 和 0.77%，而市区非教学医院相对较高，为 1.18% 和 1.26%。

危险因素

所有手术患者均存在术后感染的风险。免疫系统是预防感染的关键，因此免疫功能低下的患者感染风险将显著增加。Wilson 等的研究指出类风湿关节炎、皮肤溃疡、既往手术病史均显著增加术后感染率[13]。4171 例 TKA 术后的结果分析显示有 67 例（1.67%）患者发生膝关节的深部感染，其中初始诊断包括类风湿关节炎（45 例）、骨性关节炎（16 例）、血友病（3 例）、骨坏死（1 例）、系统性红斑狼疮（1 例）及强直性脊柱炎（1 例）。患有类风湿关节炎的患者术后感染的发生率显著高于骨性关节炎（2.2%vs.1%）。既往膝关节手术史也是一项很重要的危险因素，但仅限于骨性关节炎的患者。对于膝关节骨性关节炎患者而言，既往有膝关节手术史患者的感染率为 1.4%，而未行手术治疗的患者为 0.3%。远离术区的慢性皮肤溃疡作为感染的另一项重要诱因，存在于 20% 膝关节感染患者及 3% 的非感染患者。肥胖、近期泌尿系统感染及口服皮质类固醇激素依赖型患者都具有发生感染的倾向。其他研究显示，糖尿病及营养不良患者术后感染发生率也显著增加。手术技术及过长的手术时间也同样增加术后感染的风险。患者因术后切口渗液明显、血肿、切口坏死等需再次手术也增加感染的风险。尽管感染可能发生在任何时间，但术后 3 个月属于感染高风险期。Peersman 及助手对 6120 例行 TKA 患者（6489 膝）进行回顾性研究发现[17]，共有 116 个膝关节发生感染及 3 例失访。其中，100 例感染发生在初次膝关节置换的患者，其余则发生在膝关节翻修患者；97 例（86%）膝关节发生假体周围的深部感染，16 例发生切口的浅表感染。初次膝关节置换术患者的深部感染率为 0.39%，而行膝关节翻修术的深部感染率为 0.97%。显著增加感染风险的因素包括既往开放性手术、免疫抑制治疗、营养不佳、低钾血症、糖尿病、肥胖、翻修手术及吸烟史等。虽然做足了预防性措施，仍有一定数量膝关节置换患者不可避免地发生感染。因此医生应该对这些诱发感染的危险因素保持警惕，绝不能对没有危险因素的患者掉以轻心。

目前引起深部感染最常见的致病菌是金黄色葡萄球菌[13,18]，但能引起感染的微生物还包括所有的需氧和厌氧菌、真菌、分枝杆菌及布氏杆菌[19]。混合感染多由于皮肤表面微生物通过渗液伤口进入关节所致。抗生素治疗后可能导致耐药菌的产生。

诊　断

TKA 术后感染的临床确诊往往需要高度的警觉性，感染的早期诊断将显得尤为重要。患者全膝关节置换术后感染的确诊需要结合患者的病史、体格检查以及各项检查结果。TKA 术后感染患者通常症状不典型，很少出现急性疼痛及短期重症感染的症状。持续的中度疼痛或僵硬往往提示外科医生有术后感染的可能。术后深部感染的早期确诊是很有必要的，以便于最大可能的通地清创术来保留假体[12]。浅表切口分泌物的培养诊断价值似乎并不大，而且这样的做法并不提倡。如果切口情况不佳，关节穿刺液检测中的细胞分类及计数，革兰氏染色和细菌培养可以用于深部感染的评估。

亚急性或慢性感染时，要考虑的既往关键性因素包括持续性疼痛，术后切口并发症，伤口渗出明显，伤口愈合不良需长期或多疗程口服抗生素，潜在的血源性感染史（如拔牙史、泌尿系统手术史及经康复训练后仍伴有持久性膝关节僵直等情况）。尽管经验性使用抗生素相当普遍，TKA 术后出现疼痛和僵硬的患者在没有确诊感染之前应尽量避免使用抗生素。对于后期确诊感染的患者而言，早期使用抗生素相对于接受感染的诊断和（或）随后的繁杂的确诊手段似乎更加容易接受，但同样也增加了感染确诊和之后治疗的难度。

特种外科医院对接受治疗的 TKA 术后感染患者进行了一项评估研究[20]，96% 的患者出现明显的疼痛，77% 的患者出现膝关节的肿胀，27% 出现发热及 27% 有持续渗出。平均红细胞沉降率（ESR）为 63mm/h（范围：4 ~ 125mm/h）。52 例感染的患者中，有 51 例关节穿刺液证实为阳性，并通过翻修术中的标本得以培养证实。有一例患者因不考虑感染而未予行关节穿刺检查。

常规实验室检查包括白细胞计数，ESR 和 C 反应蛋白（CRP）。这些检查具有一定的参考价值，尽管这些检查结果往往具有非特异性及不确定性，特别是对患有类风湿关节炎的患者[21]。Sanzen 和 Sundberg 评估了 23 例非类风湿伴髋关及膝关节假体周围低毒性感染患者的血液学检查结果[22]，认为 ESR 和 CRP 的假阴性率分别为 35%和 22%，然而只有 1 例患者的两项检查结果均显示正常，因此支持两项检查方法的联合应用。通过回顾性分析 151 例行膝关节翻修手术的患者[23]，Greidanus 等报道了 22.5mm/h 和 13.5mg/L 分别为 ESR 和 CRP 的最佳临界值，综合这些指标能达到 88% 的灵敏度，93% 的特异性，84% 阳性预测值及 95% 的阴性预测值。

一些特殊检查（如血清 IL-6 和聚合酶链反应）值得一提。对 58 例接受全髋关节和膝关节假体置换术后翻修患者的病例对照研究发现，血清 IL-6 的数值大于 10pg/ml 被认为具有 100% 的灵敏度，95% 的特异性，89% 的阳性预测值，100% 阴性预测值及 97% 的准确率[24]。目前对于多数医生来说，成本和实际可行性限制了这些检查的应用。

关节穿刺液细菌培养的阴性结果往往导致关节感染诊断力不足。由于细菌培养过程和实验室诊断感染的诊断力不足，越来越迫切地需要聚合酶链式反应手段的加入以提高假体周围感染的诊断准确率。振奋人心的结果已经有所报道[25]。

该方法用于检测和扩增致病菌的 DNA，被认为是一种快速且不受抗生素使用影响的方法。然而由于各种可能的污染因素干扰，检测结果出现了较高比例的假阳性结果。总之，它可以作为先前检查技术的补充且 PCR 的实用性可能在未来得以推广。

对疑似关节置换术后感染患者的影像学评估很难做到确诊，且影像学表现往往都是正常的。然而，特别强调的是通过连续 X 线片的比对以发现假体周围进展性的透亮线改变，假体周围腔隙性骨溶解或骨量减少具有临床意义。影像学上的骨膜新骨形成则高度提示感染的存在。

放射性同位素扫描有助于人工关节置换术后感染的诊断。[111] 铟标记白细胞扫描比单独 [99m] 锝 - 二膦酸盐扫描更准确（78% vs. 74%）[26]。[111] 铟标记白细胞扫描结合 [99m] 锝 - 硫胶体骨髓显像的准确率达到 95%。类风湿关节炎及大量骨溶解是出现假阳性结果的危险因素[27]。铟扫描的敏感性似乎依赖于感染的活跃程度，对于低毒性慢性感染具有较高的假阴性率。

对疑似假体周围感染的患者而言，关节穿刺术被认为是诊断的金标准且常规进行。穿刺液通常被用于细胞分类计数、革兰氏染色、晶体分析、需氧及厌氧菌培养。培养液应适合于需氧和厌氧菌，真菌以及分枝杆菌的生长。如果可能的话，应取多组培养以排除污染物可能引起的假阳性结果。鉴于滑膜液白细胞计数用于感染诊断的临界值有多个，当前普遍接受白细胞总数的范围在 1000 ~ 3500，其中嗜中性粒细胞百分比在 60% 以上[28-30]。滑膜液细胞计数及分类是一项很有价值的诊断方法。在关节穿刺之前使用过抗生素的病人出现假阴性结果的情况并不少见，因此如果可能的话在穿刺之前 10 ~ 14 天暂停使用抗生素。Ghanem 等建议将白细胞阈值设在大于 1100cells/μl 及中性粒细胞百分比大于 64%，用于膝关节假体周围感染的诊断。综合这些指标可以达到 85.0% 的灵敏度，99.2% 的特异性，98.6% 的阳性预测值和 91.6% 的阴性预测值[29]。

2009 年 8 月第十九届骨骼及肌肉感染学会年会上的一份回顾性研究指出，对于术后急性感染患者的白细胞临界值应当更高（急性期定义为 42 天以内）。ROC 曲线分析显示白细胞计数阈值大于 10 700cells/μl 的灵敏度及特异性分别为 90% 和 96%。当嗜中性粒细胞百分比大于 89% 时，诊断全膝关节置换术后急性感染的灵敏度及特异性分别能达到 82% 和 68%[31]。

术中假体周围组织多部位冰冻切片检查有助于指导临床治疗。每高倍镜（400×）视野 5 ~ 10 个多形核细胞常提示感染存在[32,33]。这项检查结果的解读取决于病理学家和外科医生的经验，一旦存在炎性关节病或长期使用抗生素会使得诊断更加困难。

诊断感染的金标准是培养及辨别出致病菌，而培养阴性的感染并不常见[34]。因此这种情况的出现往往是由于多种抗生素联合使用抑制了致病菌生长或体外无法活体培养[35]。大多数专家建议穿刺前应至少停用抗生素 10 ~ 14 天。革兰氏染色的结果同样

会产生误导 [36]。对于无症状关节置换术后处理上，多数学者不建议在没有感染相关临床指征时行关节穿刺培养（即使细胞计数和分类有意义）。考虑到较低的发病率，关节穿刺的预测价值并不高。相反，对于临床疑似或有感染证据时关节穿刺培养的预测价值明显升高 [37]。

分子技术和声裂法可用于分离来自被取出植入物表面生物膜的致病菌，该技术已被推荐为传统组织培养的替代方法 [38-42]。

当前大多数医生赞同文献中支持的使用细胞计数和分类作为最具特异性及敏感性的检查用于感染的诊断。通常准确的诊断依赖于临床及多种检查结果的综合判断。

分　型

假体周围感染的分型与前次手术后症状出现的时间相关，同时有利于制订合理的治疗方案。起初，Coventry 基于感染发病时间以及可能的感染类型制定了三级分类系统，最近该系统已被 Segawa 等人进行了更新及修改 [43,44]。

在这种分类系统中，术后早期的感染通常是急性的。此类患者在术后第一个月往往具有典型的感染表现，可以通过病史及体格检查明确诊断。这些患者在初次手术围术期间往往表现有伤口并发症或浅表蜂窝组织炎。急性感染的病因可能是手术时切口内致病菌定植，血肿感染或浅表感染的蔓延。这些感染大多数可以通过术前合理使用抗生素和术中仔细操作避免。

慢性感染也被认为始发于初次手术操作，且往往由于菌量少或低毒力致病菌而出现症状延迟。根据定义，这些患者往往在术后一个月以后出现症状。这些患者通常出现渐进性的功能恶化及疼痛加重。通常缺少与感染相一致的清晰的全身或局部表现。此类患者在初次手术时可能存在切口长期渗出，延迟出院以及经验使用抗生素出现短期症状控制的情况，上述因素造成了假体周围感染的诊断困难。

急性血源性感染通常被认为是过去无症状无感染的关节置换部位受到细菌血源性播散的结果。患者可能在伴有发热性疾病或急性感染病史（如尿路感染或肺炎）后出现关节功能恶化。侵入性或半侵入性检查（如结肠镜检查、口腔操作或皮肤感染的局部治疗）也被认为是假体周围感染的危险因素。免疫功能低下、反复菌血症发作的患者（包括静脉注射毒品史，需要长期留置导尿）以及前面提及的单次菌血症发作（包括口腔操作，呼吸道感染，远处假体感染，开放的皮肤损伤，内镜检查或污染手术等）往往与关节假体感染密相关 [45-49]。

分类系统已经将术中培养阳性的患者纳入进来，包括原诊断为无菌性松动而翻修、但术中培养证实阳性的患者。一项关于 106 例感染患者的研究发现，31 例因无菌性松动翻修时术中培养被证实有深部感染 [50]。术中培养阳性定义为 5 份标本中最少有 2 个出现感染阳性结果。因此，培养结果应该与术前检查、实验室检查、术中培养及冰冻切片、病史及发病过程相结合。如果阳性培养结果被证实为阳性，建议使用抗生素治疗[51]。

全膝关节置换术后感染的分型		
类型	特点	分类标准
Ⅰ	术后早期感染	初次手术之后四周内的伤口感染（深部或者浅表）
Ⅱ	慢性感染	初次手术四周或者更长时间之后的不伴有明显临床症状的感染
Ⅲ	急性血源性感染	与先前的菌血症明确或者怀疑有相关性的之后发生的假体感染
Ⅳ	术中培养阳性的感染	翻修手术时所取样本中至少有两个及以上样本培养出相同的病原体

治　疗

一旦深部感染的诊断确立，经治医师确定合适的治疗方案前必须要考虑多种因素。这些因素包括初次关节置换到感染确诊的间隔时间，致病菌及其药敏结果，不利于感染成功治疗的宿主因素，周围软组织及伸肌装置的状态，假体装置松动与否以及患者的期望和功能需求。外科医生和治疗机构都需要配备充分的条件去妥善处理这些棘手的问题。

TKA感染的治疗目标包括以下内容：

- 根除感染
- 消除疼痛
- 最大程度保留下肢功能

如首次根除感染的治疗失败后再次尝试，往往受阻于进展性的关节纤维化、软组织失活、骨丢失增多以及抗生素耐药菌产生带来的不利影响，因此首次治疗成功的可能性最大且尤为重要。

TKA术后感染的6项基本治疗措施包括以下内容：

- 无需清创的抗生素治疗
- 假体保留的清创术
- 假体取出成形术
- 关节融合术
- 截肢术
- 一期或二期假体取出及新假体植入术

无需清创的抗生素治疗

单纯的抗生素治疗不能根除假体周围深部感染，但是在极少数情况下压制性抗生素治疗在符合下列所有标准的情况下被认为是合理的：

- 无法行假体取出，多见于存在手术禁忌的合并症
- 低毒力致病菌，对口服抗生素敏感
- 抗生素效果显著且毒副作用小
- 假体无松动 [52]

长期抗生素治疗的相对禁忌证包括存在其他关节置换假体或其他内置合成装置，例如人工心脏瓣膜或血管移植物。对 225 例膝关节置换的多中心研究显示，只有 18% 的患者抗生素抑制是成功的 [53]。结合多项研究显示 261 例患者中有 62 例（24%）抗生素治疗是成功的 [9,13,52-54]。在治疗葡萄球菌引起的假体深部感染上，利福平联合喹诺酮的口服方案被认为比单一使用抗生素效果更好 [55]。

需要反复强调的是只有确定长期治疗目标仅仅是抗生素压制而非感染的根除，且病原菌明确的情况下才能使用该种方法。经验性使用抗生素对于可能存在假体周围感染患者而言是强烈不推荐的，因为往往带来后期根治治疗的复杂化。

假体保留的清创术

切开清创主要适用于术后早期的急性感染或者感染症状出现到确诊小于 2 ~ 4 周的假体稳定、功能良好的急性血源性感染患者。这种治疗方式的适应证包括症状持续时间短（最好小于 2 周），抗生素敏感型致病菌，术后无长期渗出或窦道形成，假体稳定及功能良好 [56]。如前所述，假体保留相对禁忌包括存在其他内置关节假体或其他人工装置、存在耐药菌。不遵循上述适应证的治疗结果整体并不令人满意，患者感染的控制率只有 18% ~ 24%[52-53,57]。但是，外科清创前感染持续的时间是影响感染治愈最重要的独立危险因素 [56,58]。在一组 35 例初始行清创和假体保留术患者的研究中，感染症状出现到清创平均手术时间小于 5 天的 13 例患者感染均得到控制，而平均时间为 54 天的 21 例患者需要额外手术干预 [58]。在 2007 年的一项最新研究中，Chiu 和 Chen[59] 试图明确 40 例深部感染的 TKA 患者翻修术后再感染的发病率。这些患者均无假体松动或对位不良。其中术后急性感染 10 人，迟发慢性感染 20 人，急性血源性感染 10 人。所有患者均采用手术清创、外周静脉抗生素、保留假体的方法进行治疗。患者随访至少 3 年（36 ~ 143 个月）。其中 12 例成功保留了假体（30%）。假体保留成功与否取决于感染的类型：术后急性感染的成功率为 70%，急性血源性感染的成功率为 50%，而迟发感染无一例成功。因此，作者建议对所有迟发慢性感染的患者均应移除假体。

需要反复强调的是，文献并不支持迟发感染患者使用清创加假体保留手术。此外，多次尝试清创加假体保留以挽救关节非但达不到预期效果，反而带来了关节周围广泛纤维化。这将使患者接受更多的不合理治疗，且增加了后期翻修手术的难度。

关节切除成形术

确切的关节假体取出成形术被定义为假体取出且没有后续的膝关节重建。此术式的理想患者通常为患有多关节类风湿性关节炎且功能要求低、感染难以控制或不能耐受多次手术的患者。相比于膝关节融合术，关节切除成形术可以使患者坐姿更方便。切除成形术的主要缺点是患者移动或行走时往往出现下肢疼痛和关节不稳定。这种术式要求做到初次彻底清创、清除所有感染坏死组织和异物，同时采用钢针临时固定以帮助维持胫骨和股骨的对齐和稳定，促进骨纤维化。石膏固定通常至少使用6个月以允许纤维组织稳定生长。虽然该技术被充分证明可以根除感染，但其在功能恢复效果上并不理想使这种术式最终仅用于功能要求低的极少数患者。

关节融合术

由于能有效根除感染、消除疼痛及提供稳定的无痛关节，关节融合术历来被认为是消除 TKA 术后感染治疗方案的金标准。关节融合术导致膝关节的活动功能丧失，从而使坐姿及其他相关活动更加困难。关节融合术的相对禁忌证包括患侧髋或踝关节炎、对侧膝关节炎、对侧上肢截肢或严重的节段性骨缺损。关节融合术的适应证包括：功能要求高，单关节病变，生理年龄轻，伸膝装置破坏及软组织条件差而需要广泛的软组织重建，全身免疫功能低下，无菌再植的成功率较低，引起感染的微生物耐受常规抗生素或需要毒性大的抗生素治疗，拒绝截肢且愿意接受僵硬、短缩下肢者。多种技术被用于关节融合术，具体包括外固定支架、钢板固定及髓内钉固定。影响骨融合的最重要因素是股骨胫骨末端骨面的对合。

相比于外固定支架，髓内针固定似乎提供了更为可靠的骨融合方式。Waldman 及其助手进行了一项多中心研究，21 例采用模块化钛质髓内针融合治疗的患者中 20 例（95%）获得初始融合[60]。但大多数学者推荐分期手术过程，具体概括为一期彻底的清创及抗生素间隔填充治疗，二期插入髓内钉固定以避免感染的髓内传播或在组件上的定植。当明确存在活动性感染时，建议使用双边外固定支架。

Jacofsky[61] 等回顾了 85 例采用两种不同固定方式进行关节融合手术的全膝关节置换术后感染患者，随访终点定义为骨愈合、不愈合、截肢或死亡。61 例使用外固定支架患者中有 41 例成功融合，深部感染率为 4.9%。24 例使用髓内钉固定患者中有 23 例成功融合，深部感染率为 8.3%。我们观察到这两种术式的融合与感染率类似。不论采用哪种术式，手术并发症发生率均很高。因此当选择固定方法时，必须同时考虑不愈合和感染的风险。相比于外固定，髓内钉似乎具有更高的的融合成功率，但感染的风险相对较高。

膝关节融合术的最佳位置为屈曲 10°~20°，以协调离地间隙并阻止在步态周期中摆动相对髋部回旋活动的需要。然而，此类患者的关节屈曲程度与下肢短缩程度成正比。在大量骨质丢失的情况下，接近完全伸直位的膝关节将有助于保持下肢的长度及离地间隙。软组织皮瓣覆盖对于软组织条件差的部位而言可以最大限度地减少伤口愈合相关并发症及再感染率，并向关节融合区域提供血供丰富的活性皮瓣组织。

截肢术

截肢术有时成为全膝关节置换术后感染的必需选择。截肢的适应证通常包括威胁生命的全身性败血症，关节融合失败，软组织覆盖无法完成或者拒绝关节融合术或多次手术干预而选择截肢术。截肢术应在保证彻底根除感染的情况下尽可能地保留患肢功能。由于截肢后活动所需的能量消耗增加，老年患者截止后往往会减少活动或不活动。23 例 TKA 失败后行膝上截肢术患者中，只有 7 例患者可以常规活动，20 例患者一天中的部分时间使用轮椅，55% 的患者全天依靠轮椅[62]。然而，很多这样的患者伴有多种并存疾病，即使行关节重建手术也只能小范围活动。

假体取出即刻再植术（一期置换）

清创后取出感染假体并立即植入新假体的手术方式在北美使用并不多。与二期置换方案相比，一期置换的感染清除成功率要相对较低。德国 Endo-klinic 对膝关节感染行一期置换患者进行了不少于 2 年的随访研究显示，104 例中的 76 例和 31 例中的 22 例未再发现感染，治愈率分别为 73% 和 71%[63-64]，这种术式的明显优势在于只需接受一次手术、手术总费用低且术后康复时间短。然而，必须考虑到其中 25% ~ 30% 的手术失败患者所花费的精力与费用，使得这种术式相比二期手术并没有明显成本优势。考虑到上述结果，患者一期置换的适应证应局限于有假体松动症状，无法耐受多次手术或初次置换失败后长期口服抗生素治疗有效的患者。这类患者通常是生存预期有限、口服抗生素治疗有效的患者。大多数假体置换术后感染领域的专家并不认可膝关节置换术后感染采用一期置换的地位。

假体取出延期再植术（二期置换）

二期置换方案已成为晚期、慢性膝关节假体周围感染治疗的金标准。相比于关节融合术、假体取出成形术或截肢术，这种术式可以更好的根除感染并改善功能。二期再植的禁忌证包括初次清创术后持续感染，存在再次手术的疾病禁忌或软组织条件差无法重建。尽管伸肌功能装置缺失是手术的相对禁忌证，但对感染患者而言 TKA 术后使用一个落地锁定式的膝关节固定支具仍比关节融合术或截肢术要好。

最重要的疗效变数就是清除所有异物（包括所有水泥及能激活宿主免疫反应的材料）的彻底程度。其他因素包括假体取出到再植的间隔时间；抗生素使用合适的类型、疗程和给药途径；用含大剂量抗生素 PMMA 间隔物；假体再植时使用含抗生素的 PMMA 固定；使用关节型抗生素间隔物改善两次手术间期的关节功能并提高长期疗效。切除成形术和再植之间理想的间隔期限仍未明确。然而，有报道称一组 14 例患者在取出首次移植物间隔数周后行再植术的成功率只有 57%[14]。近期对 89 例全膝关节置换术后感染的研究发现，在再植时使用抗生素 PMMA 是成功治疗深部感染的唯一变量[65]。Insall 提出的 2 期治疗方案在治疗膝关节深部假体周围感染被证实是有效的[66-67]。我们的策略包括取出假体和所有无活力的组织（包括所有水泥），注射抗生素 6 周并维持血清 1 ：8 的最低杀菌效价，延期再植入新假体。静脉注射抗生素疗程结束后 7 ~ 14 天患者的 ESR 和 CRP 达到正常，支持深部感染被根除的诊断。在许多情况下，实验室指标并没有恢复正常，但脱离抗生素后有明显改善趋势，提示感染已被根除。在采用类似方案的 64 例 TKA 术后感染的患者中，通过不少于 2 年的随访发现 6 例膝关节发生再次感染，但只有 2 例是同一种致病菌。结果表明包含所有再感染患者在内，感染的治愈率为 91%[66]。

膝关节彻底清创后使用抗生素骨水泥间隔物有助于维持关节间隙高度和下肢长度，以及减少软组织挛缩。此外，带有前翼的间隔器可以减轻伸膝装置的过度瘢痕增生。最重要的是，抗生素间隔物能提供局部高剂量的抗生素释放[68-69]。

一项体内骨水泥间隔物抗生素释放浓度的研究发现，当每 40g 骨水泥至少添加 3.6g 妥布霉素和 1g 万古霉素时，可达到最高释放浓度[66]。我们推荐的浓度是每 40g 水泥含有 3.6 ~ 4.8g 妥布霉素和 3 ~ 4g 万古霉素。有的建议每 40g 水泥加入 2 ~ 3g 头孢唑啉充当成孔剂，从而增加其他抗生素的释放。如果确定存在假单胞杆菌，可以使用头孢吡肟。应当注意的是，对于治疗假体感染，目前市场上还没有预混式抗生素间隔物能释放达到我们认为足以治疗假体周围感染的抗生素水平。

虽然间隔物填充可以阻止致病菌转移及对骨侵蚀，但仍然会产生大量的瘢痕。为了试图减少僵硬和瘢痕形成，一些学者主张使用关节式间隔物。Duncan 首次提出了含抗生素的丙烯酸水泥假体（PROSTALAC）的概念，类似的概念被其他的学者进一步拓展[70-72]。全膝关节置换术后感染使用含抗生素的丙烯酸水泥假体的结果已被报道[73]。在一项随访至少 20 个月和平均随访 48 个月的 45 例患者中，41 例（91%）未再发生感染。只有一例患者的感染与原发致病菌一致，因此原发致病菌引发感染的治愈率达 98%。此外，笔者认为在分期手术的间期保持膝关节的功能有利于后期的再植手术。

Haleem 等报道了一组 94 例（96 膝）TKA 术后感染接受 2 期再植治疗的患者[74]。所有患者均采用了假体取出并使用抗生素水泥间隔物旷置。在再植时，抗生素骨水泥用于假体柄的固定。患者随访时间中位数为 7.2 年（2.5 ~ 13.2 年）。随访结束后，15 个膝关节（16%）需再次手术。9 个膝关节（9%）再感染后行假体移除和 6 个膝关节（6%）进行了无菌性松动的翻修。反复感染的风险与致病菌类型或病人基线资料无关。任何原因的 5 年无假体移除率为 90%（置信区间：83.9% ~ 96.4%），10 年为 77.3%（置信区间：65.5% ~ 89.6%）。再感染相关的 5 年无假体移除率为 93.5%（置信区间：88.5% ~ 98.7%），10 年为 85%（73.8% ~ 96.3% 置信区间）。假体机械失效（无菌性松动或影像学松动）5 年无翻修率为 96.2%（置信区间：92% ~ 100%），10 年为 91%（置信区间 80.8% ~ 98.3%）。这组数据表明，良好的预后可以通过 2 期置换方案来实现。

最近，Anderson 及助手分析了 25 例 TKA 术后慢性深部感染接受二期关节式间隔物手术的患者，采用的治疗包括假体和骨水泥移除、彻底清创、放置含抗生素关节式间隔物、一个疗程静脉注射抗生素治疗以及延期的二期关节翻修术 [75]。二期手术在放置间隔物后平均 11 周时进行（范围：4 ~ 39 周），两期手术间期鼓励关节活动。所有患者再植后进行不少于 2 年的评估。只有一个病人（4%）发生再感染，再植之前的活动度为伸 5°至屈 112°而最近的随访结果是 3° ~ 115°。作者的结论是在手术间期保持膝关节的运动有助于再植入手术。

Fehring 等 [76] 对比了 25 名使用静态非关节式间隔患者及 30 例妥布霉素关节式间隔患者，发现 3 例使用静态非关节式间隔患者发生再次感染（12%）。1 例使用关节式间隔发生再次感染（7%）。25 例使用静态非关节式间隔的患者中有 15 例在手术间期出现意想不到的骨质丢失，而使用关节式间隔患者中未发现明显的骨丢失。使用静态非关节式间隔和关节式间隔患者 HSS 平均得分为 83 分和 84 分。末次随访的关节活动范围平均值分别为 98 度及 105 度。除了没有增加感染风险，作者认为 TKA 术后感染使用关节式间隔似乎有利于再植手术。且对于二期手术技术而言，骨的意外丢失也不再是一个顾虑。

最近，Freeman 等对 TKA 术后感染再植使用静态非关节式间隔物和关节式间隔物做了比较研究 [77]。76 例患者行二期再植术，其中包括 28 例使用静态非关节式间隔物和 48 例使用关节式间隔物，静态非关节式间隔组和关节式间隔物组感染清除率分别为 92.1% 和 94.7%（$P= 0.7$）。术后膝关节疼痛评分无显著差异。关节组中功能评分在好以上的有 28 例（58%），静态组中 10 例（36%）（$P= 0.05$）。这项研究表明，利用关节式间隔物并没有对根除感染带来更多不利影响，且可能带来更好的改善功能预后。

小　结

感染是全膝关节置换术后一种少见但灾难性的并发症，它给患者、医生乃至社会带来严重影响。手术技术的改进已经降低感染率。然而，假体周围感染的诊断和治疗仍具挑战，且并发症的发生率可能随着关节置换手术量增加而增高。分期置换手术是治疗 TKA 术后迟发性感染的金标准。对于早期急性或血源性感染，对假体组件彻底清创和植入物保留，可能会消除侵袭性致病菌。未来的努力重点主要体现在如何提高诊断的准确性及治愈率。

参考文献

1. Ong KL, Kurtz SM, Lau E, et al. Prosthetic joint infection risk after total hip arthroplasty in the Medicare population. *J Arthroplasty*. 2009;24(6 suppl 1):105-109.
2. Kurtz SM, Ong KL, Lau E, et al. Prosthetic joint infection risk after TKA in the Medicare population. *Clin Orthop Relat Res*. 2010;468(1):52-56.

3. Fitzgerald RH. Total hip arthroplasty sepsis. Prevention and diagnosis. *Orthop Clin North Am*. 1992;23(2):259-264.

4. Hanssen AD, Osmon DR, Nelson CL. Prevention of deep periprosthetic joint infection. *Instr Course Lect*. 1997;46:555-567.

5. Hanssen AD, Osmon DR. Prevention of deep wound infection after total hip arthroplasty: the role of prophylactic antibiotics and clean air technology. *Semin Arthroplasty*. 1994;5(3):114-121.

6. Bengtson S, Blomgren G, Knutson K, et al. Hematogenous infection after total knee arthroplasty. *Acta Orthop Scand*. 1987;58:529.

7. Bengtson S, Knutson K, Lidgren L. Revision of infected knee arthroplasty. *Acta Orthop Scand*. 1987;57:489.

8. Bengtson S, Knutson K, Lidgren L. Treatment of infected knee arthroplasty. *Clin Orthop Relat Res*. 1989;245:173-178.

9. Grogan TJ, Dorey F, Rollins J, et al. Deep sepsis following total knee arthroplasty: 10 year experience at the University of California at Los Angeles Medical Center. *J Bone Joint Surg*. 1986;68A:226-234.

10. Petty W, Bryan RS, Coventry MB, et al. Infection after total knee arthroplasty. *Orthop Clin North Am*. 1975;6:1005-1014.

11. Rand JA, Bryan RS. Reimplantation for the salvage of an infected total knee arthroplasty. *J Bone Joint Surg*. 1983;65A:1081-1086.

12. Schoifet SD, Morrey BF. Treatment of infection after total knee arthroplasty by debridement with retention of components. *J Bone Joint Surg*. 1990;72A:1383-1390.

13. Wilson MG, Kelley K, Thornhill TS. Infection as a complication of total knee replacement arthroplasty: risk factors in treatment in 67 cases. *J Bone Joint Surg*. 1990;72A:878-883.

14. Rand JA, Bryan RS, Morrey BF, et al. Management of the infected total knee arthroplasty. *Clin Orthop Relat Res*. 1986;205:75-85.

15. Blom AW, Brown J, Taylor AH, Pattison G, Whitehouse S, Bannister GC. Infection after total knee arthroplasty. *J Bone Joint Surg Br*. 2004;86:688-691.

16. Kurtz SM, Lau E, Schmier J, et al. Infection burden for hip and knee arthroplasty in the united states. *J Arthroplasty*. 2008;23(7):984-991.

17. Peersman G, Laskin R, Davis J, Peterson MG, Richart T. ASA physical status classification is not a good predictor of infection for total knee replacement and is influenced by the presence of comorbidities. *Acta Orthop Belg*. 2008;74:360-364.

18. Hanssen AD, Osmon DR, Nelson CL. Prevention of deep periprosthetic joint infection. *J Bone Joint Surg Am*. 1996;78:458-471.

19. Agarwal S, Kadhi SKM, Rooney RJ. Brucellosis complicating bilateral total knee arthroplasty. *Clin Orthop Relat Res*. 1991;267:179-181.

20. Windsor RE, Insall JN, Urs WK, et al. Two-stage reimplantation for the salvage of total knee arthroplasty complicated by infection: further follow-up and refinement of indications. *J Bone Joint Surg*. 1990;72A:272.

21. Parvizi J, Ghanem E, Sharkey P, Aggarwal A, Burnett RS, Barrack RL. Diagnosis of infected total knee: findings of a multicenter database. *Clin Orthop Relat Res*. 2008;466:2628-2633.

22. Sanzen L, Sundberg M. Periprosthetic low-grade hip infections. Erythrocyte sedimentation rate and C-reactive protein in 23 cases. *Acta Orthop Scand*. 1997;68:461-465.

23. Greidanus NV, Masri BA, Garbuz DS, et al. Use of erythrocyte sedimentation rate and C-reactive protein level to diagnose infection before revision total knee arthroplasty. A prospective evaluation. *J Bone Joint Surg Am*. 2007;89(7):409-416.

24. Di Cesare PE, Chang E, Preston CF, Liu CJ. Serum interleukin-6 as a marker of periprosthetic infection following total hip and knee arthroplasty. *J Bone Joint Surg Am*. 2005;87(9):1921-1927.

25. Mariani B, Tuan R. Advances in the diagnosis of infection in prosthetic joint implants. *Molecular Med Today*. 1998;4(5):207-213.

26. Palestro CJ, Swyer AJ, Kim CK, et al. Infected knee prosthesis: diagnosis with In-111 leukocyte, Pc-99m sulfur colloid and Tc-99m MDP imaging. *Radiology*. 1991;179:645.

27. Rand JA, Brown ML. The value of indium-111 leukocyte scanning in the evaluation of painful or infected knee arthroplasties. *Clin Orthop Relat Res*. 1990;259:179-182.

28. Spangehl MJ, Masri BA, O'Connell JX, Duncan CP. Prospective analysis of preoperative and intraoperative investigations for the diagnosis of infection at the sites of two hundred and two revision total hip arthroplasties. *J Bone Joint Surg Am*. 1999;81(5):672-683.

29. Ghanem E, Parvizi J, Burnett RS, et al. Cell count and differential of aspirated fluid in the diagnosis of

infection at the site of total knee arthroplasty. *J Bone Joint Surg Am.* 2008;90(8):1637-1643.

30. Trampuz A, Hanssen AD, Osmon DR, et al. Synovial fluid leukocyte count and differential for the diagnosis of prosthetic knee infection. *Am J Med.* 2004;117(8):556-562.

31. Saxena A, Jacovides C, Siad J, et al. Cell count and differential of aspirated fluid in acute postoperative period total knee arthroplasty. Presented at the Musculoskeletal Infection Society 19th Annual Open Scientific Meeting; San Diego, CA; August 2009.

32. Athanasou NA, Pandey R, de Steiger R, Crook D, Smith PM. Diagnosis of infection by frozen section during revision arthroplasty. *J Bone Joint Surg Br.* 1995;77(1):28-33.

33. Lonner JH, Desai P, Dicesare PE, Steiner G, Zuckerman JD. The reliability of analysis of intraoperative frozen sections for identifying active infection during revision hip or knee arthroplasty. *J Bone Joint Surg Am.* 1996;78(10):1553-1558.

34. Berbari EF, Marculescu C, Sia I, et al. Culture-negative prosthetic joint infection. *Clin Infect Dis.* 2007;45(9):1113-1119.

35. Malekzadeh D, Osmon DR, Lahr BD, Hanssen AD, Berbari EF. Prior use of antimicrobial therapy is a risk factor for culture-negative prosthetic joint infection. *Clin Orthop Relat Res.* 2010;468(8):2039-2045.

36. Chimento GF, Finger S, Barrack RL. Gram stain detection of infection during revision arthroplasty. *J Bone Joint Surg Br.* 1996;78(5):838-839.

37. Bauer TW, Parvizi J, Kobayashi N, Krebs V. Diagnosis of periprosthetic infection. *J Bone Joint Surg Am.* 2006;88(4):869-882.

38. Tunney MM, Patrick S, Gorman SP, et al. Improved detection of infection in hip replacements. A currently underestimated problem. *J Bone Joint Surg Br.* 1998;80(4):568-572.

39. Tunney MM, Patrick S, Curran MD, et al. Detection of prosthetic joint biofilm infection using immunological and molecular techniques. *Meth Enzymol.* 1999;310:566-576.

40. Tunney MM, Patrick S, Curran MD, et al. Detection of prosthetic hip infection at revision arthroplasty by immunofluorescence microscopy and PCR amplification of the bacterial 16S rRNA gene. *J Clin Microbiol.* 1999;37(10):3281-3290.

41. Trampuz A, Piper KE, Jacobson MJ, et al. Sonication of removed hip and knee prostheses for diagnosis of infection. *N Engl J Med.* 2007;357(7):654-663.

42. Neut D, van Horn JR, van Kooten TG, van der Mei HC, Busscher HJ. Detection of biomaterial-associated infections in orthopaedic joint implants. *Clin Orthop Relat Res.* 2003;(413):261-268.

43. Coventry MB. Treatment of infections occurring in total hip surgery. *Orthop Clin North Am.* 1975;6:991-1003.

44. Segawa H, Tsukayama DT, Kyle RF, et al. Infection after total hip arthroplasty: a retrospective study of the treatment of eighty-one infections. *J Bone Joint Surg Am.* 1999;81:1434-1445.

45. Hughes PW, Salvati EA, Wilson PD, et al. Treatment of subacute sepsis of the hip by antibiotics and joint replacement: criteria for diagnosis and evaluation of 26 cases. *Clin Orthop Relat Res.* 1979;141:143-157.

46. Hunter D, Dandy D. The natural history of the patient with infected total hip replacement. *J Bone Joint Surg.* 1977;59B:293-297.

47. Rubin R, Salvati A, Lewis R. Infected total hip replacement after dental procedures. *Oral Surg.* 1976;41:18-23.

48. Stinchfield F, Bigliani L, Neu H, et al. Late haematogenous infection of total joint replacement. *J Bone Joint Surg.* 1980;62A:1345-1350.

49. Vandrhooft JE, Robinson RP. Late infection of a bipolar prosthesis following endoscopy. A case report. *J Bone Joint Surg.* 1994;76A:744-746.

50. Tsukayama DT, Estrada R, Gustilo RB. Infection after total hip arthroplasty: a study of the treatment of 106 infections. *J Bone Joint Surg.* 1996;78A:512-523.

51. Estrada R, Tsukayama DT, Gustilo RB. Management of total hip arthroplasty infections. A prospective study of 108 cases. *Orthop Trans.* 1994;17:1114-1115.

52. Tsukayama DT, Wicklund B, Gustillo RB. Suppressive antibiotic therapy in chronic prosthetic joint infections. *Orthopedics.* 1991;14:841-844.

53. Bengtson S, Knutson K. The infected knee arthroplasty. A six year follow-up of 357 cases. *Acta Orthop Scand.* 1991;62:301-311.

54. Johnson DP, Bannister GC. The outcome of infected arthroplasty of the knee. *J Bone Joint Surg Am.* 1986;68B:289-291.

55. Drancourt M, Stein A, Argenson JN, et al. Oral treatment of *Staphylococcus* SPP infected orthopedic

implants with fusidic acid or ofloxacin in combination with rifampicin. *J Antimicrob Chemother.* 1997;39:235-240.

56. Brandt CM, Sistrunk WW, Duffy MC, et al. *Staphylococcus aureus* prosthetic joint infection treated with debridement and prosthesis retention. *Clin Infect Dis.* 1997;24:914-919.

57. Burger RR, Basch T, Hopson CN. Implant salvage in infected total knee arthroplasty. *Clin Orthop Relat Res.* 1991;273:105-112.

58. Tattevin P, Cremieux AC, Pottier P, et al. Prosthetic joint infection: when can prosthesis salvage be considered? *Clin Infect Dis.* 1999;29:292-295.

59. Chiu FY, Chen CM. Surgical débridement and parenteral antibiotics in infected revision total knee arthroplasty. *Clin Orthop Relat Res.* 2007;461:130-135.

60. Waldman BJ, Mont MA, Payman KR, et al. Infected total knee arthroplasty treated with arthrodesis using a modular nail. *Clin Orthop Relat Res.* 1999;367:230-237.

61. Mabry TM, Jacofsky DJ, Haidukewych GJ, et al. Comparison of intramedullary nailing and external fixation knee arthrodesis for the infected knee replacement. *Clin Orthop Relat Res.* 2007;464:11-15.

62. Pring DJ, Marks L, Angel JC. Mobility after amputation for failed knee replacement. *J Bone Joint Surg.* 1988;70B:770-771.

63. Siegel A, Frommelt L, Runde W. Therapy of bacterial joint infection by radical synovectomy in implantation of a cemented stabilized knee joint endoprosthesis. *Chirurg.* 2000;71:1385-1389.

64. von Foerster G, Kluber D, Kabler U. Mid- to long-term results after treatment of 118 cases of periprosthetic infections after knee joint replacement using one-stage exchange surgery. *Orthopade.* 1991;20:244-252.

65. Hanssen AD, Rand JA, Osmon DR. Treatment of the infected total knee arthroplasty with insertion of another prosthesis: the effect of antibiotic-impregnated bone cement. *Clin Orthop Relat Res.* 1994;309:116.

66. Goldman RT, Scuderi GR, Insall JN. Two-stage reimplantation for infected total knee replacement. *Clin Orthop Relat Res.* 1996;331:118-124.

67. Insall JN, Thompson FM, Brause BD. Two-stage reimplantation for salvage of infected total knee arthroplasty. *J Bone Joint Surg.* 1983;65A:1087-1098.

68. Masri BA, Duncan CP, Beauchamp CP. Long-term elution of antibiotics from bone cement: an in vivo study using the prosthesis of antibiotic-loaded acrylic cement (PROSTALAC) system. *J Arthroplasty.* 1998;13:331-338.

69. Penner MJ, Masri BA, Duncan CP. Elution characteristics of vancomycin and tobramycin combined in acrylic bone cement. *J Arthroplasty.* 1996;11:929-934.

70. Cadambi A, Jones RE, Maale GE. A protocol for staged revision of infected total hip and knee arthroplasties: the use of antibiotic-cement-implant composites. *Orthop Int.* 1995;3:133-145.

71. Duncan CP, Beauchamp CP, Masri B, et al. The antibiotic loaded joint replacement system: a novel approach to the management of the infected knee replacement. *J Bone Joint Surg.* 1992;74B(suppl III):296.

72. Hofmann AA, Kane KR, Tkach TK, et al. Treatment of infected total knee arthroplasty using an articulating spacer. *Clin Orthop Relat Res.* 1995;321:45-54.

73. Haddad FS, Masri BA, Campbell D, et al. The PROSTALAC functional spacer in two-stage revision for infected total knee replacements: prosthesis of antibiotic-loaded acrylic cement. *J Bone Joint Surg.* 2000;82B:807-812.

74. Haleem AA, Berry DJ, Hanssen AD. Mid-term to long-term followup of two-stage reimplantation for infected total knee arthroplasty. *Clin Orthop Relat Res.* 2004;(428):35-39.

75. Anderson JA, Sculco PK, Heitkemper S, Mayman DJ, Bostrom MP, Sculco TP. An articulating spacer to treat and mobilize patients with infected total knee arthroplasty. *J Arthroplasty.* 2009;24(4):631-635.

76. Fehring TK, Odum S, Calton TF, Mason JB. Articulating versus static spacers in revision total knee arthroplasty for sepsis. The Ranawat Award. *Clin Orthop Relat Res.* 2000;(380):9-16.

77. Freeman MG, Fehring TK, Odum SM, et al. Functional advantage of articulating versus static spacers in 2-stage revision for total knee arthroplasty infection. *J Arthroplasty.* 2007;22(8):1116-1121.

Qais Naziri，MD；Harpal S. Khanuja，MD；

Michael A. Mont，MD；Aaron J. Johnson，MD

专题：延长杆拯救式的固定方式

到 2030 年，年均全膝关节置换术（TKA）预计将增加到接近 500 000 台次，而每年的膝关节翻修台次也则是 42 000 台左右[1]。这些翻修术很可能变成复杂、费时、风险极大的膝关节成形手术。临床上最常见的翻修原因包括假体无菌性松动、感染和假体组件位置欠佳[2]。除此之外，这些翻修患者的常常伴随骨缺损、干骺断骨量下降，原先的假体穿透骨皮质的情况，这些都会影响新假体固定结构的完整性。此时，带延长杆假体就成了此类难题的一个不错的解决方案。

带延长杆假体有很多潜在的好处。生物力学方面，带延长杆假体可以通过骨干的固定减轻干骺端骨质缺损处或移植骨处的应力。其主要机理是通过延长杆将关节面上的应力平均分布到延长杆周围的皮质骨上。当翻修患者存在假体干骺端或者周围骨皮质的穿孔时，延长杆可以将应力均匀分布，避免了缺损处应力集中。从而减少因应力集中导致的假体下沉，乃至由于假体干骺端骨质较薄而导致灾难性的假体周围骨折的风险。

但是，目前对于带延长杆假体究竟该用何种方式固定仍然存在争议。其中，一部分学者推荐髁部组件和延长杆均采用骨水泥固定，一部分学者建议髁部采用骨水泥固定而延长杆采用压配固定，还有一部位学者推荐髁部及延长杆部分均采用生物固定的方式。每个方案都有自己特定的优势，并有相关的文章作支持。本章节的目的就是通过对带延长杆假体生物力学的理论和实际优势的探究，对临床上两种主要的固定技术已取得的临床疗效作一个系统的回顾分析。

带延长杆假体理论上的优缺点

带延长杆假体理论上可以提供很多生物力学上的优势。延长杆的主要应用意义是在干骺端存在骨储备不足或骨结构完整性破坏时通过骨干皮质固定的方式获得一个稳定的假体初始固定。皮质固定可分散并转移本应作用于骨量下降或骨缺损的干骺端应力，另外可跨过前次置换术后的穿孔部位，从而有效防止应力集中的发生。这些优势并不是完全没有风险的。应力传递会导致应力遮挡，骨吸收和后期内植物失败的可能。此外，一些患者抱怨存在延长杆尖部的疼痛。

延长杆假体主要理论优势在于翻修术中对骨条件较差的干骺端的应力转移[3-6]。Reilly 等通过对尸体正常膝关节应力，延长杆假体植入后胫骨的应力以及延长杆自身应力的测量[6]，以确定假体界面及其干部皮质骨上分别承受的应力，从而计算出延长杆分担的应力百分比。研究中分别采用直径 16mm、长 60mm 的金属和塑料延长杆，骨干及干骺端骨与假体之间均采用骨水泥固定。研究结果表明，带延长杆假体组件周围应力低于延长杆部分，提示更多的负载转移到了刚度高的结构上。此外，由于应力的转移，延长杆的使用也导致远端骨皮质的应力出现线性增加。关节面上应力削减的程度与延长杆的长度成正线性相关。Jazrawi 等[5] 通过对 6 具尸体行生物力学测试的结果也支持这个结论，他的研究发现当延长杆长度和直径增加时，胫骨近端应力降低。

虽然通过增加延长杆的长度可以实行成比例的应力转移，但同时也有可能带来应力遮挡的问题，表现为随着时间的推移，导致近端骨的逐步吸收，以及最终的假体松动[4-7]。Innocenti 等回顾研究了 500 例 TKA 患者的 X 线片，观察是否有胫骨组件下沉的迹象[7]。其中 16 例临床无症状患者确定出现假体下沉，Innocenti 将这些患者的 X 线片创建了有限元模型，以确定是否是由于他们独特的解剖，加上胫骨延长杆的使用这两个因素共同导致了应力遮挡，最终引起假体的下沉和失败。这项研究的结果表明，无论是骨水泥固定还是生物固定，正如先前假设的一样，应力转移的结果是可导致骨吸收。然而，值得注意的是，尽管应力遮挡导致了轻微的胫骨组件下沉，但所有患者并无任何临床症状，膝关节的疼痛和功能评分优异。虽然应力遮挡仍然是使用延长杆假体的一个隐患，但其对临床疗效究竟有多大的影响仍然存在争议。在翻修术中，应力遮挡或许也不失为减少局部强度下降或缺损骨质所承受应力的一种方法。

使用延长杆组件的另一个所谓的优势是延长杆可跨越骨皮质缺损部位，从而减少缺损局部因应力集中导致的假体周围骨折。大量研究发现股骨侧假体周围骨折多发生在因活检、螺孔、皮质开窗或转移病灶所造成的皮质骨缺损部位[8-12]。然而，尽管这些缺损会导致灾难性的假体失败已成共识，却没有足够的证据证明多长的跨越距离能有效减少应力性骨折的风险。在 Panjabi 等的研究中，他们通过变换延长杆的长度桥接骨缺损，从而检测 8 具尸体股骨侧缺损骨质周围的应力变化[13]。结果提示，皮质骨直径1.4 倍以上长度的延长杆足以将缺损骨质周围的应力减少到与同等负荷下骨结构完整的股骨所受的应力水平。他们的建议是使用皮质骨直径 1.5 倍长度的延长杆。因此，直径

3cm 的股骨最少需要 4.5cm 长的延长杆来跨越骨缺损，以减少缺损局部发生应力性骨折的风险。

所有的带延长杆假体，无论其骨水泥如何进行工作，延长杆尖端的患肢疼痛始终是在翻修术中存在的一个独特的问题。因此，应在翻修术前告知患者这一可能 [14-15]。Barrack 等在对 143 例使用带延长杆假体翻修的患者进行为期至少 2 年以上的随访 [14]，要求患者完成一份标出小腿或者大腿上发生疼痛的具体位置的疼痛图，并描述疼痛发生时的活动情况：①剧烈活动；②一般活动；③日常活动；或④休息。244 例采用实心末端延长杆的翻修患者中有 42 例（18.8%）出现延长杆末端疼痛，而 62 例采用远端开槽延长杆的病人中只有 5 例（8.1%）报告有延长杆末端的疼痛（$P < 0.05$）。值得注意的是，112 例使用胫骨延长杆远端实心延长杆的患者中 36 例（32%）疼痛存在于股骨或胫骨延长杆的末端。尽管远端开槽的延长杆假体似乎较少导致延长杆相关疼痛，仍有大量患者称存在这一情况，故应在术前告知病患。

使用延长杆假体行全膝关节翻修术的主要优势是在翻修术中存在干骺端骨储备不足的情况下提供足够的结构和应力支撑。它能够将应力从骨质薄弱的区域转移到骨结构强度较好的区域，并且可以跨越存在的骨皮质缺损。然而也同时存在缺点，包括应力遮挡、近端骨吸收和假体组件下沉以及股骨或胫骨延长杆末端的疼痛。

骨水泥固定还是非骨水泥固定？

尽管上面讨论了延长杆假体的优缺点，但是目前还有一个比较有争议的问题是翻修术中延长杆假体用什么方式固定更加合理。第一种方案是髁部及延长杆均采用骨水泥固定。第二种方案是混合固定技术，即髁部组件采用骨水泥固定，延长杆采用压配方式固定。第三种方案是整个假体组件使用非骨水泥的压配固定。这三种方法都有各自的优点和缺点，我们将在下面的段落深入讨论。此外，我们也将讨论每一种固定方法的临床效果（总结于表 11-1）。

支持全骨水泥固定的学者称全骨水泥固定对于存在严重骨质疏松、巨大股骨髓腔患者具有优势，因上述情况下使用组配式、带偏距的压配型延长杆也无法保证正确的对线 [16-17]。骨水泥固定延长杆的另一个优势是抗生素骨水泥可在膝关节感染翻修中发挥髓腔内抗感染的作用。然而，与压配型假体相比，全骨水泥固定的主要缺点二次翻修时原先的假体及骨水泥碎屑很难取出 [18-19]。

压配型胫骨假体，配合骨水泥型股骨髁假体，优点和缺点并存。其最主要优点，如前所述，是它们在二次翻修时易于取出。骨水泥和非骨水泥固定的延长杆都具备前述的生物力学优势。压配型胫骨假体的主要缺点是不能应用于已愈合的陈旧性骨折、新鲜骨折或截骨术后，或解剖上曲度过大的胫骨和股骨而存在的严重畸形情况 [3,18-21]。其次，组配型延长杆允许术者处理与股骨远端轴线不匹配的情况，并根据术中情况调节假体和髓腔的内外的和前后位置，并通过增加或减少假体相对于髓腔的前置距离大

表 11-1　全膝关节翻修术中所用到的 3 种主要固定技术生存率的研究报告

	作者（年份）	膝关节例数（病人数）	平均随访时间（范围）	生存率
骨水泥柄	Wgaley（2003）[17]	38	121.2 个月	96.7%
	Fehring（2003）	107	57 个月（24 ~ 142 个月）	93%
非骨水泥柄	Hass（1995）[19]	76（74）	42 个月（24 ~ 108 个月）	92%
	Whiteside（1993）[20]	56（56）	24 个月（未报道）	98%
	Wood（2009）[21]	135（未报道）	60 个月（24 ~ 144 个月）	98%KMS*12 年
	Fehring（2003）	95（未报道）	57 个月（24 ~ 142 个月）	71%（稳定）
混合固定型	Peters（2005）[15]	50（47）	36 个月（未报道）	91%
	Gofton（2002）	89（84）	70.8 个月（4.1 ~ 8.6）	93.5%KMS*8.6 年

* Kaplan-Meier 生存曲线 36 个月生存率

小，从而辅助调节屈曲间隙大小。

　　Chon 等[4] 对 115 例膝关节翻修病例（皮质端骨水泥或非骨水泥固定）的假体周围透亮线进行了随访跟踪，平均随访时长 44 个月（范围：24 ~ 126 个月）。75 例使用压配型延长杆的患者中，67 例（89%）患者影像学上观察到小于 2cm 的透亮线。相比之下，24 例采用骨水泥延长杆翻修的患者中只有 14 例（58%）出现了透亮线。但是，两组之间的翻修失败率没有明显差别。

　　压配假体有着优秀的临床报导结果。Peters 等人报道了一组连续 50 例的膝关节翻修，其中 47 例患者采用骨水泥型股骨髁假体配合压配延长杆[15]。术后平均随访了 36 个月（范围：24 ~ 96 个月），无一例发生无菌性松动，8 名患者死亡，余下的 42 例患者，37 例（88%）膝关节 HSS 评分达良好或优秀水平。无论以任何原因导致随访结束，

Kaplan-Meier 36 个月的生存率达到了 92%。Wood 等的另一项研究回顾了 127 例 135 膝采用骨水泥型股骨髁假体配合压配延长杆翻修的患者[21]。最短随访时长 2 年（范围：2 ~ 12 年），以任何理由需翻修或无菌性松动为终点，12 年 Kaplan–Meier 生存率为 98%。仅 6 例患者需要二次翻修，其平均假体寿命为 42 个月（范围：12 ~ 96 个月）。

有一项研究直接比较了使用骨水泥型和非骨水泥型延长杆假体翻修的结果。Fehring 等报道了 113 例采用带延长杆假体翻修的患者，最短随访 2 年（范围：24 ~ 142 个月）[22]。113 例患者共植入 202 侧带延长杆假体。107 例采用骨水泥固定，其余 95 例为压配固定。最终随访时，107 例采用骨水泥固定的患者中有 100 例（93%）被认为是稳定的，相比之下，95 例压配固定的患者只有 67 例（71%）被认为是稳定的。虽然该作者得出结论建议临床慎用压配型延长杆，但该结果有别于其他采用压配型延长杆翻修优异的随访结果。但值得注意的是，只有 3 例 4 膝因无菌性松动需要再次翻修，虽然大量假体被认为可能存在松动。相比之下，骨水泥固定组则无一例需要翻修。

小　结

骨水泥型延长杆能充分满足膝关节翻修的固定要求。尽管关于最合适的固定方法仍然存在争议，骨水泥及生物固定方式也各有研究支持。两者虽然均获得了一定程度的临床成功，但也存在各自的风险，需要术者术前的权衡。尽管骨水泥固定型假体在后续翻修时存在巨大困难，但对于存在严重骨质疏松、巨大股骨髓腔的患者，使用压配杆是不合适的。最终的决定取决于手术医生对这两种固定方法的习惯程度，因为没有充分的科学证据可以明显支持某一技术的使用。因而，术者在决定采用何种技术之前要仔细评估每个方法的利弊。此外，尚需长期的研究比较骨水泥型与压配型延长杆，以明确二者是否有各自确切的优势。骨水泥固定方式的禁忌证是使用带有偏距延长杆的假体，因为较大的偏距会造成二次翻修时简单的轴向假体打出过程变得极为困难，故而如果考虑使用骨水泥固定方式，且延长杆的直径适合，就务必不要选择带偏距的延长杆，因为普通延长杆插入后即使不位于髓腔中央也没有关系。

参 考 文 献

1. Kurtz SM, Ong KL, Schmier J, et al. Future clinical and economic impact of revision total hip and knee arthroplasty. *J Bone Joint Surg Am.* 2007;89(suppl 3):144-151.
2. Bozic KJ, Kurtz SM, Lau E, et al. The epidemiology of revision total knee arthroplasty in the United States. *Clin Orthop Relat Res.* 2010;468(1):45-51.
3. Albrektsson BE, Ryd L, Carlsson LV, et al. The effect of a stem on the tibial component of knee arthroplasty. A roentgen stereophotogrammetric study of uncemented tibial components in the Freeman-Samuelson knee arthroplasty. *J Bone Joint Surg Br.* 1990;72(2):252-258.
4. Chon JG, Lombardi AV Jr, Berend KR. Hybrid stem fixation in revision total knee arthroplasty (TKA). *Surg*

Technol Int. 2004;12:214-220.

5. Jazrawi LM, Bai B, Kummer FJ, Hiebert R, Stuchin SA. The effect of stem modularity and mode of fixation on tibial component stability in revision total knee arthroplasty. *J Arthroplasty.* 2001;16(6):759-767.

6. Reilly D, Walker P, Ben-Dov M, Ewald FC. Effects of tibial components on load transfer in the upper tibia. *Clin Orthop Relat Res.* 1982;165:273-282.

7. Innocenti B, Truyens E, Labey L, Wong P, Victor J, Bellemans J. Can medio-lateral baseplate position and load sharing induce asymptomatic local bone resorption of the proximal tibia? A finite element study. *J Orthop Surg Res.* 2009;4:26.

8. Burstein AH, Currey J, Frankel VH, Heiple KG, Lunseth P, Vessely JC. Bone strength. The effect of screw holes. *J Bone Joint Surg Am.* 1972;54(6):1143-1156.

9. Fidler M. Incidence of fracture through metastases in long bones. *Acta Orthop Scand.* 1981;52(6):623-627.

10. Johansson JE, McBroom R, Barrington TW, Hunter GA. Fracture of the ipsilateral femur in patients with total hip replacement. *J Bone Joint Surg Am.* 1981;63(9):1435-1442.

11. Kavanagh BF, Ilstrup DM, Fitzgerald RH Jr. Revision total hip arthroplasty. *J Bone Joint Surg Am.* 1985;67(4):517-526.

12. Taylor MM, Meyers MH, Harvey JP Jr. Intraoperative femur fractures during total hip replacement. *Clin Orthop Relat Res.* 1978;(137):96-103.

13. Panjabi MM, Trumble T, Hult JE, Southwick WO. Effect of femoral stem length on stress raisers associated with revision hip arthroplasty. *J Orthop Res.* 1985;3(4):447-455.

14. Barrack RL, Stanley T, Burt M, Hopkins S. The effect of stem design on end-of-stem pain in revision total knee arthroplasty. *J Arthroplasty.* 2004;19(7 suppl 2):119-124.

15. Peters CL, Erickson J, Kloepper RG, Mohr RA. Revision total knee arthroplasty with modular components inserted with metaphyseal cement and stems without cement. *J Arthroplasty.* 2005;20(3):302-308.

16. Hanssen AD. Cemented stems are requisite in revision knee replacement. *Orthopedics.* 2004;27(9):990,1003.

17. Whaley AL, Trousdale RT, Rand JA, Hanssen AD. Cemented long-stem revision total knee arthroplasty. *J Arthroplasty.* 2003;18(5):592-599.

18. Bertin KC, Freeman MA, Samuelson KM, Ratcliffe SS, Todd RC. Stemmed revision arthroplasty for aseptic loosening of total knee replacement. *J Bone Joint Surg Br.* 1985;67(2):242-248.

19. Haas SB, Insall JN, Montgomery W 3rd, Windsor RE. Revision total knee arthroplasty with use of modular components with stems inserted without cement. *J Bone Joint Surg Am.* 1995;77(11):1700-1707.

20. Whiteside LA. Cementless revision total knee arthroplasty. *Clin Orthop Relat Res.* 1993;(286):160-167.

21. Wood GC, Naudie DD, MacDonald SJ, McCalden RW, Bourne RB. Results of press-fit stems in revision knee arthroplasties. *Clin Orthop Relat Res.* 2009;467(3):810-817.

22. Fehring TK, Odum S, Olekson C, Griffin WL, Mason JB, McCoy TH. Stem fixation in revision total knee arthroplasty: a comparative analysis. *Clin Orthop Relat Res.* 2003;11(416):217-224.

12

无可挽救的全膝关节置换术后失败的补救性手术

David A. McQueen，MD；Christopher L. Anderson，MD

行初次全膝关节置换术（TKA）的手术量以及翻修率正快速增长[1]，尤其对于活动量大的年轻患者。因此，对于不可避免的相关失败病例，必须进行补救性手术的概率也随之升高。其中引起无可挽回的手术失败最常见原因是多种治疗方式都无法清除的顽固感染。其他常见原因还包括：干骺端巨大的骨缺损伴韧带功能不全，缺乏软组织覆盖及无法修复的伸膝装置损伤。对于无可挽回的 TKA 术后失败病例的处理方法仍在不断改进。作为补救性手术的选择，传统的截肢术和假体取出后关节成形术已被目前的关节融合术和伴或不伴股骨远端置换的组配式、活动性衬垫、铰链型关节成形术所替代。透彻地理解与这些治疗方法相关的技术要素是能开展这些复杂重建手术的前提。

不论对患者还是医生来说，决定实施一项重建手术都是一件困难的事情。现代的二期假体再植入方案，可增加补块的非铰链型限制性翻修假体，用来解决骨缺损的自体或同种异体骨植骨及伸膝装置的重建的方法，都大大缩小了无可挽回的 TKA 术后失败病例的界定范围。通常，患者可分为两类。对于较年轻、活动量较大的患者，如果实施其他重建手术均已失败，则可选择行膝关节融合术。对于活动量较少和年老体弱的患者，可选择组配式、活动性衬垫、铰链型膝关节重建手术。这两组患者的预后都是根除感染，并使患肢恢复至无痛、稳定及有感知的状态，从而允许其发挥独立的功能与行走能力。

替代方法

尽管股骨髁上截肢术和假体移除后关节成形术并不常用，但对于一些特定患者的处理，它们仍然是可供选择的治疗方法。这些可供选择的治疗方法最适用于因体质虚弱而无法承受二期手术、伴有危及生命的感染或无行走能力而期望值低的患者。这些手术方法均无例外地获得较差的功能性结果。

对于伴有多关节病变和功能期望低的严重残疾患者，可考虑行假体移除后关节成形术。在该手术中，首先去除假体，然后塑形骨端以使其在完全伸膝位下保持最大面积的接触。尽管该术式最初被描述为二期关节融合术中的一期手术，但其最终目的并非是关节融合。缝线或骨针用于临时固定以保持下肢力线，术后需佩戴支具 6 个月。在可忍受的条件下进行负重行走。该手术有利于膝关节进行功能性屈曲（平均 ROM：40°～53°），从而允许更容易保持坐位。弊端包括长期的膝关节不稳和疼痛所带来的行走困难 [2]。Falahee 等报道了一组采用假体移除后关节成形术治疗 28 例 TKA 术后感染而失败患者的疗效。术后 15 例患者能够独立行走，而 6 例单关节病变的患者对疗效不满意，随后又实施了关节融合术。那些在行假体移除后关节成形术前有肢体功能障碍更严重的患者，对手术效果可能更为满意 [3]。

对于 TKA 术后失败病例的处理，股骨髁上截肢术并非是一种常用的补救性术式。在一组 18 443 例初次 TKA 患者研究中，仅有 0.14% 因 TKA 术后失败而接受了股骨髁上截肢术。截肢术通常是不可控制的感染、疼痛、骨缺损、血管相关并发症的结果 [4]。接受截肢术的往往为健康状况或肢体功能状况很差的患者。在一项对 35 例 TKA 术后感染性失败患者采用股骨髁上截肢术治疗的回顾性研究中，结果显示 15 例患者（43%）在平均 39 个月的随访期间死亡 [5]。尽管患者在截肢术后安装了假肢，但能够独立行走的潜力仍非常差，所以患者应降低术后预期值，限于在轮椅支持下的活动。在一项对 23 例 TKA 术后失败患者采用截肢术治疗的研究中，仅 7 例（7/23）每天能够独立行走，20 例（20/23）需要在一天中部分时间使用轮椅，12 例则完全依靠轮椅活动 [6]。

膝关节融合术

膝关节融合术过去曾被用于与多种膝关节病变相关的疼痛和关节不稳的主要治疗手段。在 Key 早期研究的基础上，Charnley 和 Lowe 于 1958 年发表了一项关于 171 例患者行膝关节融合术的研究，按照手术例数排序，治疗的主要疾病依次为膝关节结核、骨关节炎和类风湿关节炎。这些病例应用外固定以及 Charnley 加压夹具进行治疗。在他们报道的研究结果中，手术融合率为 98.8%[7]。现代 TKA 术的临床应用显著缩窄了膝关节融合术传统的手术指证范围，同时又大大拓宽了其手术指征。目前，膝关节融合术最常见的手术指征是 TKA 术后感染而失败的病例 [8]。

过去关节融合术曾被用于治疗 TKA 术后失败的患者，但术后获得成功的病例非常少。在 1978 年，Hagemann 等人发表了第一篇关于采用关节融合术治疗 TKA 术后失败患者的报道。在使用了与 Charnley 相似的手术技术后，他们的研究结果显示患者融合率为 74%（9/14）[9]。经多次手术后的膝关节及相关的手术难度，使得 TKA 术后关节融合变得更为复杂。为了解决这些问题和改善融合率，大量的关节融合新技术获得发展。这些新技术大体上可分为两种方法：髓内或髓外固定。如何对每一个特定的临床情景均能采取理想的关节融合方法，目前仍是具有争议的问题。最常用的手术方法是外固定与髓内钉技术。

在 TKA 术后失败伴骨缺损的病例中，与传统的外固定技术相比（43% ~ 71%）[8]，采用髓内装置常常可获得更高的关节融合率（80% ~ 100%）。一种新型的外固定技术——Ilizarov 外固定装置，已显示出与髓内钉相当甚或更高的关节融合率（93% ~ 100%）[10-11]。在实施关节融合术之前，应充分考虑每一种方法的利与弊并结合患者具体的情况。

适应证

膝关节融合术以牺牲膝关节活动度为代价使患膝获得稳定和无痛。这种手术最适合 TKA 术失败后有较高功能需求的、活动量较大的年轻患者。Harris 等回顾了对 22 例恶性骨肿瘤切除后的患者分别进行截肢术、关节融合术或关节成型术后功能疗效的研究结果。与 TKA 组相比，关节融合术组的患者膝关节更加稳定，能够承受要求更高的体力劳动以及娱乐活动，而 TKA 组的患者则更倾向于静坐的生活方式[12]。TKA 术后感染失败的补救性手术仍是目前报道的膝关节融合术最常见的手术指征，而其他相对少见的适应证包括无菌性松动，周围软组织条件较差，伸膝装置不良，关节不稳和疼痛[8]。

禁忌证

膝关节融合术的绝对禁忌证比较少，而且在多数情况下是相对禁忌证。同侧髋关节与踝关节的病变经常被提及，因为膝关节的融合会导致相邻关节在步态改变时所受压力的代偿性增加。双侧膝关节病变、对侧肢体的截肢、严重的先天畸形都是相对禁忌证[13]。

手术考虑事项

除了固定方法之外，遵守基本的外科手术原则可以提高术后成功融合的概率。术前需要对患者进行完善的体格检查及采集病史，以评估任何可能对伤口愈合和心肺功能有不良影响的致病因素。关节融合术后行走耗氧量比术前预期高达 25% ~ 30%[14]。膝前方覆盖的软组织条件应特别关注。当膝前覆盖的软组织有问题时，建议术前请整形外科医师会诊。术前需拍摄下肢全长 X 线片，以评估下肢力线、剩余骨量、术后预期下肢短缩量和术中可能阻挡融合固定装置使用的其他内植物情况。术前尝试患膝的制动可能让患者对术后将面临的潜在困难有所准备[15]。实施膝关节融合术的患者可能在爬楼梯、开车、坐在竞技场和剧场看演出方面面临困难[12]。

影响成功融合最关键的手术原则是确保有活力的松质骨充分的结合与坚强的固定[2]。对于伴有骨缺损的病例，在膝关节骨端之间获得松质骨的足够接触面积会变得愈来愈困难。有研究中指出这也是高限制性 TKA 假体取出后所面临的问题。在 Hagemann 的研究中，取出铰链式假体组与未取除铰链式假体组的术后融合率分别为 57% 和 71%[9]。在其他采用膝关节融合术治疗 TKA 术后失败病例的早期研究中，Knutson 等报道了对于使用铰链式假体的患者，术后融合失败率为 36%[16]。

在实施确定性关节融合术之前，必须想尽一切办法彻底清除感染。大量回顾性研究结果表明，成功的治疗感染可提高融合率[8]。许多学者提出手术分两期进行，一期先取出关节假体并切除失活组织，随后置入抗生素骨水泥间隔物，同时需静脉使用一段时间抗生素；二期再实施确定性关节融合术。在一项包含 5 个研究的 meta 分析中，Damron 发现革兰氏阴性菌与多菌种混合感染可能会降低术后融合的成功率[13]。仅仅对于革兰氏阳性菌感染而无大量脓液形成的患者，一期手术也可获得成功。如患者不能耐受二期手术则可考虑行一期手术。矢状位与冠状位的力线都是术中需要考虑的重要因素，最佳的矢状位力线应为膝关节屈曲 0°～15°之间。大多数行关节融合术的患者，术后不可避免地会发生下肢短缩（平均为 2.5～6.4cm）[14]。适当的下肢缩短是有利的，因为在步态摆动期中它可以增加足部与地面间的空隙。增加屈曲度数融合膝关节会导致下肢进一步短缩。因此，对于伴有严重骨缺损的病例，建议在完全伸直位进行膝关节融合。冠状位力线应为生理性外翻 5°～7°[14]，辅助使用 TKA 截骨导向器可获得最佳力线及更大的融合接触面。

技术方法

各种用于 TKA 术后失败病例的膝关节融合技术不断改进，据报道融合率为 43%～100%[8]。融合器材大致可分为髓外和髓内固定装置。髓外装置包括各种类型的外固定架，加压钢板和加压螺钉。髓内装置包括长髓内钉和组配式的短髓内钉。

因为关节融合术并非常用，因此尚缺乏比较这些融合技术优劣的可靠证据，目前大部分证据均来自病例报告。这些病例的总结确实为术者在选择特定固定类型时提供了重要的信息。在选择特定的融合技术前需考虑的情况包括：持续感染是否存在，骨量丢失的程度，软组织是否完整以及术后患者的功能要求。

外固定架

用于膝关节融合术的外固定的历史可追溯至 1932 年，当时 Key 提出治疗膝关节结核概念。传统的外固定方式包括单平面固定与双平面固定，采用这些传统的融合技术治疗 TKA 术后失败病例疗效不佳，术后融合率为 43%～71%。现代更多类型的外固定装置，如 Ilizarov 装置，可使术后融合率提高至 93%～100%，但同时也存在多种并发症[8]。在

TKA 术后失败病例中，对于难以控制的感染病例已首先考虑应用外固定融合技术，因为与其他类型固定方法相比，外固定允许在体内无长期异物的情况下获得固定。外固定其他的优势还包括：有限的软组织剥离，更好的控制矢状位与冠状位的力线，以及允许通过牵引成骨同时进行肢体延长术。应用外固定架的相关并发症很多，主要包括针道感染、应力骨折、患者不能耐受、治疗期延长。

单平面外固定支架过去曾经是关节融合术应用的金指标。但随着 TKA 术后失败的病例被纳入手术指征，其术后融合率显著下降。为增加矢状面上弯曲应力的稳定性使得双平面外固定装置得以发展。尽管与单平面外固定支架相比，双平面外固定支架的固定刚度增加，但两者之间的术后融合率之间差异并无显著性。Hak 等人发表了一组 36 例患者采用单平面或双平面固定支架进行膝关节融合术的研究，在他们的研究中，术后融合率仅为 61%，两种固定方式获得了大致相同的融合率。并发症较常见，包括 14 例骨不连、6 例针道感染、5 例延迟骨愈合、1 例应力骨折和 1 例需截肢的持续感染患者[17]。

传统外固定方式相对较高的失败率导致现代 Ilizarov 外固定技术应运而生，以试图提高膝关节融合率。尽管这些装置应用于一期关节融合术中，但却获得了很大的成功。Oostenbroek 等报道了对 TKA 术后感染而失败的病例，采用 Ilizarov 外固定支架进行膝关节融合术的研究结果。在他们的研究中，去除内固定物后均一期应用 Ilizarov 外固定支架进行膝关节融合术。尽管有 8 例患者（53%）先前曾行关节融合术而失败，但行 Ilizarov 外固定支架融合术后，除 1 例患者外全部患膝融合获得成功（融合率为 93%）。外固定支架固定平均持续时间为 28 周和石膏制动平均为 23 周，据报道并发症率较高（达 80%）归因于患者年龄过大。所有患者都发生了针道感染[11]。

加压钢板固定

尽管加压钢板在其他骨科手术中较为常用，但在膝关节融合术中的应用相对较少报道。尽管关于加压钢板应用的报道较少，但在小型病例报告中其融合率已达到 100%[18-19]。据称此固定技术的优势包括在于骨界面间牢固的对合，熟悉的外科技术和早期部分负重。而潜在的缺陷包括更广泛的软组织剥离，内植物引起的疼痛和内植物周围应力骨折。

Lucas 和 Murray[20] 在 1961 年报道了应用双钢板实施膝关节融合术，在原先技术改进的基础上，Nichols 等报道了对 11 例 TKA 术后失败患者应用双加压钢板进行膝关节融合术的疗效。这种技术需将 2 块塑形后动力加压钢板分别置于膝关节的前内侧和前外侧。这些病例包括 7 例 TKA 术后感染的病例，1 例伴有开放引流的伤口。仅伴有开放引流的伤口的患者接受了二期融合手术。患者出院后允许在过膝支具的保护下进行负重。所有病人均获得骨愈合，平均愈合时间 5.6 个月。并发症包括 1 例持续性感染和另外 1 例股骨应力性骨折。为降低应力骨折的发生率，作者建议将两块钢板相互交错分别置于膝关节两侧[18]。

Pritchett 等人提出了一种替代的钢板技术。他们的研究包含 26 例患者，其中 6 例 TKA 术后失败的患者应用了单块前方张力带钢板进行治疗。将一块 4.5mm 的塑形钢板置于膝关节前方并张力化，通过膝关节的凹面形成加压作用和钢板的凸面形成张力作用。术后鼓励患者在无辅助制动的情况下可进行部分负重，所有患者术后均获得坚固的骨愈合，平均影像学骨愈合时间为 16 周。并发症包括持续感染和深部疼痛，其中 4 例患者因深部疼痛须取出内固定物 [19]。

髓内固定装置

长髓内钉

髓内钉装置在膝关节融合术中的应用已有很长的历史。Chapchal 于 1949 年对应用髓内针行膝关节融合术进行报道。随着 TKA 术后失败病例成为膝关节融合术的手术指征，人们注意到髓内固定装置较髓外固定方法具有几个方面明显的优势。髓内钉固定在融合部位轴向加压作用下术后一般可即时负重活动，改善了力学稳定性，以及优良的术后融合率（80% ～ 100%）[8]。其缺陷包括：更高的手术技术要求，缺乏对矢状面与冠状面上平衡性的控制，以及髓内感染扩散的潜在风险。

目前有两种类型的髓内装置可以利用，即长髓内钉与组配式的短髓内钉。长髓内钉的理论优势在于，其对于下肢来讲更长的力臂可提供更好的稳定性。组配式髓内钉的优势在于可通过单一切口实施融合手术，通过主钉的锁定机制进行坚强加压固定，通过组配可选择不同型号的股骨和胫骨髓内钉，以及对于伴有同侧髋关节假体的患者也可同时应用该髓内钉装置。

早期的研究显示出长髓内钉的手术技术难度与其相关并发症。Donley 报道了 20 例患者采用 Kuntscher 髓内钉进行膝关节融合术的研究结果，其中 8 例为 TKA 术后感染而失败的患者，所有患者术后融合率达到 85%。平均出血量为 1574ml，平均手术时间为 4.1 小时。被提及的多种相关并发症包括术中骨折，髓内钉游移和持续的臀肌疼痛 [22]。随着近端锁钉的问世，髓内钉游移的问题得以解决。后来的研究结果表明，随着外科医师愈来愈熟练地掌握该技术，手术时间更短，出血量更少，术后可达到相似的融合率 [23]。

尽管未见研究表明应用髓内钉进行膝关节融合的病例可继发股骨或胫骨骨髓炎，但在感染存在的情况下使用髓内钉装置仍是一个有争议的话题 [14]。理论上讲，感染会通过髓腔进行扩散，使得采用髓内钉进行关节融合术时需分期手术治疗，这类似于 TKA 术后感染失败而翻修的处理。然而，在感染存在的情况下可一期采用髓内钉进行关节融合手术。Puranen 等报道 33 例患者应用长髓内钉进行膝关节融合术的研究结果，8 例 TKA 术后感染的患者中有 7 例一期行膝关节融合术。尽管 3 例患者术前存在瘘管和软组织缺损 [24]，但所有病例最终均成功获得骨性融合。近来，有学者报道 41 例

TKA 术后感染失败患者应用分期膝关节融合术（大多数选择长髓内钉固定）的疗效，结果显示术后融合率可达 83%[25-26]。

组配式髓内钉

组配式装置均包括 Neff 钉（Zimmer，Warsaw，Indiana）和 Wichita 融合钉（WFN；Stryker Orthopaedics，Mahwah，NJ）。这些装置在股骨和胫骨钉杆之间包含一种耦合机制，以使得股骨部件和胫骨部件能通过单一的膝关节切口分别逆行或顺行插入髓腔。WFN 通过一个加压螺钉贯穿融合部位予以施加压力。这些装置的组件允许在股骨与胫骨髓腔宽度存在差异的情况下，在股骨和胫骨髓腔获得更佳适配。有报道这些装置使用后的关节融合率为 90% ~ 100%，而在使用 WFN 的病例中术后融合率更高[27-28]（图12-1）。

Arroyo 等报道了 21 例患者采用 Neff 钉进行膝关节融合术的疗效，其中 5 例为 TKA 术失败后的病例，他们报道术后融合率为 90%（平均骨融合时间为 8.4 个月）[27]。另外有学者报道 44 例患者采用 WFN 钉进行膝关节融合术的疗效，其中 26 例为 TKA 术后感染失败的病例，结果显示术后融合率达 100%（平均骨融合时间为 15.5 周）。报道的主要并发症包括延迟骨愈合，切口深部感染和假体周围骨折，其发生率为 20%[28]。如果需要取出组配式髓内短钉，需先将髓内钉拆分后通过前方皮质窗取出。在利用其他类型固定方法的研究病例中，WFN 的应用也获得较好的疗效。有学者报道 32 例 TKA 术后失败患者行膝关节融合术的治疗结果，其中 11 例应用 WFN 进行关节融合的患者中 10 例获得成功骨融合，平均骨融合时间为 4.5 个月。15 例使用外固定支架固定融合，3 例使用钢板固定融合，3 例使用长髓内钉固定融合。在剩余的 21 例患者中，仅有 11 例获得了关节融合，平均骨融合时间为 6.5 个月[29]。

铰链式重建

Walldius 最早在 1951 年提出了利用铰链式膝关节重建治疗关节炎患者。在患者选择上，他指出应最大限度地降低手术风险："可选择已经残疾的病人，那么即使手术失败也不会使情况变得更糟。"他对原始病例进行长达 8 年的随访研究，报道了 41 例（64%）患者疗效为优，6 例（10%）为良，17 例（26%）为差。获得稳定、无痛、活动度为 50°~ 90°的膝关节被认为疗效较佳。而感染是失败的主要原因[30]。尽管这些早期结果令人满意，但由于第一、二代装置的临床结果相对较差，使得铰链式关节成形术已经很少用于非肿瘤患者的治疗中。

这类假体早期是真正的铰链式设计，只允许在矢状面上活动，这导致应力传至骨 - 骨水泥界面而极大增加了无菌性松动发生的概率。其他常见的问题包括深部感染和髌股关节并发症[31]。现代第三代装置的设计已试图解决这些问题，因此，其手术指征的逐渐扩大使得铰链式关节的应用再度升温。

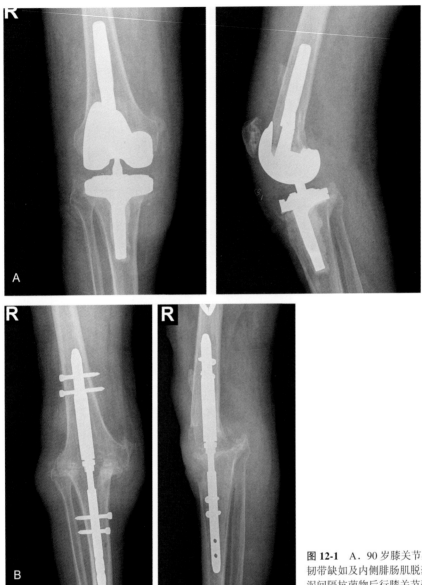

图 12-1　A．90 岁膝关节感染复发病人伴有髌韧带缺如及内侧腓肠肌脱落；B．在取出骨水泥间隔抗菌物后行膝关节融合术

　　第三代装置针对先前失败的原因做出许多设计上的改变，最重要的改变就是增加了铰链关节的旋转功能[32-33]。从理论上说，减少膝关节假体的限制性并使其更接近自然的运动力学，可减少与无菌性松动有关的磨损和应力。其他变化还包括为解决髌股问题做出的更深、更为解剖型的滑车设计，及组配式有凹槽的假体柄允许压配固定。尽管作出了这些改变，但旋转型铰链关节重建仍受术后较高并发症率所困扰，因此，其应被作为 TKA 术后失败病例的补救性治疗选择[33]。

适应证

旋转铰链关节重建术仍然是一种并不常用的治疗方法。在一所医疗机构为期 18 年的临床研究中，结果显示，仅 0.14% 的下肢非肿瘤病变的患者应用旋转铰链关节装置进行补救性手术[34]。在大多数初次和翻修的 TKA 术病例中，非铰链的限制性假体能够为获得优良的功能结果提供足够的稳定性，同时让膝关节周围的软组织保持对应力的吸收[35]。在伴有巨大干骺端骨缺损以及韧带功能不全的翻修病例中，可能仍需要铰链关节装置进行治疗（图 12-2）。

不同的作者和机构对旋转铰链膝的指征把握差异很大。作为 TKA 术后失败病例的补救性手术，旋转铰链假体的主要手术指征包括之前铰链膝的翻修，含侧副韧带的髁上附着点的巨大骨缺损、主要韧带功能不全以及股骨远端假体周围骨折和骨不连[36]。

附加股骨远端置换的旋转铰链关节重建术应在特定的患者中考虑，尤其适用于那些年老的、要求低的、股骨远端骨量不足而不能接受其他治疗的患者。多组研究资料结果表明，伴有严重骨质疏松的老年女性已成为带股骨远端置换的旋转铰链膝的主要对象[34,36]。股骨假体周围骨折一直以来使得治疗策略陷入两难境地。制动时间的延长和机体活动的限制给年老体弱的患者带来诸多不利影响。近来一项关于 TKA 术后股骨假体周围骨折治疗的研究结果显示，41 例患者中仅 28 例恢复到他们骨折前的活动水平，10 例患者在步态和日常生活能力方面严重受损，另外 3 例死于手术[37]。通过股骨远端置换可获得即刻稳定性并恢复独立行走能力，证明其在这些情况中使用具有合理性（图 12-3）。

禁忌证

带和不带股骨远端置换的铰链膝关节重建的禁忌证与标准的翻修手术类似。对于不能承受手术的体弱患者、无法控制的活动性感染患者以及那些对功能要求非常低的

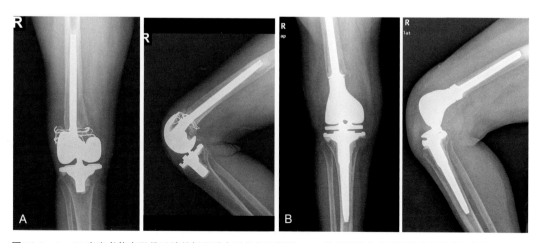

图 12-2　A. 62 岁患者伴有股骨远端骨折和髓内延长杆的断裂；B. 使用模块化铰链膝关节假体进行翻修

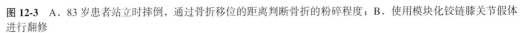

图 12-3　A．83 岁患者站立时摔倒，通过骨折移位的距离判断骨折的粉碎程度；B．使用模块化铰链膝关节假体进行翻修

患者而言，也许更好的手术治疗选择是截肢术或假体移除后关节成形术。

结果

尽管与初次 TKA 或 TKA 翻修术相比，带和不带股骨远端置换的铰链关节重建术具有较高的并发症发生率，如深部感染，但其中、短期随访结果令人满意。Berend 和 Lombardi 近来报道了一组 39 例患者行旋转铰链膝重建的疗效，大部分患者同时实施了股骨远端置换术，平均随访时间为 46 个月，结果显示未见发生无菌性松动的失败病例。5 例患者实施再次手术，其中 2 例复发感染，1 例假体周围骨折，1 例迟发性感染，1 例更换衬垫。膝关节评分从 39 分改善至 87 分，疼痛评分从 18 分改善至 43 分。作者把结果的改善归功于假体设计、固定及模块化构建方面的改进 [36]。

铰链关节翻修术和全髁关节置换术之间在术后患者的生活质量和临床结果方面的差异无显著性。Fuchs 等报道 26 例 TKA 术后失败患者实施了挽救性翻修术，其中 10 例采用了铰链式假体。在其他研究中，应用了 HSS 评分，KSS 评分及 VAS 疼痛评分对两者术后疗效进行评估。与铰链膝翻修相比，全髁关节置换术具有更大的膝关节活动度（ROM），但在 HSS 评分，KSS 评分及 VAS 疼痛评分方面两者之间差异无显著性 [38]。

小　结

无论对于医生还是患者，如何对无法挽回的 TKA 术后失败病例进行补救性治疗都是一个非常棘手的难题。应用各种固定技术对年轻的、活动量较大的患者进行膝关节融合也许会获得成功的治疗。对于那些活动量较小的、老年体弱的患者，应用带和不带股骨远端置换的铰链关节重建术是一种可靠的治疗选择。两种治疗手段的目的都是为获得稳定、无痛及有知觉的下肢，从而能够持续进行独立活动和行走。

参考文献

1. Kurtz S, Ong K, Lau E, Mowat F, Halpern M. Projections of primary and revision hip and knee arthroplasty in the United States from 2005 to 2030. *J Bone Joint Surg Am*. 2007;89:780-785.

2. Rand JA. Alternatives to reimplantation for salvage of the total knee arthroplasty complicated by infection. *Instr Course Lect*. 1993;42:341-347.

3. Falahee MH, Matthews LS, Kaufer H. Resection arthroplasty as a salvage procedure for a knee with infection after a total arthroplasty. *J Bone Joint Surg Am*. 1987;69:1013-1021.

4. Sierra RJ, Trousdale RT, Pagnano MW. Above-the-knee amputation after a total knee replacement: prevalence, etiology, and functional outcome. *J Bone Joint Surg Am*. 2003;85-A:1000-1004.

5. Fedorka CJ, Chen AF, McGarry WM, Parvizi J, Klatt BA. Functional ability after above-the-knee amputation for infected total knee arthroplasty. *Clin Orthop Relat Res*. 2011;469:1024-1032.

6. Pring DJ, Marks L, Angel JC. Mobility after amputation for failed knee replacement. *J Bone Joint Surg Br*. 1988;70:770-771.

7. Charnley J, Lowe HG. A study of the end-results of compression arthrodesis of the knee. *J Bone Joint Surg Br*. 1958;40-B:633-635.

8. Wiedel JD. Salvage of infected total knee fusion: the last option. *Clin Orthop Relat Res*. 2002;404:139-142.

9. Hagemann WF, Woods GW, Tullos HS. Arthrodesis in failed total knee replacement. *J Bone Joint Surg Am*. 1978;60:790-794.

10. David R, Shtarker H, Horesh Z, Tsur A, Soudry M. Arthrodesis with the Ilizarov device after failed knee arthroplasty. *Orthopedics*. 2001;24:33-36.

11. Oostenbroek HJ, van Roermund PM. Arthrodesis of the knee after an infected arthroplasty using the Ilizarov method. *J Bone Joint Surg Br*. 2001;83:50-54.

12. Harris IE, Leff AR, Gitelis S, Simon MA. Function after amputation, arthrodesis, or arthroplasty for tumors about the knee. *J Bone Joint Surg Am*. 1990;72:1477-1485.

13. Damron TA, McBeath AA. Arthrodesis following failed total knee arthroplasty: comprehensive review and meta-analysis of recent literature. *Orthopedics*. 1995;18:361-368.

14. Conway JD, Mont MA, Bezwada HP. Arthrodesis of the knee. *J Bone Joint Surg Am*. 2004;86-A:835-848.

15. MacDonald JH, Agarwal S, Lorei MP, Johanson NA, Freiberg AA. Knee arthrodesis. *J Am Acad Orthop Surg*. 2006;14:154-163.

16. Knutson K, Lindstrand A, Lidgren L. Arthrodesis for failed knee arthroplasty. A report of 20 cases. *J Bone Joint Surg Br*. 1985;67:47-52.

17. Hak DJ, Lieberman JR, Finerman GA. Single plane and biplane external fixators for knee arthrodesis. *Clin Orthop Relat Res*. 1995;316:134-144.

18. Nichols SJ, Landon GC, Tullos HS. Arthrodesis with dual plates after failed total knee arthroplasty. *J Bone Joint Surg Am*. 1991;73:1020-1024.

19. Pritchett JW, Mallin BA, Matthews AC. Knee arthrodesis with a tension-band plate. *J Bone Joint Surg Am*. 1988;70:285-288.

20. Lucas DB, Murray W. Arthrodesis of the knee by double-plating. J Bone Joint Surg Am. 1961;43A:795-808.

21. Chapchal G. Intramedullary pinning for arthrodesis of the knee joint. J Bone Joint Surg Am. 1948;30A:728-734.

22. Donley BG, Matthews LS, Kaufer H. Arthrodesis of the knee with an intramedullary nail. *J Bone Joint Surg Am*. 1991;73:907-913.

23. Incavo SJ, Lilly JW, Bartlett CS, Churchill DL. Arthrodesis of the knee: experience with intramedullary nailing. *J Arthroplasty*. 2000;15:871-876.

24. Puranen J, Kortelainen P, Jalovaara P. Arthrodesis of the knee with intramedullary nail fixation. *J Bone Joint Surg Am*. 1990;72:433-442.

25. Talmo CT, Bono JV, Figgie MP, Sculco TP, Laskin RS, Windsor RE. Intramedullary arthrodesis of the knee in the treatment of sepsis after TKR. *HSS J*. 2007;3:83-88.

26. Bargiotas K, Wohlrab D, Sewecke JJ, Lavinge G, Demeo PJ, Sotereanos NG. Arthrodesis of the knee with a long intramedullary nail following the failure of a total knee arthroplasty as the result of infection. *J Bone Joint Surg Am*. 2006;88:553-558.

27. Arroyo JS, Garvin KL, Neff JR. Arthrodesis of the knee with a modular titanium intramedullary nail. *J Bone Joint Surg Am*. 1997;79:26-35.

28. McQueen DA, Cooke FW, Hahn DL. Knee arthrodesis with the Wichita Fusion Nail: an outcome comparison. *Clin Orthop Relat Res.* 2006;446:132-139.

29. Domingo LJ, Caballero MJ, Cuenca J, Herrera A, Sola A, Herrero L. Knee arthrodesis with the Wichita Fusion Nail. *Int Orthop.* 2004;28:25-27.

30. Walldius B. Arthroplasty of the knee using an endoprosthesis. 8 years' experience. *Acta Orthop Scand.* 1960;30:137-148.

31. Hui FC, Fitzgerald RH. Hinged total knee arthroplasty. *J Bone Joint Surg Am.* 1980;62:513-519.

32. Barrack RL. Evolution of the rotating hinge for complex total knee arthroplasty. *Clin Orthop Relat Res.* 2001;392:292-299.

33. Pour AE, Parvizi J, Slenker N, Purtill JJ, Sharkey PF. Rotating hinged total knee replacement: use with caution. *J Bone Joint Surg Am.* 2007;89:1735-1741.

34. Springer BD, Sim FH, Hanssen AD, Lewallen DG. The modular segmental kinematic rotating hinge for nonneoplastic limb salvage. *Clin Orthop Relat Res.* 2004;421:181-187.

35. Lombardi AV, Berend KR. Posterior cruciate ligament-retaining, posterior stabilized, and varus/valgus posterior stabilized constrained articulations in total knee arthroplasty. *Instr Course Lect.* 2006;55:419-427.

36. Berend KR, Lombardi AV. Distal femoral replacement in nontumor cases with severe bone loss and instability. *Clin Orthop Relat Res.* 2009;467:485-492.

37. Platzer P, Schuster R, Aldrian S, et al. Management and outcome of periprosthetic fractures after total knee arthroplasty. *J Trauma.* 2010;68:1464-1470.

38. Fuchs S, Sandmann C, Gerdemann G, Skwara A, Tibesku CO, Bottner F. Quality of life and clinical outcome in salvage revision total knee replacement: hinged vs total condylar design. *Knee Surg Sports Traumatol Arthrosc.* 2004;12:140-143.

13

专题：应力遮挡和骨溶解

Michael T. Manley, FRSA, PhD; Steven M. Kurtz, PhD; Kevin L. Ong, PhD

美国每年大约可以完成 58 万例初次全膝关节置换术（TKR）[1]。而每年的膝关节翻修手术大约是 5.3 万例，并且呈现出逐年增加的趋势。后者的患者生存率是普遍不如前者的，若还需行二次翻修，则情况将变得更糟 [2]。根据最新的 TKR 术后生存率调查，其结果提示相较于只经历一次翻修手术的患者，经历二次或多次翻修手术的患者需要再次行翻修手术的概率大约是前者的 6 倍之多 [2]。此外，不论是从经济还是情感的角度来看，膝关节翻修手术高昂的费用与风险都意味着——延长初次 TKR 使用寿命是何等的重要 [3]。

膝关节翻修最常见的手术适应证是感染（25.2%）和机械性松动（16.1%）。假体周围骨溶解以及假体磨损也分别占到 3.2% 和 4.9% [4]。这些因素之间可能是相互关联的。例如，机械性松动可能缘于逆向的假体周围骨重建、骨溶解以及应力遮挡等一个或多个因素造成的固定失效。对全髋关节置换术（THA）来说，近十年来人们对内衬磨损的关注度在提升，对磨损相关的骨溶解导致假体失败有了逐步的认识，这意味着骨溶解性骨丢失是髋关节翻修的一个最常见因素。临床数据表明，TKA 后骨溶解的发生率并没有髋关节那么高，可能与髋膝两个关节的形合度和磨损类型不同有关。众所周知，膝关节置换所产生的磨损微粒较髋关节的直径更大且形态更不规则 [5]。尽管如此，发生在膝关节的骨溶解 [6-7] 同样会影响假体组件的机械支撑。尽管相较于髋关节，骨重构和应力遮挡在膝关节翻修术中并不多见，但是当膝关节翻修不可避免时，在股骨假体前部组件后方出现的骨缺损越来越被视为一个严重的问题。

由各种情况引起的骨缺损是造成髋、膝关节翻修手术之所以十分复杂困难的主要原因。可利用多种填充材料对骨缺损进行广泛的重建与修复，包括颗粒状同种异体骨或自体骨，以及同种异体骨、异种骨、合成骨或金属楔形和矩形增强块等填充替代材料。所有这些重建手段都可以带来成功的翻修。然而，骨 - 假体界面融合不良可能导致增强重建失败，而应力过大又可能导致重建部位塌陷。对于同种异体骨和异种骨来说，不良的生物学反应亦可导致重建失败。宿主骨支撑不足可导致机械性重建失败，增强块本身可引起周围骨组织进一步的应力遮挡，而在假体与宿主骨之间的界面也可因磨损微粒的进入而发生融合不良。

　　这一章节的目的在于，对膝关节置换术后发生的应力遮挡、骨溶解及骨重建等问题，就其发生率、病因、预防和治疗等方面进行一个科学的、有据可查的回顾。

应力遮挡

　　相较于全髋股骨假体，全膝股骨假体周围应力遮挡方面的研究还有待深入。由于股骨假体的前翼遮挡了 X 线平片视野，使评估 TKR 股骨假体周围不良骨重建情况变得格外困难。从股骨远端侧位相 X 线平片中可以看出靠近髌股关节附近的股骨骨密度有所降低（图 13-1）。另外，在翻修术中取出股骨假体时，常常可见股骨前翼后方存在骨质破坏。在多数假体的正常使用寿命内，这一小块受累的骨组织一般不会对翻修进程造成严重影响。Soininvaara 等人试图测量股骨远端的骨缺损，他们利用双重 X 线吸光测定法对 16 位 TKA 患者假体周围骨密度进行评估，以上患者中共存在三种不同类型的膝关节假体，术后随访长达 2 年 [8]。术后半年，股骨假体周围快速骨量流失可达 25.5%（主要在中央干骺端区域）。在术后两年内像这样的骨量流失将始终存在。现在仍不清楚 TKR 术后股骨远端的应力遮挡效应究竟是缘于髌 - 股关节应力的骨保护作用，还是由于承重负荷经由坚硬的股骨假体直接从股骨中段传导至胫骨而绕过了股骨远端的结果，抑或是与两者都有关系。从长远的假体寿命上讲，股骨远端的应力遮挡效应可能会影响假体的稳定或导致股骨结构的塌陷（图 13-1）。

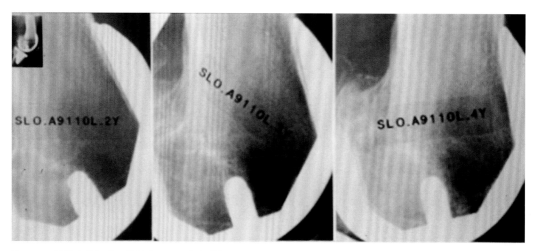

图 13-1　股骨末端与髌股关节交界区骨密度降低

TKR 术后对胫骨近端骨密度的测量同样面临着诸多困难。Lonner 等人 [9] 对术后平均 94 个月时胫骨带杆假体对胫骨近端骨密度的影响进行了测量。其将带有 4 根 0.5cm 桩脚的 Miller-Galante Ⅰ 型假体（Zimmer，Warsaw，IN）周围骨质与单纯带有 4cm 固定杆的压配式 Condylar 假体（DePuy Orthopaedics，Warsaw，IN）周围骨质进行了对比。作者发现与非骨水泥固定杆相比，骨水泥固定杆干骺端骨密度的下降程度更为明显（高达 70%）。TKA 带延长杆假体的类似影响在实验室中也得到了验证。Completo 等人 [10] 应用 PFC Sigma 模块化膝关节系统（DePuy Orthopaedics）的骨水泥型和压配式带杆假体，分别在置入前后对胫骨假体进行应变计量测试。作者发现骨水泥型带杆假体在靠近胫骨平台的近端的骨面水平存在着显著的应力遮挡效应。而由于应力通过延长杆传导得更为均匀，使得压配式假体只产生了较小的应力遮挡效应。

计算机模型也提示膝关节置换术后确有骨吸收的可能。如今大多数 TKR 假体都会提供一个金属平台样设计，以便于承重压力可以更均匀地通过胫骨平台。然而，这种金属平台却可能增加应力遮挡的风险。Au 等人 [11] 利用有限元模型发现内、外侧固定桩脚以及中央立柱使得胫骨的周缘出现局部的应力遮挡效应。一般来说，胫骨假体模型研究显示松质骨区域的应力传导下降，而中央固定立柱下方的压应力传导异常。Van Lenthe 等人 [12] 通过计算模型发现，由于应力是通过延长杆传导的，翻修假体比初次置换假体更容易引起骨质吸收，特别是在最远端的区域。虽然带杆假体可有效对抗假体与宿主骨的剪切力，但是从长远效果来看，带杆假体也可引起近端骨吸收以及随之而来的胫骨假体松动等问题。

全聚乙烯型胫骨假体被视为"低刚度"的内置物，可有效减少应力遮挡效应。Dalury 等人 [13] 进行了一项前瞻性研究，主要包括 70 岁以上的应用全聚乙烯型胫骨假体的老年患者。术后大于 7 年的随访发现，120 例膝关节中有 8 例出现了应力遮挡效应（6.6%）。Harrison 等人 [14] 进行了一项前瞻性研究，对 41 位年龄在 60 岁以下的应用非骨水泥型金属骨小梁胫骨假体的 TKA 患者进行随访，这种假体相较于坚硬的金属平台式假体刚度较小。在术前与术后 2 个月、1 年以及 2 年时利用双能 X 线吸收仪扫描手术侧与非手术侧的胫骨近端。结果发现在以上任何一个时间点，紧邻胫骨托下表面的固定桩脚之间以及紧贴桩脚下方的区域，手术和非手术患者的骨密度并没有显著区别。相反，在手术患者中，紧贴胫骨假体平台下表面区域的骨矿密度在术后 2 个月时平均下降了 6.7%（$P=0.0001$）；然而在术后 1 年和 2 年时，该区域的骨密度手术与非手术组间相比并没有明显的差别。尽管如此，在随访 1 年和 2 年时可见，手术患者膝关节骨密度相较术前是有所下降的。至今仍不清楚刚度较小的传统胫骨假体究竟能否通过减少应力遮挡达到长期的临床收益。

诸多临床实验和以上研究结果都提示 TKR 术后应力遮挡效应及骨密度的降低是真实存在的。坚硬的股骨与胫骨假体致使假体周围骨组织应力重新分布，机械负荷的减少导致出现应力遮挡效应。从长远来看，宿主骨的质量和完整性对假体的结构性支撑十分重要。另外，应力遮挡导致骨密度和结构的破坏也进一步削弱了防止关节液和磨损微粒侵入的能力。应力遮挡可能是导致骨溶解与假体置换失败的始动因素。

骨溶解

发生率

在全膝关节置换中，作为胫骨和髌骨承重部分的聚乙烯质量与制造工艺对骨溶解有着重要影响。在20世纪90年代人们就认识到，膝关节聚乙烯假体的消毒灭菌方法可能会影响到材料的机械性质，并最终导致其在体内发生降解。Collier等人[17]对365例后交叉韧带保留的、应用解剖模块化膝关节假体的初次全膝关节成形术（TKA）（DePuy Orthopaedics）患者的影像学资料进行了回顾分析。结果发现在空气中经 γ-射线辐照的242例应用胫骨承重假体的膝关节中，有34%出现了骨溶解，且胫骨平台表面显得很粗糙。相反，使用在惰性气体中经 γ-射线照射或未经射线辐照的98例应用胫骨承重假体的膝关节中，仅有9%出现了骨溶解，且胫骨基托表面显得很光滑。人们发现骨溶解与以下多种因素相关，诸如胫骨平台的表面处理、胫骨假体聚乙烯垫片的特性（制作材料、消毒灭菌方法及在架时间）以及术中假体的安放技术（股骨假体相对于胫骨假体处于过伸位）等。

若骨水泥可较好地覆盖于截骨表面和假体之间，将形成一个有效屏障防止磨损碎片进入假体的关节间隙。对非骨水泥型膝关节来说，不恰当的假体设计或不正确的截骨方法将影响骨与假体之间的有效接触并进一步阻碍两者的骨性结合。无论是骨水泥型还是非骨水泥型假体，若固定界面存在与关节腔相通的间隙，则将导致关节液和磨损微粒从假体与骨组织之间渗入。在固定界面，磨损微粒过度的聚集可导致细胞反应、骨溶解以及逆向的骨重建（图13-2）[15]。

由于假体设计多种多样以及聚乙烯承重面成分各不相同，文献报道TKR术后骨溶解的发生率存在着较大差异。尽管有报道称骨溶解的发生率可高达90%[16]，但是多数学者普遍认为膝关节中骨溶解的发生率在10% ～ 20%之间。至少在以上研究的观察窗内，即使明确了某位患者骨溶解的存在，也并不意味着接下来一定要行膝关节翻修手术。通常来说，膝关节溶骨性病变的诊断主要靠影像学表现，而很少依赖组织学分析。

Arora和Ogden等人[17]发现在TKR术后平均7.25年之后，82例使用骨水泥型模块化Freeman-Samuelson膝关节假体（Zulzer Orthopaedics AG，Baar，Switzerland）的患者中有13例存在溶骨性病变（16%）。在以上溶骨性病变中，在胫骨假体周围的有12例，而在股骨假体周围的只有2例。溶骨性病变最常见的位置是胫骨干的前方（n=9），其次是胫骨结节内侧（n=7）。O'Rourke等人[18]对105例TKA（Insall-Burstein Ⅱ system，Zimmer）患者在影像学方面有骨溶解表现的发病率进行了评估，所有患者皆使用了带有骨水泥型模块化胫骨组件的后交叉韧带替代型假体。尽管在以上患者中有17例存在骨溶解现象（16%），但最终没有一例因假体松动或骨溶解而行假体翻修

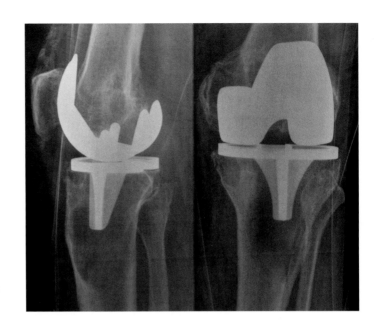

图 13-2 非骨水泥假体严重的骨质溶解

手术。Cadambi 等人[19] 对 271 例应用最小限制型全膝关节假体 ［Synatomic（DePuy Orthopaedics）或者解剖型微孔涂层假体（PCA，Howmedica，Rutherford，NJ）］ 的初次 TKA 患者的股骨端骨溶解情况进行了报道，结果提示骨溶解发生率为 11.1%（30 例 /28 人）。在术后平均随访 52 个月之后，有 26 例 Synatomic 膝关节和 4 例 PCA 膝关节出现股骨端骨溶解。而股骨端骨溶解的平均确诊时间为 31 个月（范围：7 ～ 96 个月）。

Huang 等人[20] 遵从股 - 胫关节界面限制性最小化理念，对分别使用活动与固定承重假体的 TKA 失败后骨溶解的发生率进行了比较。结果发现，活动衬垫组的骨溶解发生率（34 例膝关节中有 16 例发生骨溶解，发生率为 47%）显著高于后者（6/46，13%）（$P = 0.003$）。活动衬垫组有 13 例骨溶解发生在股骨远端，而在固定衬垫组只有 4 例。总的来说，骨溶解主要发生在股骨侧；其中有 17 例骨溶解发生在股骨后髁。这其中，有 12 例在膝关节翻修前未见明确的骨溶解影像学证据。与以上结果相反，Kim 等人[6] 发现在 61 例行双侧初次 TKR 且年龄小于 55 岁的患者中，活动承重组（低接触应力，DePuy 骨科）的骨溶解发生率并不高于固定承重组（解剖模块化膝 DePuy 骨科）。经 X 线与 CT 扫描确诊的骨溶解在解剖模块型膝关节假体中有 6 例（10%），在低接触应力型膝关节假体中有 4 例（7%）。Hooper 等人[21] 对连续 400 位使用低接触应力型活动衬垫的 TKR 患者的预后进行了至少 10 年的随访。对 238 位患者（244 例膝关节）临床与影像学的评估表明，半月板衬垫假体更易发生聚乙烯假体磨损，其中有 5 例膝关节需要行翻修手术，另有 8 例存在早期磨损。旋转平台型假体中未发现骨溶解，但半月板衬垫型假体中却有 3 例存在骨溶解现象。

针对不同的聚乙烯制型，Weber 等人[22] 对 1000 余例使用 AGC 假体（Biomet，

Warsaw，IN）的 TKR 患者进行了一个回顾性调查，以上患者术式相同，术后随访 5～11 年。在胫骨假体中，有 698 例使用了压缩成型的一体式假体，353 例使用了挤压模块化组装式假体。与前者相比，后者的骨溶解率（1.7% vs. 0.1%）、放射透亮线发生率（19% vs. 5.6%）与翻修率（3.1% vs. 1.4%）都更高，然而目前仍不清楚这种差异究竟是与模块组装方式不同有关还是与聚乙烯类型不同有关，抑或是由二者共同造成。

无论是无螺钉孔洞的非骨水泥型平台假体[23]，还是未使用螺钉的骨水泥型假体[24]，都未出现骨溶解现象。作者认为不使用螺钉或无螺钉孔洞可能限制了磨损微粒向固定间隙的渗入，且即便不用螺钉固定也并不影响假体的稳定和骨组织长入。在一项前瞻性研究中，纳入了 118 位使用带羟基磷灰石涂层的非骨水泥型假体的 TKR 病例，患者年龄不超过 55 岁，术后平均随访 7.9 年[25]；结果发现其中有 2 例病例因无菌性松动进行了胫骨假体的翻修手术，另有 1 例病例由于聚乙烯磨损需行进一步的外科治疗。以上其他病例中均未发现骨溶解或进行性影像学松动的迹象，表明非骨水泥型界面可有效防止磨损微粒的侵入。

患者自身的肥胖等因素[26]对骨溶解的发生率有着显著的影响。Spicer 等人[26]对两组骨关节炎病例进行了一项配对研究，对象分别为 285 位 $BMI > 30kg/m^2$ 的肥胖患者（326 例 TKRs）与 371 位 $BMI < 30kg/m^2$ 的非肥胖患者（425 例 TKRs）。结果提示肥胖组的翻修率为 4.9%，而非肥胖组的翻修率为 3.1%。虽然线性骨溶解率（X 线透亮线）两组相差不大，但是当肥胖组 $BMI > 40kg/m^2$ 时，其局灶性骨溶解率（6.8%）是非肥胖组（1.2%）的 5 倍。

随着当代膝关节假体和衬垫设计的发展，近期的研究表明在术后早期随访期间并没有发现骨溶解的影像学证据[27-28]。Rossi 等人[28]对 43 位应用骨水泥型旋转平台 TKR（NexGen LPS，Zimmer）患者（50 例膝关节）进行了一项连续性前瞻性研究，在平均 46 个月的随访中并没有发现假体松动或是骨溶解的迹象。在一项对 279 例行初次 TKA 患者进行的回顾性研究中，术中运用了第三代组配式、后稳定型骨水泥假体，平均随访时间为 4 年[27]，研究人员并没有发现假体松动或骨溶解的影像学证据，也没有患者因假体松动、骨溶解、假体不稳或聚乙烯磨损而需要行翻修手术。

病因学

尽管最初人们以为骨溶解是由骨水泥导致的，但目前普遍认为骨溶解是机体对磨损微粒及侵蚀碎片产生的异物反应。这些微粒可能包括聚乙烯、骨水泥及金属颗粒等，均可引起炎症反应。这些微粒可被滑膜或假体周围组织中的巨噬细胞与巨细胞所吞噬。这些细胞转而被激活并诱发骨溶解。巨噬细胞可直接诱导破骨细胞活化，进一步导致骨吸收陷凹的形成。骨溶解主要由滑膜或假体周围的巨噬细胞激活后产生的活化细胞因子所诱发。这些巨噬细胞所释放的细胞因子如 IL-1b，一方面具有促炎与激活破骨反应的作用。另一方面也可削弱由成骨细胞介导的骨形成作用。

流体力学因素在磨损微粒的转运和骨溶解的形成中也发挥着一定的作用。假体周围局部流体压力梯度被认为是磨损微粒迁移的机制之一，其可驱使组织液与磨损微粒一同进入周围骨组织。关节活动时流体压力的改变可产生非常高的关节内压力，这种关节内高压可引起骨细胞的死亡并诱导由破骨细胞主导的骨吸收[29-30]。

磨损微粒的大小、形状、类型以及浓度都对是否最终激发溶骨性应答起着重要作用。较大的颗粒往往被巨细胞吞没或包围，常常包裹于纤维鞘膜之中。相较而言，那些直径小于 $1\mu m$ 的小颗粒通常被巨噬细胞所摄取，进而激活炎症反应[31]。在 TKR 中，内衬失效及磨损的主要形式是假体材料的疲劳。这种机制产生的聚乙烯微粒比全髋置换术后产生的微粒更大且形状更不规则，而后者磨损的主要模式为摩擦性与粘附性磨损。TKR 失败病例中的磨损微粒碎片，其大小平均为 THR 失败病例的 3 倍[5]。Schmalzried 等人[32] 分析了 19 例失败的 TKR 和 24 例失败的 THR 病例假体周围组织中聚乙烯磨损碎片和细胞反应。失败的 THR 病例的异物性炎症反应主要是以存在于肺栓塞中的多种亚微米微粒激活的肥大巨噬细胞为特点。相反，除个别情况由巨噬细胞所致以外，TKR 术后的异物性炎症反应主要是由巨细胞引起，涉及的微粒直径多在 $2 \sim 20\mu m$ 之间。对于 TKR 来说，磨损微粒的大小对生物反应的严重程度有着重要的影响，较大直径的磨损微粒可导致介质释放的减少，这也许正是使用某些 TKR 假体后骨溶解和无菌性松动的发生率相对更低的原因。

磨损微粒可能产生于股骨假体与胫骨侧聚乙烯垫片之间的关节面处。从翻修术中回收的膝关节假体观察可见，聚乙烯假体表面磨损共有 7 种不同的表现形式。这 7 种表现形式包括点状腐蚀、嵌入式碎片、划痕、分层、表面形变、磨光以及擦伤。点状腐蚀是一种以形成毫米大小的磨损凹陷为特点的疲劳性磨损，由于其产生的磨损微粒较大，不会激活溶骨反应，因此被认为是一种良性的磨损机制（图 13-3）。嵌入式碎片可来源于骨水泥、骨屑或是嵌入在聚乙烯假体中的金属颗粒碎片，可导致第三体磨损，同样也可划伤金属界面。划痕是具有一种线性特征的磨损类型，主要由的细微的粗糙体反复摩擦造成。分层是一种严重的疲劳磨损类型，可使聚乙烯假体成片状脱离，从而导致灾难性磨损（图 13-3）。表面形变，指假体表面几何形状的永久性改变（蠕变、冷变形），但因其并未引起假体材料的缺失，故而并不完全等同于磨损。磨光是一种粘附性 / 摩擦性磨损类型，因抛光效应产生磨损微粒，其微粒的大小恰好可引起溶骨性反应。擦伤是一种以聚乙烯表面撕裂为特征的摩擦性磨损。20 世纪后期，假体组件的表面损伤主要是由空气中经 γ- 射线消毒后的聚乙烯假体在体内的氧化作用所致；因此在有了现代聚合物加工方法之后，我们还需要对以往的经验教训加以关注。

尽管学者们最初主要关注于股骨假体与胫骨聚乙烯垫片之间关节面的磨损，但其实胫骨聚乙烯垫片下方与胫骨金属平台之间的背面磨损也是磨损微粒的一个潜在来源[18,34-35]。后方磨损的特征是聚乙烯假体的磨光或划痕，有时其至可磨去假体表面的加工标记。聚乙烯还可能突入到假体平台深处的螺丝孔中。一些 TKR 假体后方磨损速率可高达 100mg/y，这是全髋关节置换速率的 $2 \sim 4$ 倍[35]。背面磨损可能是聚乙烯磨损和骨溶解的主要原因之一，因此，如何用强力的锁定机制来限制衬垫与金属托或

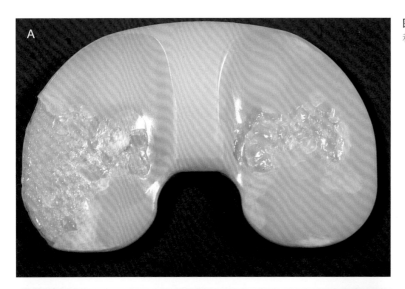

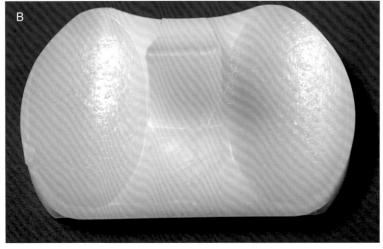

图 13-3 *严重的层离（A）和凹陷损伤模型（B）*

基座之间的相对运动，以减少磨损微粒的产生，是目前关注的焦点 [36-37]。

后稳定型假体的立柱磨损也被确认为 TKA 聚乙烯磨损及微粒产生的一个潜在来源 [18,38-39]。尽管胫骨立柱被设计为在屈曲过程中与股骨凸轮相关节，然而在深屈位时立柱还是有可能与股骨假体发生碰撞，造成立柱前部磨损。在一些严重的病例中，疲劳性损伤或立柱断裂都是有可能发生的。可导致立柱断裂的原因有很多，例如关节不稳 / 韧带松弛或韧带失衡 [40-43]、胫骨假体过度后倾 [38-39,41]、股骨假体屈曲位安装 [38,39,41]、垫片厚度不足导致过伸 [44]、骨水泥溢出（多余水泥覆盖股骨假体）[45]、软组织长入造成的撞击 [45] 等。术中假体组件放置的质量对术后是否发生聚乙烯磨损及骨溶解有着至关重要的影响。例如，考虑到膝关节在过伸之前无需过度旋转，因此在过伸时，胫骨假体立柱与股骨假体髁间窝发生前方碰撞的风险将随着胫骨假体放置的后倾角以及股骨假体放置的屈曲角度的增大而增加。目前并不清楚立柱损伤是否与聚乙烯假体其他部分的磨损有关，有研究表明立柱 - 凸轮的碰撞可能与胫骨平台 - 胫骨假体之间界面的旋转力矩以及随之而来的背面磨损有关[39]。

预防

模块化胫骨假体聚乙烯垫片关节面及背面的磨损微粒碎片对 TKR 的使用年限始终是一个问题。考虑到在胫骨假体的承重面 - 胫骨假体平台这一界面可能产生磨损微粒，目前膝关节假体设计多将聚乙烯垫片牢牢固定于胫骨假体平台之上。由于骨溶解的潜在机制是磨损微粒及碎片引起的炎症反应，因此人们一直在通过各种办法努力减少磨损微粒的生成以尽可能地延长假体的使用寿命。现今的聚乙烯假体多采用含有或不含自由基清除剂（通常标注为维生素 E[46-48]）的高交联聚乙烯制成，而股骨假体关节面往往采用钴铬合金或陶瓷材料[49-55]。

应用高交联聚乙烯作为膝关节假体的承重材料已被学者们广泛研究。William 等人[51] 采用磨损模拟装置测试了低度交联（35kGy 照射）和高度交联（70kGy 照射）聚乙烯材料与钴铬合金假体以及氧化锆假体的股骨端面的磨损情况。结果显示随着交联的增加以及股骨端面材料从钴铬合金到氧化锆的转变，聚乙烯磨损颗粒的平均亚微米体积分数大约从 65% 下降到 45%。而产生的微粒数量随着交联的增加大约减少到 1/4，随着界面材料从钴铬合金到氧化锆的转变大约减少到 1/3。Stoller 等人[49] 通过膝关节磨损模拟装置和专门设计的胫骨立柱测试，在后稳定型假体中对比运用了传统的聚乙烯垫片和高交联聚乙烯垫片。他们发现在使用一段时间之后，与传统聚乙烯垫片相比，高交联聚乙烯垫片的磨损微粒体积下降了 67%～75%。而有点令人意外的是，高交联聚乙烯垫片的胫骨假体立柱表现出更好的耐磨度。Popoola 等人[50] 运用多种磨损测试和边缘荷载疲劳试验，对使用多年的经 γ - 射线辐照灭菌的传统型聚乙烯垫片与经等离子气体灭菌并熔融退火的高交联聚乙烯垫片的抗磨损性、抗分层性及抗疲劳性等性质进行了比较。研究表明高交联聚乙烯垫片有着更好的抗磨损和抗疲劳性，磨损率较传统的聚乙烯垫片平均下降了约 80%。Wang 等人[53] 利用磨损模拟装置发现，相较于传统的聚乙烯垫片，经连续辐照及退火处理的交叉韧带保留及后稳定型高交联聚乙烯垫片都能减少 60%～70% 的磨损。显而易见，高交联聚乙烯材料确可减少膝关节假体的磨损。然而，交联的增加却使聚合物的韧性、延展性和抗断裂性有所降低。未来通过回顾性分析可以阐明这些机械性能的降低是否会导致膝关节假体其他类型的损害。

与标准的金属和聚乙烯界面相比，陶瓷界面的优势是不易磨损，因此被广泛地应用于髋关节置换中。然而，由于膝关节假体复杂的几何形状和较高的断裂风险，用于膝关节置换的陶瓷假体的制造仍充满了挑战。在日本，氧化铝陶瓷被广泛地运用在 TKR 中。Nakamura 等人[56] 报道了使用一种氧化铝陶瓷单球 - 窝式关节膝关节假体，可提高膝关节屈曲度以及长期的耐磨性能。氧化锆陶瓷股骨假体也已被研发使用，Bal 等人[57] 报道了 39 例应用氧化锆陶瓷假体的后稳定型 TKA 患者术后 2 年的临床随访结果。在该组病例中，只有 1 例患者因创伤造成膝关节长期不稳需行翻修手术。氧化锆是将氧注入锆铌合金中，从而生产出一种坚硬的陶瓷界面（Oxinium，Smith & Nephew，Memphis，TN）。迄今未见由于使用了氧化锆膝关节假体而行翻修手术的报道[58-59]。在 98 例应用氧化锆股骨假体的初次 TKA 中，术后 7 年的假体生存率是 98.7%[58]。Heyse 等人[59] 对 16 例平均使用了 16.4 ± 11.9 个月的回收氧化锆股骨假体的磨损和表面损伤情况进行了检查，结果未发现聚乙烯垫片的明显磨损，也未发现与氧化锆假体直接相关的故障。

做好充分的术前准备、术中小心安放假体同样可以减少异常的磨损，从而延长 TKR 假体的使用寿命。例如避免股骨假体过屈和胫骨后倾角过大可最大程度减少后稳定型假体胫骨立柱前方的撞击[39]。随着胫骨假体后倾角的增大，相应地发生假体不稳的概率也明显增加[60-61]。胫骨假体不稳可表现为聚乙烯垫片相对于胫骨假体金属平台出现一个向前的微动，从而可能增加背面的磨损。

某些主要用于防治绝经后骨质疏松症的药物如二膦酸盐类，同样也被用于提高人工关节的耐久性[62-63]。正因为二膦酸盐对成骨细胞具有促成骨作用，所以它也可能具有增强假体周围骨长入以及抑制不利条件下的骨吸收并最终显著提高人工关节耐久性的潜在作用。有一篇纳入了 6 组随机对照试验的 meta 分析文章表明，相较于对照组，二膦酸盐在 THR 或 TKR 术后对维持假体周围骨密度有着积极的作用[62]。二膦酸盐治疗组患者术后 3 个月、6 个月及 12 个月时假体周围骨丢失的加权平均值降低得更少，分别为 3.3%（$P < 0.01$）、4.5%（$P < 0.001$）及 4.2%（$P =0.03$）。在术后某些随访时段中，相较于置换的髋关节，二膦酸盐似乎对置换的膝关节有着更为显著的影响，例如对照组与二膦酸盐组在术后 6 个月时骨量丢失的差异，在 TKR 中是 14% 而 THA 是 2.5%（$P < 0.001$）。然而，这种差异在术后 3 个月或是 12 个月时并不十分明显。目前二膦酸盐类药物的远期效果仍不甚清楚。未来伴随着假体设计水平和材料性能的不断提升，二膦酸盐类及其他药物也可能会被用于延长人工关节的使用寿命。

治疗

骨与韧带的缺损使全膝关节成形术（TKA）后的翻修变得复杂且充满挑战。假体周围骨缺损是 TKA 翻修时最常见的难题之一，而翻修术的最终效果往往就取决于对骨缺损的处理。可依据解剖学特点对骨缺损加以分类，外科治疗可基于骨缺损的不同类型尽可能有针对性地将其修复[64]。骨缺损可分为囊型、干骺型、腔隙型与节段型。囊型骨缺损是骨与假体界面松质骨的小范围缺损，可通过骨移植（特别是大的囊腔）或骨水泥来填充。干骺型缺损主要包括胫骨平台或股骨髁部的皮质骨缺损，可利用组配型胫骨或股骨增强块来解决。增强块不但可以重建骨缺损，并能提供足够的稳定性以允许立即负重。然而，有时需额外截除部分骨组织以便与组配型填充块相匹配。腔隙型骨缺损通常见于严重骨溶解的病例，主要以位于股骨远端和（或）胫骨近端干骺端较大的皮质内骨缺损为特点。金属骨小梁 Cones 或同种异体骨 [大块和（或）颗粒]

可用来重建腔隙型骨缺损。尽管同种异体骨重建通常较干骺端填充物花费更少，但其需要在保护下负重，若骨融合不良，可能造成假体不稳。节段型骨缺损是干骺型和腔隙型骨缺损的结合，是股骨远端和（或）胫骨近端的大块骨缺损。与腔隙型骨缺损的处理方法相似，节段型骨缺损通常采用大块的同种异体骨移植，或应用旋转平台铰链式假体进行重建。对于韧带不完整的关节，应用铰链式假体可提供额外的约束力。

文献报道，多数溶骨性缺损都可以利用多种骨移植技术进行有效处理。Burnett 等人[65] 报道了 26 位（28 例膝关节）翻修病例。绝大多数膝关节（$n = 17$）采用标准的翻修假体及增强块和（或）颗粒同种异体骨进行治疗，未采用同种异体结构性植骨。另有 8 例膝关节采用带延长杆假体及同种异体结构性植骨进行治疗（图 13-4），还有 3 例膝关节假体固定良好，采用更换垫片和松质骨打压植骨的方法处理。术后至少随访 2 年，X 线平片结果显示 24 例膝关节（86%）假体稳定，松质骨与同种异体骨结构性植骨均整合良好。当任意侧胫骨骨缺损达 50% 甚至更多时，推荐应用骨移植重建[66]。在对 24 例因胫骨骨缺损行植骨治疗的初次或翻修 TKA 术后 3 ~ 6 年的随访调查中，有 22 例移植骨愈合良好并出现再血管化，且均未发生骨质塌陷[66]。Lotke 等人[67] 进行了一项前瞻性研究，对 48 例伴有严重骨缺损的翻修 TKA 患者的临床结果进行评估，平均随访 3.8 年，均采用同种异体打压植骨来处理骨缺损。结果未见因机械故障导致的翻修，X 线平片均显示移植骨整合且重塑良好。尽管打压植骨比较昂贵、耗时且对手术技术要求较高，但因其供区并发症较少，可适用于多变且不规整的骨缺损问题。有报道称打压式植骨在耐久性和适用性方面表现优异，可有效应对大多数溶骨性缺损[67]。

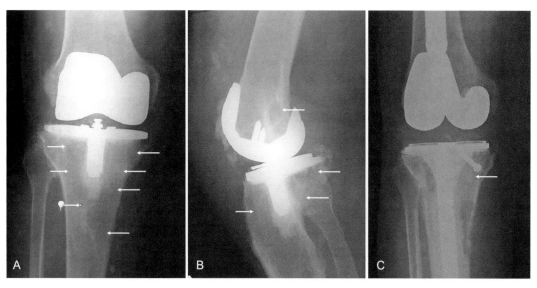

图 13-4 手术前的正位片（A）和侧位片（B）显示患者有一较大的溶骨型缺损；C. 较大的骨缺损通过胫骨近端假体翻修时使用同种异体结构性骨移植进行修补

同种异体移植骨未必都能与骨缺损部位的解剖形状相匹配。塑形后的股骨头可用作结构性植骨来处理严重的胫骨骨缺损。在一项研究中，15 位患者（15 例膝关节）均采用同种异体塑形股骨头移植及长杆假体，在术后平均 5.4 年的随访中，有 13 位患者无需进一步手术治疗 [68]。这些膝关节中的移植骨在术后平均 1.9 年发生整合，且假体组件未发生移位。Engh 和 Ammeen 等人 [69] 对 49 例均采用结构性植骨来重建严重胫骨骨缺损的膝关节翻修效果进行了评估。结果发现在 49 例膝关节中有 24 例出现了聚乙烯磨损和骨溶解。有 45 例膝关节应用同种异体股骨头重建胫骨骨缺损，3 例膝关节应用同种异体近端胫骨移植，另有 1 例膝关节应用同种异体远端股骨移植。在术后平均 7.9 年的随访中，33 例应用结构性植骨且未经翻修的膝关节的 X 线平片中未发现移植骨塌陷或无菌性松动的迹象。有 2 例膝关节发现存在 > 2cm 的溶骨性病变，另有 4 例膝关节存在 <2cm 的溶骨性病变。然而，这些骨溶解并不波及采用结构性植骨进行修复的胫骨区域，没有患者因骨溶解而需行进一步手术治疗。在翻修手术中，利用结构性植骨替代全骨水泥型带杆假体（尤其是长杆假体）用以修复胫骨骨缺损，可有助于避免日后更为复杂的翻修手术。

在膝关节翻修中，有时可通过更换聚乙烯垫片来处理磨损与骨溶解，进而避免了膝关节假体的全部更换。Griffin 等人 [70] 对 68 例压配式髁型（PFC 型）TKA 患者仅通过更换聚乙烯垫片来处理磨损和（或）骨溶解的效果进行了评价。在更换衬垫的同时，对于可触及的溶骨性病灶，有 35 例采用骨移植处理，另有 32 例采用了骨水泥进行填充。结果提示更换聚乙烯垫片至少 24 个月之后（平均 44 个月），共有 11 例翻修失败，其中包括 10 例出现了膝关节无菌性松动（8 例股骨假体，3 例胫骨平台假体）和 1 例膝关节感染。X 线平片显示 68 例膝关节中有 66 例（97%）的溶骨性缺损没有进一步发展，然而有 2 例膝关节溶骨性缺损有所扩大。尽管术后随访有限，但令人鼓舞的是大多数膝关节溶骨性病灶并没有明显进展。Mackay 和 Siddique 等人 [71] 对 67 例保留或不保留牢固固定的骨水泥型股骨假体的翻修 TKA 病例的治疗效果进行了评估。结果显示有 25 例膝关节原有的股骨假体是牢固的，且并没有明显的磨损或骨溶解迹象，因此被予以保留而剩下的 42 例膝关节进行了全假体翻修。在平均随访 4 年之后，原股骨假体保留组因假体松动行二次翻修手术的占 28%（$n = 7$），而全假体翻修组只有 7%（$n = 3$）（$P < 0.01$）。其余膝关节功能良好，X 线平片未见明确骨溶解证据。保留股骨假体组高翻修率可能归因于骨水泥疲劳断裂的累积、聚乙烯垫片的磨损微粒、假体力线不良以及韧带不稳等多种因素的叠加 [71]。至于具体原因还有待于未来的深入研究。

带延长杆假体有多种长度，在 TKA 翻修中主要用于重建干骺端或骨干。使用延长杆可将应力从存在骨缺损的胫骨平台转移至骨干以增加其稳定性，但是这样做也会导致对剩余骨组织造成应力遮挡效应。Fehring 等人 [72] 对运用骨水泥和非骨水泥固定的 113 例干骺端带杆假体 TKA 翻修病例的预后情况进行了对比，术后至少随访 2 年。在 202 例延长杆翻修中，有 107 例为骨水泥型（54 例股骨，53 例胫骨），其余 95 例为压配型（47 例股骨，48 例胫骨）。术后平均随访 4.8 年，X 线平片显示，骨水泥型带杆假体比压配式假体更加稳定（P = 0.0001）。相反，非骨水泥固定的带杆假体中有 71% 是稳定的；19% 疑似松动，需要密切随访；其余 10% 已确诊假体松动；这让我们对应用非骨水泥型干骺端固定型带杆假体不免产生担忧。Whiteside 等人[73] 报道了 92 例应用非骨水泥股骨和胫骨假体重建严重骨缺损的患者随访结果。术后随访 60 ～ 127 个月不等，X 线平片显示 31 例胫骨和 28 例股骨在骨缺损处放射密度有所增加并可见骨愈合迹象。除 1 例胫骨假体松动之外，其余假体影像学检查未见明显假体移位、进展性透亮线等异常。

近 20 年来，组配式膝关节翻修系统为术中修复骨缺损和假体不稳提供了更多选择。如今越来越多的假体设计不再依赖于股骨远端、后髁以及内外侧胫骨平台的完整性。然而应用组配式翻修系统的术后随访结果却是喜忧参半。在对 Coordinate TKA 翻修假体（DePuy Orthopaedics）进行的一项术后至少 5 年的随访中，有 9 例手术失败，需要行二次翻修手术或将假体取出；另有 8 例手术考虑为临床效果失败[74]。该研究中最主要的失败原因是感染，其次是无菌性松动、疼痛与僵硬。在以上病例中有 85% 采用了金属增强块，仍有 48% 的膝关节需要同种异体结构性植骨。与不用者（42.9%）相比，使用大块同种异体移植骨修复骨缺损的翻修病例的失败率（19.2%）明显更低。作者认为单纯使用组配式填充块难以有效解决翻修术中常见的骨缺损和假体不稳等问题，他们怀疑骨组织质量及松质骨结构的不足可能导致骨水泥在宿主骨与移植骨之间界面的结合作用不够充分。

小　结

溶骨性缺损的发展对关节翻修术中的重建造成了很大的困难。TKR 假体周围骨溶解可归因于假体设计、手术及患者方面的多种因素。对一些固定承重设计的假体来说，背面磨损仍然是一个值得关注的问题。假体安放不当可引起假体组件之间的异常碰撞及一些无法预料的故障。陶瓷、高交联聚乙烯等界面材料可有效降低磨损程度并减少由磨损微粒介导的骨溶解。目前用以制作膝关节假体的高交联聚乙烯材料主要通过减少自由基释放来解决体内假体氧化的问题。有些聚乙烯材料通过添加自由基清除剂，来进一步减少潜在的氧化反应。然而，这同时也会降低材料的交联密度。与原始材料相比，所有高交联聚乙烯类假体都会发生某些机械属性的退化。以上属性对 TKR 患者的假体长期生存率是否存在重要影响，还需要时间的验证。

参考文献

1. Agency for Healthcare Research and Quality. HCUP Databases. Healthcare Cost and Utilization Project (HCUP). 2008 January 9, 2009; Available at: http://www.hcup-us.ahrq.gov/nisoverview.jsp.
2. Ong KL, Lau E, Suggs J, Kurtz SM, Manley MT. Risk of subsequent revision after primary and revision total joint arthroplasty. *Clin Orthop Relat Res*. 2010;468(11):3070-3076.

3. Bozic KJ, Durbhakula S, Berry DJ, et al. Differences in patient and procedure characteristics and hospital resource use in primary and revision total joint arthroplasty: a multicenter study. *J Arthroplasty.* 2005;20(7 suppl 3):17-25.

4. Bozic, KJ, Kurtz SM, Lau E, et al. The epidemiology of revision total knee arthroplasty in the United States. *Clin Orthop Relat Res.* 2010;468(1):45-51.

5. Shanbhag AS, Bailey HO, Hwang DS, Cha CW, Eror NG, Rubash HE. Quantitative analysis of ultrahigh molecular weight polyethylene (UHMWPE) wear debris associated with total knee replacements. *J Biomed Mater Res.* 2000;53(1):100-110.

6. Kim YH, Kim JS. Prevalence of osteolysis after simultaneous bilateral fixed- and mobile-bearing total knee arthroplasties in young patients. *J Arthroplasty.* 2009;24(6):932-940.

7. Collier MB, Engh CA Jr, McAuley JP, Ginn SD, Engh GA. Osteolysis after total knee arthroplasty: influence of tibial baseplate surface finish and sterilization of polyethylene insert. Findings at five to ten years postoperatively. *J Bone Joint Surg Am.* 2005;87(12):2702-2708.

8. Soininvaara T, Nikola T, Vanninen E, Miettinen H, Kröger H. Bone mineral density and single photon emission computed tomography changes after total knee arthroplasty: a 2-year follow-up study. *Clin Physiol Funct Imaging.* 2008;28(2):101-106.

9. Lonner JH, Klotz M, Levitz C, Lotke PA. Changes in bone density after cemented total knee arthroplasty: influence of stem design. *J Arthroplasty.* 2001;16(1):107-111.

10. Completo A, Fonseca F, Simoes JA. Strain shielding in proximal tibia of stemmed knee prosthesis: experimental study. *J Biomech.* 2008;41(3):560-566.

11. Au AG, Liggins AB, Raso VJ, Amirfazli A. A parametric analysis of fixation post shape in tibial knee prostheses. *Med Eng Phys.* 2005;27(2):123-134.

12. van Lenthe GH, Willems MM, Verdonschot N, de Waal Malefijt MC, Huiskes R. Stemmed femoral knee prostheses: effects of prosthetic design and fixation on bone loss. *Acta Orthop Scand.* 2002;73(6):630-637.

13. Dalury DF, Pomeroy DL, Gonzales RA, Gruen TA, Adams MJ, Empson JA. Midterm results of all-polyethylene tibial components in primary total knee arthroplasty. *J Arthroplasty.* 2009;24(4):620-624.

14. Harrison AK, Gioe TJ, Simonelli C, Tatman PJ, Schoeller MC. Do porous tantalum implants help preserve bone?: evaluation of tibial bone density surrounding tantalum tibial implants in TKA. *Clin Orthop Relat Res.* 2010;468(10):2739-2745.

15. Baker PN, Khaw FM, Kirk LM, Esler CN, Gregg PJ. A randomised controlled trial of cemented versus cementless press-fit condylar total knee replacement: 15-year survival analysis. *J Bone Joint Surg Br.* 2007;89(12):1608-1614.

16. Kim YH, Oh JH, Oh SH. Osteolysis around cementless porous-coated anatomic knee prostheses. *J Bone Joint Surg Br.* 1995;77(2):236-241.

17. Arora J, Ogden AC. Osteolysis in a surface-cemented, primary, modular Freeman-Samuelson total knee replacement. *J Bone Joint Surg Br.* 2005;87(11):1502-1506.

18. O'Rourke MR, Callaghan JJ, Goetz DD, Sullivan PM, Johnston RC. Osteolysis associated with a cemented modular posterior-cruciate-substituting total knee design: five to eight-year follow-up. *J Bone Joint Surg Am.* 2002;84-A(8):1362-1371.

19. Cadambi A, Engh GA, Dwyer KA, Vinh TN. Osteolysis of the distal femur after total knee arthroplasty. *J Arthroplasty.* 1994;9(6):579-594.

20. Huang CH, Ma HM, Liau JJ, Ho FY, Cheng CK. Osteolysis in failed total knee arthroplasty: a comparison of mobile-bearing and fixed-bearing knees. *J Bone Joint Surg Am.* 2002;84-A(12):2224-2229.

21. Hooper G, Rothwell A, Frampton C. The low contact stress mobile-bearing total knee replacement: a prospective study with a minimum follow-up of ten years. *J Bone Joint Surg Br.* 2009;91(1):58-63.

22. Weber AB, Worland RL, Keenan J, Van Bowen J. A study of polyethylene and modularity issues in >1000 posterior cruciate-retaining knees at 5 to 11 years. *J Arthroplasty.* 2002;17(8):987-991.

23. Cooke C, Walter WK, Zicat B. Tibial fixation without screws in cementless total knee arthroplasty. *J Arthroplasty.* 2006;21(2):237-241.

24. Ezzet KA, Garcia R, Barrack RL. Effect of component fixation method on osteolysis in total knee arthroplasty. *Clin Orthop Relat Res.* 1995;(321):86-91.

25. Tai CC, Cross MJ. Five- to 12-year follow-up of a hydroxyapatite-coated, cementless total knee replacement in young, active patients. *J Bone Joint Surg Br.* 2006;88(9):1158-1163.

26. Spicer DD, Pomeroy DL, Badenhausen WE, et al. Body mass index as a predictor of outcome in total knee replacement. *Int Orthop.* 2001;25(4):246-249.

27. Fuchs R, Mills EL, Clarke HD, Scuderi GR, Scott WN, Insall JN. A third-generation, posterior-stabilized knee prosthesis: early results after follow-up of 2 to 6 years. *J Arthroplasty.* 2006;21(6):821-825.

28. Rossi R, Ferro A, Bruzzone M, Bonasia DE, Garzaro G, Castoldi F. NexGen LPS rotating platform total knee arthroplasty: medium-term results of a prospective study. *Chir Organi Mov.* 2009;93(2):65-70.

29. Skripitz R, Aspenberg P. Pressure-induced periprosthetic osteolysis: a rat model. *J Orthop Res.* 2000;18(3):481-484.

30. Van der Vis HM, Aspenberg P, Marti RK, Tigchelaar W, Van Noorden CJ. Fluid pressure causes bone resorption in a rabbit model of prosthetic loosening. *Clin Orthop Relat Res.* 1998;(350):201-208.

31. Ingham E, Fisher J. The role of macrophages in osteolysis of total joint replacement. *Biomaterials.* 2005;26(11):1271-1286.

32. Schmalzried TP, Jasty M, Rosenberg A, Harris WH. Polyethylene wear debris and tissue reactions in knee as compared to hip replacement prostheses. *J Appl Biomater.* 1994;5(3):185-190.

33. Hood RW, Wright TM, Burstein AH. Retrieval analysis of total knee prostheses: a method and its application to 48 total condylar prostheses. *J Biomed Mater Res.* 1983;17(5):829-842.

34. Wasielewski RC, Parks N, Williams I, Surprenant H, Collier JP, Engh G. Tibial insert undersurface as a contributing source of polyethylene wear debris. *Clin Orthop Relat Res.* 1997;(345):53-59.

35. Li S, Scuderi G, Furman BD, Bhattacharyya S, Schmieg JJ, Insall JN. Assessment of backside wear from the analysis of 55 retrieved tibial inserts. *Clin Orthop Relat Res.* 2002;(404):75-82.

36. Galvin A, Jennings LM, McEwen HM, Fisher J. The influence of tibial tray design on the wear of fixed-bearing total knee replacements. *Proc Inst Mech Eng H.* 2008;222(8):1289-1293.

37. Engh GA, Lounici S, Rao AR, Collier MB. In vivo deterioration of tibial baseplate locking mechanisms in contemporary modular total knee components. *J Bone Joint Surg Am.* 2001;83-A(11):1660-1665.

38. Banks SA, Harman MK, Hodge WA. Mechanism of anterior impingement damage in total knee arthroplasty. *J Bone Joint Surg Am.* 2002;84-A(suppl 2):37-42.

39. Callaghan JJ, O'Rourke MR, Goetz DD, Schmalzried TP, Campbell PA, Johnston RC. Tibial post impingement in posterior-stabilized total knee arthroplasty. *Clin Orthop Relat Res.* 2002;(404):83-88.

40. Bal BS, Greenberg D. Failure of a metal-reinforced tibial post in total knee arthroplasty. *J Arthroplasty.* 2007;22(3):464-467.

41. Jung KA, Lee SC, Hwang SH, Kim SM. Fracture of a second-generation highly cross-linked UHMWPE tibial post in a posterior-stabilized scorpio knee system. *Orthopedics.* 2008;31(11):1137.

42. Mestha P, Shenava Y, D'Arcy JC. Fracture of the polyethylene tibial post in posterior stabilized (Insall Burstein II) total knee arthroplasty. *J Arthroplasty.* 2000;15(6):814-815.

43. Puloski SK, McCalden RW, MacDonald SJ, Rorabeck CH, Bourne RB. Tibial post wear in posterior stabilized total knee arthroplasty. An unrecognized source of polyethylene debris. *J Bone Joint Surg Am.* 2001;83-A(3):390-397.

44. Lim HC, Bae JH, Hwang JH, Kim SJ, Yoon JY. Fracture of a polyethylene tibial post in a scorpio posterior-stabilized knee prosthesis. *Clin Orthop Surg.* 2009;1(2):118-121.

45. Silva M, Kabbash CA, Tiberi JV 3rd, et al. Surface damage on open box posterior-stabilized polyethylene tibial inserts. *Clin Orthop Relat Res.* 2003;(416):135-144.

46. Oral E, Ghali BW, Rowell SL, Micheli BR, Lozynsky AJ, Muratoglu OK. A surface crosslinked UHMWPE stabilized by vitamin E with low wear and high fatigue strength. *Biomaterials.* 2010;31(27):7051-7060.

47. Lerf R, Zurbrugg D, Delfosse D. Use of vitamin E to protect cross-linked UHMWPE from oxidation. *Biomaterials.* 2010;31(13):3643-3648.

48. Kurtz SM, Dumbleton J, Siskey RS, Wang A, Manley M. Trace concentrations of vitamin E protect radiation crosslinked UHMWPE from oxidative degradation. *J Biomed Mater Res A.* 2009;90(2):549-563.

49. Stoller AP, Johnson TS, Popoola OO, Humphrey SM, Blanchard CR. Highly crosslinked polyethylene in posterior-stabilized total knee arthroplasty in vitro performance evaluation of wear, delamination, and tibial post durability. *J Arthroplasty.* 2011;26(3):483-491.

50. Popoola OO, Yao JQ, Johnson TS, Blanchard CR. Wear, delamination, and fatigue resistance of melt-annealed highly crosslinked UHMWPE cruciate-retaining knee inserts under activities of daily living. *J Orthop Res.* 2010;28(9):1120-1126.

51. Williams PA, Brown CM, Tsukamoto R, Clarke IC. Polyethylene wear debris produced in a knee simulator model: effect of crosslinking and counterface material. *J Biomed Mater Res B Appl Biomater.* 2010;92(1):78-85.

52. Utzschneider S, Harrasser N, Schroeder C, Mazoochian F, Jansson V. Wear of contemporary total knee replacements: a knee simulator study of six current designs. *Clin Biomech (Bristol, Avon).* 2009;24(7):583-588.

53. Wang A, Yau SS, Essner A, Herrera L, Manley M, Dumbleton J. A highly crosslinked UHMWPE for CR and PS total knee arthroplasties. *J Arthroplasty*. 2008;23(4):559-566.

54. Bal BS, Garino J, Ries M, Oonishi H. Ceramic bearings in total knee arthroplasty. *J Knee Surg*. 2007;20(4):261-270.

55. Oonishi H, Ueno M, Kim SC, Oonishi H, Iwamoto M, Kyomoto M. Ceramic versus cobalt-chrome femoral components; wear of polyethylene insert in total knee prosthesis. *J Arthroplasty*. 2009;24(3):374-382.

56. Nakamura S, Kobayashi M, Ito H, Nakamura K, Ueo T, Nakamura T. The Bi-Surface total knee arthroplasty: minimum 10-year follow-up study. *Knee*. 2010;17(4):274-278.

57. Bal BS, Greenberg DD, Buhrmester L, Aleto TJ. Primary TKA with a zirconia ceramic femoral component. *J Knee Surg*. 2006;19(2):89-93.

58. Innocenti M, Civinini R, Carulli C, Matassi F, Villano M. The 5-year results of an oxidized zirconium femoral component for TKA. *Clin Orthop Relat Res*. 2010;468(5):1258-1263.

59. Heyse TJ, Davis J, Haas SB, Chen DX, Wright TM, Laskin RS. Retrieval analysis of femoral zirconium components in total knee arthroplasty preliminary results. *J Arthroplasty*. 2011;26(3):445-450.

60. Bai B, Baez J, Testa N, Kummer FJ. Effect of posterior cut angle on tibial component loading. *J Arthroplasty*. 2000;15(7):916-920.

61. Sah AP, Scott RD, Iorio R. Angled polyethylene insert exchange for sagittal tibial malalignment in total knee arthroplasty. *J Arthroplasty*. 2008;23(1):141-144.

62. Bhandari M, Bajammal S, Guyatt GH, et al. Effect of bisphosphonates on periprosthetic bone mineral density after total joint arthroplasty. A meta-analysis. *J Bone Joint Surg Am*. 2005;87(2):293-301.

63. Shanbhag AS. Use of bisphosphonates to improve the durability of total joint replacements. *J Am Acad Orthop Surg*. 2006;14(4):215-225.

64. Huff TW, Sculco TP. Management of bone loss in revision total knee arthroplasty. *J Arthroplasty*. 2007;22(7 suppl 3):32-36.

65. Burnett RS, Keeney JA, Maloney WJ, Clohisy JC. Revision total knee arthroplasty for major osteolysis. *Iowa Orthop J*. 2009;29:28-37.

66. Dorr LD, Ranawat CS, Sculco TA, McKaskill B, Orisek BS. Bone graft for tibial defects in total knee arthroplasty. *Clin Orthop Relat Res*. 2006;(446):4-9.

67. Lotke PA, Carolan GF, Puri N. Impaction grafting for bone defects in revision total knee arthroplasty. *Clin Orthop Relat Res*. 2006;(446):99-103.

68. Lyall HS, Sanghrajka A, Scott G. Severe tibial bone loss in revision total knee replacement managed with structural femoral head allograft: a prospective case series from the Royal London Hospital. *Knee*. 2009;16(5):326-331.

69. Engh GA, Ammeen DJ. Use of structural allograft in revision total knee arthroplasty in knees with severe tibial bone loss. *J Bone Joint Surg Am*. 2007;89(12):2640-2647.

70. Griffin WL, Scott RD, Dalury DF, Mahoney OM, Chiavetta JB, Odum SM. Modular insert exchange in knee arthroplasty for treatment of wear and osteolysis. *Clin Orthop Relat Res*. 2007;(464):132-137.

71. Mackay DC, Siddique MS. The results of revision knee arthroplasty with and without retention of secure cemented femoral components. *J Bone Joint Surg Br*. 2003;85(4):517-520.

72. Fehring TK, Odum S, Olekson C, Griffin WL, Mason JB, McCoy TH. Stem fixation in revision total knee arthroplasty: a comparative analysis. *Clin Orthop Relat Res*. 2003;(416):217-224.

73. Whiteside LA. Cementless fixation in revision total knee arthroplasty. *Clin Orthop Relat Res*. 2006;446:140-148.

74. Hockman DE, Ammeen D, Engh GA. Augments and allografts in revision total knee arthroplasty: usage and outcome using one modular revision prosthesis. *J Arthroplasty*. 2005;20(1):35-41.

14

膝关节假体周围骨折

Adam J. Schwartz, MD；Henry D. Clarke, MD

发病率和病因

对于行初次全膝关节置换术（TKA）的患者来说，假体周围骨折的发病率为 0.1%-2%[1-2]。据估计到 2030 年，全美 TKA 手术量将增加至目前的 600%，因此对于关节外科医生来说，日后接触到这种术后并发症的概率也会大大增加[3]。

假体周围骨折的危险因素包括骨量流失、神经系统疾病史、长期使用类固醇激素、膝关节翻修及其他技术性因素等[4]。其中，高龄、骨质疏松症、类风湿关节炎及其他炎症性疾病都会加速骨量的流失。Bogoch 等人对 16 位膝关节假体周围髁上骨折的病例进行回顾性分析，结果发现 12 位患者患有类风湿关节炎[5]。无独有偶，Figgie 等人[6]对 22 位患者的 24 例膝关节假体周围髁上骨折的病例进行回顾性分析，结果发现 12 位患者（54.5%）患有类风湿关节炎。

同样，神经系统疾病也被认为是 TKA 术后并发症的独立危险因素。步态不稳、肌力失衡及本体感觉功能减弱都可能引起跌倒、反常的关节活动及膝关节功能障碍等问题，最终导致 TKA 术后假体周围骨折。Culp 等人对 61 例 TKA 术后髁上骨折的回顾性分析发现 17 位（27.9%）患者术前患有癫痫、帕金森病或神经性关节病等神经系统疾病[7]。

在一项对就诊于梅奥诊所的超过 1.9 万例患者的回顾性分析中，Berry 等人发现，与初次膝关节置换相比，关节翻修患者假体周围骨折的发病率更高[1]。其中，初次关节置换的患者术中发生骨折的比例只有 0.2%，而翻修患者达到了 1.9%。初次关节置换的患者术后发生骨折的比例为 2.1%，而翻修患者为 4.4%。磨损微粒诱导的假体周围骨溶解和翻修手术中假体取出所产生的骨丢失是导致术中发生假体周围骨折的重要因素。

学界曾普遍认为，翻修术中股骨前切迹是发生假体周围骨折的高危因素[7-8]，直到最近才有研究表明，这两者之间并没有直接的关系[9-11]。Ritter 等人对 1089 位 TKA 患者进行了系统的回顾性分析[9]。其中有 325 例（29.8%）侧位片证实有股骨切迹，但仅有 2 例发生了髁上骨折，而这 2 例并未见股骨切迹。因此他们认为股骨切迹与假体周围髁上骨折无关。最近，Shawen 等人进行了一项生物力学分析表明，骨密度低的患者合并有股骨前切迹，是发生假体周围髁上骨折的最高危因素[12]。其他危险因素包括器械操作不当、使用非骨水泥型延长杆以及髌骨残余骨床过薄（≤ 12mm）等。膝外侧动脉切断被认为是髌骨骨折的潜在危险因素之一[13]。此外，最新的研究结果表明，若术中应用计算机辅助导航，则钳夹定位针处的机械压力也是导致股骨远端和胫骨近端假体周围骨折的危险因素之一[14-17]。

分　类

膝关节假体周围骨折在术中或术后均有可能发生，其中术后发生的假体周围骨折通常是低能量暴力所致[18]。

目前，有诸多分类系统用以描述 TKA 术后假体周围骨折[19-23]。Rorabeck 与 Taylor[23] 分类系统将假体的完整性也纳入其中，用于判断在术中行假体周围骨折内固定时，是否有必要同时行假体翻修。Ⅰ型骨折无移位，且假体完整牢靠。大多数分类系统都将成角小于 5°或位移小于 5mm 的骨折视为无移位骨折，这类骨折可行非手术治疗。Ⅱ型和Ⅲ型骨折为有移位的骨折（成角大于 5°或移位大于 5mm）。其中Ⅱ型指假体完整、固定牢靠的骨折。Ⅲ型指假体有松动或有证据表明假体即将失效的骨折。

胫骨假体周围骨折发病率较低[2]，Felix 等人对这类假体周围骨折作出了如下分类[24]：

- Ⅰ型：骨折波及胫骨平台
- Ⅱ型：骨折接近胫骨延长杆（如果有延长杆存在）
- Ⅲ型：骨折发生在假体远端
- Ⅳ型：骨折波及胫骨结节

Ⅰ型骨折是最常见的一型，其原因是假体组件不匹配以及假体松动。所有骨折类型被继续细分为各种亚型：A 型：假体固定良好；B 型：假体有松动；C 型：需同时行假体翻修。由于对髌骨假体的组件厚度、结构，以及股骨滑车深度等设计进行了改良[25]，使得髌骨骨折的发生率显著降低。髌骨骨折的分类主要基于骨折是否移位以及假体是否完整或松动[26]。然后再根据伸膝装置是否完整，将骨折进一步详细分类。

治　疗

在选择具体的治疗方法之前，应反复权衡。详细的病史与体格检查会提示很多，如疾病发生的诱因、植入假体的缺陷以及瘢痕或血供不足等软组织问题等。如伤口周围软组织条件差，可以考虑请整形外科会诊。一定要搞清楚患者骨折前身体的基本情况以及是否有合并症，做好围术期的风险预估。若考虑手术治疗，一定要做好充分的术前准备，并对患者能否耐受手术有一个准确的判断。

在对假体周围骨折进行治疗时应考虑骨折的类型、位移程度以及假体的稳定性等多个因素。在一个稳定的、功能良好的假体周围发生的无移位骨折可以考虑保守治疗。下肢支具需要佩戴 6～8 周，且佩戴期间需要行多次影像学检查，来确保骨折的稳定性以及下肢的力线良好。支具固定结束后，患者可换上铰链支具开始轻度的、小范围的关节活动，并逐步增加负重。

最常见的一类假体周围骨折是低能量损伤所导致的移位型髁上骨折，在这类骨折中假体本身并未受损（图 14-1）[2]。对于预期寿命不甚长久或骨折前关节功能就较差的老年患者，发生假体周围骨折通常采用保守治疗[27]。外科手术治疗方法包括切开复位内固定、闭合复位经皮锁定钢板内固定或倒打髓内钉内固定。根据骨折的部位、类型及骨质等因素来选择具体的内固定方法，手术采用膝关节前正中切口，可根据术中需要向近端或远端适当加以延长。如果之前有多个切口瘢痕，通常采用最外侧切口，以最大程度保护血运及软组织。外侧髌旁入路要尽量避免膝外侧动脉的损伤，切开阔筋膜，显露股外侧肌，切开肌间隔，结扎穿支血管，显露外侧皮质骨。复位时如果人手不够，还可以使用股骨撑开器，即用克氏针从侧方分别打入股骨的远端和近端进行撑开，两针之间要预留好将来安放钢板的位置。复位成功后，可选用 90°角钢板、股骨髁动力螺钉、传统的股骨髁支撑板或者锁定钢板等。或者先行闭合复位骨折，然后经皮插入钢板，这样可以保护骨块周围的软组织而增加骨折愈合的概率。

对于远端骨折块足够大到可使用锁定钉的横行骨折，可以考虑倒打髓内钉内固定。该方法尤其适用于后内侧皮质粉碎性骨折的病例，这样可以有效避免内翻畸形的发生[27]。若选用髓内钉，术前需充分评估。手术需要在可以进行 X 线透视的手术台上进行，用气囊或透射线的三角枕辅助骨折的复位。这种手术可沿初次手术的切口，切开后，将髌骨拉向外侧，然后暴露髁间凹。术前确定股骨侧假体的髁间距离是非常重要的。读者可以直接阅读 Su 等人[4]的综述，文中的表格详细罗列了常用的股骨假体的髁间距离。骨折复位可用手法牵引，也可用股骨撑开器配合轻微塑形的克氏针进行。如果是用股骨撑开器协助的，为防止接下来髓内钉打入时受到影响，远端的克氏针应置入胫骨近端，而近端的针放置在股骨距近端皮质骨上，远离髓腔，或者行单皮质固定，同时偏前或偏后放置以避开髓内钉走行。骨折复位后，在股骨远端开口，股骨扩髓到比植入髓内钉稍微大一点的大小（通常比髓内钉的直径大 1.5～2mm），根据髁间凹到股骨小转子近端的距离确定髓内钉的长度。

倒打髓内钉置入后，髓内钉近端的位置要高达小转子近端的区域以避免应力集中与转子下区域。锁钉时，要先用瞄准装置锁定远端骨折，再加压骨折断端，最后锁定近端。近端螺钉可以在透视引导下使用"完美圆形"技术徒手置入。可透光钻头和支架导引器也可用于近端置钉的辅助。最近，有公司研发了一种磁性装置来实现无需透

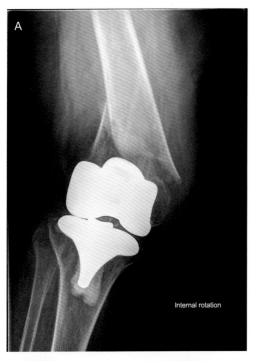

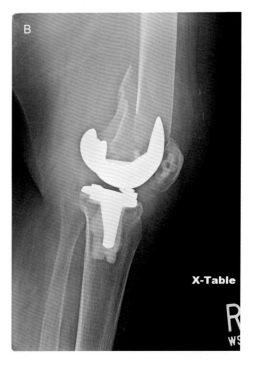

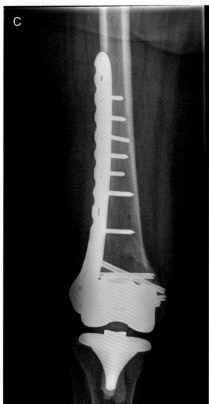

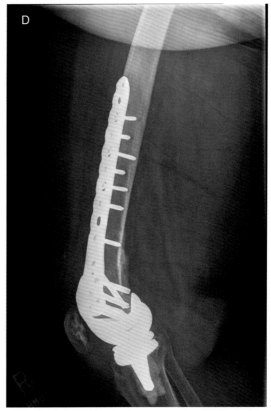

图 14-1　A、B．Ⅱ型股骨假体周围骨质的正位片和侧位片，注意固定的 PS 型假体。C、D．使用放置于假体旁边的关节外锁定钢板固定 3 个月后的正位和侧位片

视的手动置入锁定螺钉。无论锁定髓内钉的具体方法如何，理想的状态是能将锁定螺钉进行多角度的固定。

对于膝关节假体周围骨折，若股骨假体出现松动，则通常多合并有较大的骨溶解，这就需要将骨折固定与假体翻修同时进行。还可考虑经典方法进行膝关节翻修，即用长柄假体翻修结合钢板或捆扎带固定[29-30]，同时使用增强块或植骨。按部就班地进行膝关节翻修[31]。如果需要的话，应准备好一套完整的用于固定良好假体的取出工具[32]。髌骨假体通常不必取出，除非髌骨骨折是翻修术的主要处理对象，或者高度怀疑髌骨假体松动或功能不良。

完整取出膝关节假体后，需要对骨折端的轴向和旋转稳定性进行评估。横形骨折在轴向是稳定的，但是在旋转时不稳定。这种骨折类型可以通过插入股骨干的长柄假体加以解决，同时可辅以常规的股骨髁解剖钢板或外侧关节周围锁定钢板。低切迹的钢丝捆扎可以为扩髓提供临时固定，尤其适用于斜形骨折。

对于复杂的粉碎性骨折，单独使用髓内固定的效果差强人意，因此可考虑使用组配式铰链膝关节假体。股骨假体置换可以直接采用前正中切口通过内侧髌旁入路或前内侧切口通过股内侧肌和内侧肌间隔之间的入路。后者可以在直视下保护神经血管束且不会破坏伸膝装置，但尤其对于多次行膝关节手术的患者来说，可能导致严重的内侧软组织损伤。若膝关节假体周围骨折累及股骨假体，需要对铰链假体进行翻修时，通常也需要对胫骨假体一并翻修。尽管全聚乙烯胫骨假体在初次膝关节置换术后使用寿命较长，但若应用铰链假体进行翻修，则需使用胫骨金属基座以配合延长杆的插入。在重建稳定的胫骨平台之后，去除近端碎骨块，暴露股骨髓腔。根据经验，决定合适的截骨量，尽量避免受损肢体过度延长。在严重的骨缺损或粉碎性骨折情况下，以健侧肢体为参考确定切除的范围。此外，还可通过完全伸膝位来观察髌骨相对于关节线的高度。最后，还可以用试模与股骨远端所截骨组织的大小进行比较。因股骨假体的旋转在远侧干骺端截骨后难以确定，所以如果可能的话，应在干骺端截骨之前于股骨前方做好标记指导股骨旋转。如果股骨远端粉碎性骨折，或者干骺端已经移除，则可以用后方的股骨粗线进行大致参考。还可待假体试模置入后，根据髌骨轨迹确定股骨远端假体的旋转中心。

结　果

膝关节假体周围骨折的相关文献多为临床上常见的股骨髁上骨折的回顾性分析。Bezwada 等人对 30 例股骨髁上骨折病例进行了回顾性分析，其中 18 例应用倒打髓内钉固定，12 例为切开复位内固定[33]，结果发现与应用髓内钉者相比，切开复位病例的手术时间和失血量都明显更多。其中 1 例因为深部感染而进行了膝上截肢，另一例骨不连病例通过切开复位内固定和自体骨移植而康复。除了截肢的病例，所有患者最后都可下地行走。Han 等人报道了 9 例膝关节假体良好的股骨髁上骨折患者，在使用倒打髓内钉后获得了康复[34]。

最近的文献集中关注于对骨质疏松的老年患者使用锁定钢板的功效。Large 等人对50 例假体周围骨折患者进行了对比分析，其中 29 例使用了锁定钢板，21 例使用了普通钢板或髓内钉，结果发现应用锁定钢板固定的患者术中出血较少，且并发症少。使用传统方法固定的患者术后出现畸形愈合和骨不连的概率大概分别为 47% 和 16%，而应用锁定钢板的相应概率分别为 20% 和 0%。Anakwe 等人对 28 例应用微创固定系统（LISS）治疗假体周围骨折的病例进行了回顾性分析[36]，其中 15 例为无松动的髋关节假体周围骨折，11 例为无松动的膝关节假体周围骨折[35]，其他 2 例的骨折位于髋关节和膝关节假体之间。随访期间 5 例死亡，其余患者皆随访 16 周以上，无论是影像学还是临床上都获得了良好的愈合。同样，Sah 等人对 22 例髋膝假体之间的骨折应用单皮质锁定钢板治疗的病例进行了报道[37]，无一例需要额外使用异体骨板。术后平均 13.8周时，所有骨折均得到了骨性愈合，截至最近的一次临床随访，所有患者的行走能力均恢复至骨折前水平。

组配式肿瘤式人工关节越来越多地应用于高度粉碎性不稳定性骨折，尤其对于要求不高的患者。在治疗骨肿瘤方面，假体长期有效寿命达到了 86%[38]。Harrison 等人[39]对肿瘤式假体在非肿瘤疾病治疗中的应用做了很好的综述。肿瘤式假体用于非肿瘤患者，其术后 20 年有效率接近 90%。Springer 等人对 26 例非肿瘤患者置入组配节段式肿瘤假体的患者进行了回顾性分析[40]，其中 11 例出现了慢性假体不愈合，1 例出现急性假体周围骨折。平均随访 58.5 个月之后，尽管其中有 4 例膝关节置换患者出现了假体松动，但无一例实施翻修。尽管组配式假体寿命比传统的要短，但对于严重骨组织或软组织缺损的慢性畸形愈合或不愈合的患者，当无法选择传统假体时，组配式假体是唯一的挽救办法。

预　后

关节置换术前应充分检查，明确可能导致假体周围骨折等并发症的危险因素。对骨质疏松、神经系统疾病、类风湿性关节炎或应用激素治疗的病例应加以重视。如果外科医生怀疑骨质疏松干骺端固定的效果，可以使用固定至股骨干的长柄假体。术中髌骨成形时，至少要保留 10 ～ 12mm 的厚度[41]，如果难以做到，要考虑放弃髌骨置换。

可以明确的是，微创操作可能导致膝关节置换术后早期失败的风险增高[42]。因此，术中一定要暴露充分，这样可以避免对骨性组织过分的牵拉，实现均匀完整的截骨。视野不清过分牵拉的情况下容易出现骨裂、骨皮质穿孔以及干骺端骨折，这个问题对于低位髌骨、术前屈曲受限或严重畸形的患者尤其需要重视。为了辅助小切口的操作，许多假体厂商发明了低切迹的截骨工具和截骨导向块。这些器械通常需要在移除截骨导向块后再徒手完成剩余的截骨。在干骺端强行取出未完成的截骨块可能会导致局部骨质出现大的缺损，为了避免这种情况发生，术者在取出骨块之前需要尽可能做到完整截骨。从侧方截骨或使用往复锯就是个不错的方法。

定期复查 X 线平片是预防术后远期假体周围骨折最好的办法，对有症状性溶骨性改变在骨折前就应立即开始针对性治疗（图 14-2）。溶骨性缺损在治疗上可以采用骨移植、骨水泥固定或直接更换磨损的聚乙烯衬垫等多种方法。紧邻非组配式假体的骨折或股骨和（或）胫骨假体合并有松动迹象，应使用长的延长杆或带干骺端加强杆的假体进行翻修。

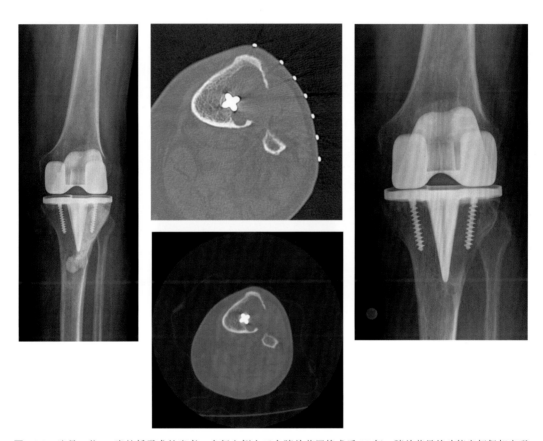

图 14-2 这是一位 91 岁的低需求的患者，在行左侧人工全膝关节置换术后 20 年，膝关节虽然功能良好但却出现关节疼痛。X 线片和 CT 扫描显示胫骨和股骨假体固定良好，但聚乙烯垫片明显磨损，胫骨平台出现严重的骨质溶解。实验室检测和关节穿刺检查未发现关节感染。最后给予更好的聚乙烯垫片，关节清理和加固胫骨平台处理

参考文献

1. Berry DJ. Epidemiology: hip and knee. *Orthop Clin North Am.* 1999;30(2):183-190.
2. Kim K, Egol KA, Hozack WJ, Parvizi J. Periprosthetic fractures after total knee arthroplasties. *Clin Orthop Relat Res.* 2006;446:167-175.
3. Kurtz S, Ong K, Lau E, Mowat F, Halpern M. Projections of primary and revision hip and knee arthroplasty in the United States from 2005 to 2030. *J Bone Joint Surg Am.* 2007;89(4):780-785.

4. Su ET, DeWal H, Di Cesare PE. Periprosthetic femoral fractures above total knee replacements. *J Am Acad Orthop Surg.* 2004;12(1):12-20.

5. Bogoch E, Hastings D, Gross A, Gschwend N. Supracondylar fractures of the femur adjacent to resurfacing and MacIntosh arthroplasties of the knee in patients with rheumatoid arthritis. *Clin Orthop Relat Res.* 1988;(229):213-220.

6. Figgie MP, Goldberg VM, Figgie HE, Sobel M. The results of treatment of supracondylar fracture above total knee arthroplasty. *J Arthroplasty.* 1990;5(3):267-276.

7. Culp RW, Schmidt RG, Hanks G, et al. Supracondylar fracture of the femur following prosthetic knee arthroplasty. *Clin Orthop Relat Res.* 1987;(222):212-222.

8. Lesh ML, Schneider DJ, Deol G, et al. The consequences of anterior femoral notching in total knee arthroplasty. A biomechanical study. *J Bone Joint Surg Am.* 2000;82-A(8):1096-1101.

9. Ritter MA, Thong AE, Keating EM, et al. The effect of femoral notching during total knee arthroplasty on the prevalence of postoperative femoral fractures and on clinical outcome. *J Bone Joint Surg Am.* 2005;87(11):2411-2414.

10. Ritter MA, Faris PM, Keating EM. Anterior femoral notching and ipsilateral supracondylar femur fracture in total knee arthroplasty. *J Arthroplasty.* 1988;3(2):185-187.

11. Gujarathi N, Putti AB, Abboud RJ, et al. Risk of periprosthetic fracture after anterior femoral notching. *Acta Orthop.* 2009;80(5):553-556.

12. Shawen SB, Belmont PJ Jr, Klemme WR, Topoleski LD, Xenos JS, Orchowski JR. Osteoporosis and anterior femoral notching in periprosthetic supracondylar femoral fractures: a biomechanical analysis. *J Bone Joint Surg Am.* 2003 Jan;85-A(1):115-21.

13. Tria AJ, Harwood DA, Alicea JA, Cody RP. Patellar fractures in posterior stabilized knee arthroplasties. *Clin Orthop Relat Res.* 1994;(299):131-138.

14. Massai F, Conteduca F, Vadalà A, et al. Tibial stress fracture after computer-navigated total knee arthroplasty. *J Orthop Traumatol.* 2010;11(2):123-127.

15. Ossendorf C, Fuchs B, Koch P. Femoral stress fracture after computer navigated total knee arthroplasty. *Knee.* 2006;13(5):397-399.

16. Jung H, Jung Y, Song K, Park S, Lee J. Fractures associated with computer-navigated total knee arthroplasty. A report of two cases. *J Bone Joint Surg Am.* 2007;89(10):2280-2284.

17. Wysocki RW, Sheinkop MB, Virkus WW, Della Valle CJ. Femoral fracture through a previous pin site after computer-assisted total knee arthroplasty. *J Arthroplasty.* 2008;23(3):462-465.

18. Healy WL, Siliski JM, Incavo SJ. Operative treatment of distal femoral fractures proximal to total knee replacements. *J Bone Joint Surg Am.* 1993;75(1):27-34.

19. Chen F, Mont MA, Bachner RS. Management of ipsilateral supracondylar femur fractures following total knee arthroplasty. *J Arthroplasty.* 1994;9(5):521-526.

20. Neer CS, Grantham SA, Shelton ML. Supracondylar fracture of the adult femur. A study of one hundred and ten cases. *J Bone Joint Surg Am.* 1967;49(4):591-613.

21. DiGioia AM, Rubash HE. Periprosthetic fractures of the femur after total knee arthroplasty. A literature review and treatment algorithm. *Clin Orthop Relat Res.* 1991;(271):135-142.

22. Rorabeck CH, Taylor JW. Classification of periprosthetic fractures complicating total knee arthroplasty. *Orthop Clin North Am.* 1999;30(2):209-214.

23. Rorabeck CH, Taylor JW. Periprosthetic fractures of the femur complicating total knee arthroplasty. *Orthop Clin North Am.* 1999;30(2):265-277.

24. Felix NA, Stuart MJ, Hanssen AD. Periprosthetic fractures of the tibia associated with total knee arthroplasty. *Clin Orthop Relat Res.* 1997;(345):113-124.

25. Sheth NP, Pedowitz DI, Lonner JH. Periprosthetic patellar fractures. *J Bone Joint Surg Am.* 2007;89(10):2285-2296.

26. Hozack WJ, Goll SR, Lotke PA, Rothman RH, Booth RE. The treatment of patellar fractures after total knee arthroplasty. *Clin Orthop Relat Res.* 1988;(236):123-127.

27. Engh GA, Ammeen DJ. Periprosthetic fractures adjacent to total knee implants: treatment and clinical results. *Instr Course Lect.* 1998;47:437-448.

28. Davison BL. Varus collapse of comminuted distal femur fractures after open reduction and internal fixation with a lateral condylar buttress plate. *Am J. Orthop.* 2003;32(1):27-30.

29. Berry DJ. Periprosthetic fractures associated with osteolysis: A problem on the rise. *J Arthroplasty.* 2003;18(3 Pt 2):107-111.

30. Beals RK, Tower SS. Periprosthetic fractures of the femur. An analysis of 93 fractures. *Clin Orthop Relat Res.* 1996;(327):238-246.

31. Dennis DA. A stepwise approach to revision total knee arthroplasty. *J Arthroplasty.* 2007;22(4 suppl 1):32-38.

32. Mason JB, Fehring TK. Removing well-fixed total knee arthroplasty implants. *Clin Orthop Relat Res.* 2006;446:76-82.

33. Bezwada HP, Neubauer P, Baker J, Israelite CL, Johanson NA. Periprosthetic supracondylar femur fractures following total knee arthroplasty. *J Arthroplasty.* 2004;19(4):453-458.

34. Han HS, Oh KW, Kang SB. Retrograde intramedullary nailing for periprosthetic supracondylar fractures of the femur after total knee arthroplasty. *Clin Orthop Surg.* 2009 Dec;1(4):201-6. Epub 2009 Nov 25.

35. Large TM, Kellam JF, Bosse MJ, et al. Locked plating of supracondylar periprosthetic femur fractures. *J Arthroplasty.* 2008;23(6 suppl 1):115-120.

36. Anakwe RE, Aitken SA, Khan LAK. Osteoporotic periprosthetic fractures of the femur in elderly patients: outcome after fixation with the LISS plate. *Injury.* 2008;39(10):1191-1197.

37. Sah AP, Marshall A, Virkus WV, Estok DM, Della Valle CJ. Interprosthetic fractures of the femur: treatment with a single-locked plate. *J Arthroplasty.* 2010;25(2):280-286.

38. Schwartz AJ, Kabo JM, Eilber FC, Eilber FR, Eckardt JJ. Cemented distal femoral endoprostheses for musculoskeletal tumor: improved survival of modular versus custom implants. *Clin Orthop Relat Res.* 2010;468(8):2198-2210.

39. Harrison RJ, Thacker MM, Pitcher JD, Temple HT, Scully SP. Distal femur replacement is useful in complex total knee arthroplasty revisions. *Clin Orthop Relat Res.* 2006;446:113-120.

40. Springer BD, Sim FH, Hanssen AD, Lewallen DG. The modular segmental kinematic rotating hinge for nonneoplastic limb salvage. *Clin Orthop Relat Res.* 2004;(421):181-187.

41. Reuben JD, McDonald CL, Woodard PL, Hennington LJ. Effect of patella thickness on patella strain following total knee arthroplasty. *J Arthroplasty.* 1991;6(3):251-258.

42. Barrack RL, Barnes CL, Burnett RSJ, et al. Minimal incision surgery as a risk factor for early failure of total knee arthroplasty. *J Arthroplasty.* 2009;24(4):489-498.